执业药师资格考试学习指南

——中药学综合知识与技能

主　编

王　沛　王志宏　刘齐林

副主编

刘禹辛　谭跃辉　魏宁澍

编　者

李雪婷　郭文娟　雷　红

王莉梅　廉冬雪　张天柱　王楚盈

金盾出版社

内 容 提 要

本书以年度最新执业药师资格考试考试大纲——中药学综合知识与技能的内容为基础，对大纲包含的内容进行了考点分析，并在每章的分析之后提供了大量的模拟考题，为没有充足时间复习的考生提供帮助。

本书的编写成员均为重点医学院校的骨干教师，长期担任执业药师资格考试考前辅导工作，其编写的内容丰富实用，紧扣考点，适合参加执业药师资格考试的考生阅读。

图书在版编目(CIP)数据

执业药师资格考试学习指南——中药学综合知识与技能/王沛,王志宏,刘齐林主编. --北京:金盾出版社,2011.11
ISBN 978-7-5082-7019-7

Ⅰ.①执… Ⅱ.①王…②王…③刘… Ⅲ.①中药学—资格考试—习题集 Ⅳ.①R28-44

中国版本图书馆 CIP 数据核字(2011)第 111548 号

金盾出版社出版、总发行

北京太平路 5 号(地铁万寿路站往南)
邮政编码:100036 电话:68214039 83219215
传真:68276683 网址:www.jdcbs.cn
封面印刷:北京蓝迪彩色印务有限公司
正文印刷:北京金盾印刷厂
装订:永胜装订厂
各地新华书店经销

开本:787×1092 1/16 印张:12 字数:270 千字
2011 年 11 月第 1 版第 1 次印刷
印数:1～5000 册 定价:38.00 元
(凡购买金盾出版社的图书,如有缺页、
倒页、脱页者,本社发行部负责调换)

目　录

第一章　中医基础理论

一、考试大纲

1. 整体观念
   人是一个有机整体
   人与环境的统一性
2. 辨证论治
   症、证、病的区别
   辨证与论治的关系
3. 阴阳的属性
   事物阴阳属性的分析和运用
4. 阴阳的相互关系
   阴阳的对立制约
   阴阳的互根互用
   阴阳的消长平衡
   阴阳的相互转化
5. 阴阳学说的临床应用
   在疾病诊断中的应用
   在疾病治疗中的应用
6. 五行与五行学说
   五行的特性
7. 五行的生克乘侮
   五行的相生相克
   五行的相乘相侮
8. 五行学说的临床应用
   在疾病诊断中的运用
   在疾病治疗中的运用
9. 五脏的生理功能
   心的生理功能
   肺的生理功能
   脾的生理功能
   肝的生理功能
   肾的生理功能
10. 五脏之间的关系
    心与肺的主要生理关系
    心与脾的主要生理关系

心与肝的主要生理关系

心与肾的主要生理关系

肺与脾的主要生理关系

肺与肝的主要生理关系

肺与肾的主要生理关系

肝与脾的主要生理关系

肝与肾的主要生理关系

脾与肾的主要生理关系

11. 五脏与志、液、体、华、窍的关系

心与志、液、体、华、窍的关系

肺与志、液、体、华、窍的关系

脾与志、液、体、华、窍的关系

肝与志、液、体、华、窍的关系

肾与志、液、体、华、窍的关系

12. 六腑的生理功能

胆的主要生理功能

胃的主要生理功能

小肠的主要生理功能

大肠的主要生理功能

三焦的主要生理功能

膀胱的主要生理功能

13. 奇恒之腑

奇恒之腑所包括的组织器官

脑的生理功能及与五脏的关系

女子胞的生理功能及影响其功能的生理因素

14. 五脏与六腑的关系

心与小肠的主要生理关系

肺与大肠的主要生理关系

脾与胃的主要生理关系

肝与胆的主要生理关系

肾与膀胱的主要生理关系

15. 气

气的生成

气的分类与分布

气的功能

气的运行

16. 血

血的生成

血的运行

血的功能

气与血的关系

17. 津液

津液的生成

津液的代谢

津液的功能

18. 经络

经络系统的组成

经脉和络脉的组成

19. 十二经脉

走向和交接规律

分布规律和流注次序

20. 奇经八脉

奇经八脉及其作用

督、任、冲、带脉的基本功能

21. 经络的生理功能

经络的主要生理功能

22. 体的形成与分类

体质的形成

体质的分类

23. 体质说的应用

指导养生防病

指导辨证论治

24. 六淫

六淫与六气的区别及六淫致病的共同特点

风邪的性质及其致病特点

寒邪的性质及其致病特点

暑邪的性质及其致病特点

湿邪的性质及其致病特点

燥邪的性质及其致病特点

火邪的性质及其致病特点

疫疠邪的性质及其致病特点

25. 七情

七情与脏腑气血的关系

七情致病的特点

26. 饮食

劳逸失常

饮食不节、不洁、偏嗜的致病特点

劳逸失常的致病特点

27. 痰饮

痰饮的形成

痰饮的致病特点

28. 瘀血

瘀血的形成

瘀血的致病特点

29. 发病

正气与邪气在发病中的辨证关系

30. 邪正盛衰病机

邪正盛衰与虚实变化

邪正盛衰与疾病转归

31. 阴阳失调病机

阴阳盛衰的表现特点

阴阳互损的表现特点

阴阳格拒的表现特点

阴阳亡失的表现特点

32. 气血津液失调病机

气失调的病机和表现特点

血失调的病机和表现特点

津液失调的病机和表现特点

33. 预防

未病先防的原则和方法

既病防变的基本措施

34. 康复

康复的原则及常用疗法

二、应试指南

1. 整体观念

(1)整体观念概念：所谓整体就是指事物的统一性和完整性。

(2)整体观念内容：人体是一个有机整体；人与自然界的统一性；人与社会人文环境的整体统一性。

2. 辨证论治

(1)区分症、证、病的概念：症，指疾病的外在表现；证指机体在疾病发展过程中某一阶段的病理变化。

(2)辨证与论治的概念：中医学治病重视证的区别，所谓"证同治亦同，证异治亦异"。

3. 阴阳学说

(1)阴阳的属性：凡是剧烈的、运动的、外向的、上升的、温热的、明亮的、功能的皆为阳；凡是静止的、内守的、下降的、寒冷的、晦暗的、有形的就属于阴。用阴阳来概括区分事物的属性，必须是相互关联的一对事物，或是一个事物的两个方面才具有实际意义。

(2)阴阳的相互关系：阴阳学说认为,阴和阳是事物的相对属性,因而存在无限可分性,阴阳的对立制约、互根互用、消长平衡和相互转化,这四个就是中医阴阳学说的全部内容。

(3)阴阳学说的临床应用：阴阳学说贯穿在中医学理论体系的各个方面,可用来说明人体组织结构,生理功能,疾病的发生发展规律;在疾病的诊断中,可以用阴阳属性分析临床症状和体征,在疾病治疗中,则可以确定治疗原则和归纳药物的性能。

4. 五行学说

(1)五行学说的含义：五行即是木、火、土、金、水五种物质的运动。

(2)五行的特性：木曰曲直,火曰炎上,土爱稼穑,金曰从革,水曰润下。

(3)五行的生克乘侮：五行相生的次序是木生火,火生土,土生金。金生水。水生木;五行相克的次序是木克土,土克水,水克火、火克金、金克木;五行相乘是指五行中某一行对被克的一行克制太过,从而引起一系列异常相克反应,其次序与五行相克次序相同;五行相侮是指由于五行中某一行过于强盛,对原来克我的一行进行反侮,其次序与五行相克次序相反。

(4)五行学说的临床应用：中医学应用五行学说就是用事物属性的五行分类方法和生克乘侮的变化规律具体解释人体生理病理现象,并指导临床诊断与治疗。疾病诊断中,运用五行学说说明人体与五脏、外界环境四时五气以及饮食五味等关系;疾病治疗中,根据五行的相生规律确定了滋水涵木、金水相生、培土生金、益火补土的治法,根据五行的相克规律确定了抑木扶土、培土制水、佐金平木泻南补北的治法。

5. 藏象

五脏主藏精气,以藏为主,藏而不泻;六腑传化水谷,传化物而不藏;奇恒之腑,似脏非脏,似腑非腑。

(1)五脏的生理功能：心主血脉,推动血液运行,主神志,主观精神活动;肺主气,司呼吸,主宣发肃降,通调水道,促进水液输布和排泄,朝百脉,主治节;脾主运化,主升,主统血;肝主疏泄,主藏血;肾藏精,主生长、发育与生殖,主水液,主纳气,濡养温煦脏腑。

(2)五脏之间的关系：心与肺主要表现在气和血相互依存,相互为用的关系;心与脾主要表现在血液的生成和运行两个方面;心与肝主要表现在血液与神志方面的依存与协同;心与肾主要表现在一是心阴心阳与肾阴肾阳之间的依存关系,二是心血与肾精之间的依存关系;肺与脾主要表现在气的生成和津液的输布代谢两个方面;肺与肝主要表现在气机的调节方面;肺与肾主要表现在津液的代谢和呼吸运动两个方面;肝与脾主要表现在饮食的消化和血液的生成、贮存及运行方面;肝与肾主要表现在肝肾的精血、阴阳相互为用,相互制约协调等方面;脾与肾主要表现在先天和后天的相互滋养方面。

(3)五脏与志、液、体、华、窍的关系：心在志为喜,在液为汗,在体合脉,其华在面,在窍为舌;肺在志为忧,在液为涕,在体合皮,其华在毛,在窍为鼻;脾在志为思,在液为涎,在体合肌肉,主四肢,其华在唇,在窍为口;肝在志为怒,在液为泪,在体合筋,其华在爪,在窍为目;肾在志为恐,在液为唾,在体合骨,主骨生髓,其华在发,在窍为耳及二阴。

(4)六腑的生理功能：胆储藏和排泄胆汁;胃主受纳,主通降;小肠主受盛化物,泌别清浊;大肠传化糟粕;膀胱贮尿和排尿;三焦主持诸气,疏通水道。

(5)奇恒之腑：即脑、髓、骨、脉、胆、女子胞,脑主宰和调节人体的生理活动;女子胞是发生月经和孕育胎儿的器官。

(6)五脏与六腑的关系：实际上是阴阳表里的关系,并有经脉相互络属,从而密切相连。

6. 气

是构成自然界一切事物最基本的物质。

(1)气的生成:父母先天之精气,饮食物中的营养物质,自然界吸入的清气构成。

(2)气的分类与分布:元气根于肾,通过三焦而流行于全身,内至脏腑,外达肌腠;宗气聚集胸中,贯注于心肺之脉;营气运行于全身血脉之中;卫气运行于皮肤、肌肉之间,布散于全身内外上下。

(3)气的功能:推动、温煦、防御、固摄、气化作用。

(4)气的运行:升降出入为其基本形式。

7. 血

脉管中流动的红色液体。

(1)血的生成:由营气、津液和肾脏之精化生而成。

(2)血的运行:循行于脉管之中,流布于全身,运行不息。

(3)血的功能:营养、滋润。

(4)气与血的关系:气能生血,气能行血,气能摄血,血为气之母。

8. 津液

体内各种正常水液的总称。

(1)津液的生成:源于饮食水谷。

(2)津液的代谢:津液的输布依靠肺的通调水道,脾的散精,津液的排泄通过汗液,尿液和呼气实现。

(3)津液的功能:滋润和濡养;化生血液;运输代谢废料。

9. 经络系统的组成

经络系统由经脉、络脉及其连属部分组。

(1)经脉的组成:经脉主要有正经、奇经和经别三类。

(2)络脉的组成:络脉主要有别络、浮络、孙络组成。

10. 十二经脉

(1)走向和交接规律:手三阴经从脏走手,手三阳经,从手走头,足三阳经,从头走足,足三阴经,从足走腹;相为表里的阴经与阳经在四肢部衔接,同名手足阳经在头面部衔接,手足阴经在胸部交接。

(2)分布规律和流注次序:四肢部位、头面部位、躯干部位均对称分布;流注次序为自手太阴肺经开始,逐渐依次相传至足厥阴肝经,再复注于手太阴肺经,首尾相贯,如环无端。

11. 奇经八脉

指在十二经脉之外"别道而行"的八条经脉,包括督脉、任脉、冲脉、代脉、阴跷、阳跷、阴维、阳维。

(1)奇经八脉的作用:进一步密切十二经脉之间的联系;调节十二经脉气血;参与人体生殖及脑髓功能调节。

(2)督、任、冲、代脉的基本功能:督脉具有调节阳经气血,与脑髓和肾的功能有关;任脉具有调节阴经气血,主持妊养胞胎;冲脉具有调节十二经气血,冲为血海;带脉具有约束纵行诸经,主司妇女带下。

12. 经络的生理功能

沟通联络作用;运输气血作用;感应传导作用;调节平衡作用。

13.体质的形成与分类

(1)体质的形成:有先天因素、后天因素、其他因素。

(2)体质的分类:分为阴阳平和质、偏阳质、偏阴质。

14.体质学说的应用

(1)指导养生防病:阴盛体质宜温忌寒,阳盛体质宜凉忌热。

(2)指导辨证治疗:对于同样的疾病,运用男女老幼不同体质的患者,以及所居方土不同的患者时,治疗方法也当有异。

15.六淫

即风、寒、暑、湿、燥、火六种外感病邪的统称,反常的六气称为六淫。

(1)风邪的性质及致病特点:风为阳邪,其性开泄,易袭阳位;风邪善行而数变;风为百病之长。

(2)寒邪的性质及致病特点:寒为阴邪,易伤阳气;寒性凝滞,主痛;寒性收引。

(3)暑邪的性质及致病特点:暑为阳邪,其性炎热;暑性升散,耗气伤津;暑多夹湿。

(4)湿邪的性质及致病特点:湿为阴邪,易阻碍气机;湿性重浊,湿性黏滞;湿性趋下,易伤阴位。

(5)燥邪的性质及致病特点:燥性干涩,易伤津液;燥易伤肺。

(6)火邪的性质及致病特点:火热为阳邪,其性炎上;火易伤津耗气;火热易生风动血;火热易发肿疡。

(7)疫疠邪气的性质及致病特点:发病急骤;病情较重;症状相似;传染性强;易于流行。

16.七情

即怒、喜、忧、思、悲、恐、惊七种情志变化。

(1)七情与脏腑的关系:喜、怒、思、忧、恐分别由心的精气、肝的精气、脾的精气、肺的精气、肾的精气所化生。

(2)七情致病特点:直接伤及内脏;影响内脏气机。

17.饮食与劳逸失常

(1)饮食不节可分为过饥过饱,饮食不洁指进食不清洁事物,饮食偏嗜有寒热偏嗜和五味偏嗜。

(2)劳逸失常可分为过度劳累致病,过度安逸致病。

18.痰饮

脏腑功能失调的病理产物。

(1)痰饮的形成:是水液代谢局部或全身障碍所形成的病理产物。

(2)痰饮的致病特点:百病多由痰作祟。

19.瘀血

指体内局部血液的停滞

(1)瘀血的形成:一是由于气虚、气滞、血寒、血热等原因,使血行不畅;二是由于内外伤或气虚失摄,或血热妄行等原因,引起离经之血。

(2)瘀血的致病特点:疼痛、肿块、出血。

20.发病

正气不足是发病的内在根据;邪气是疾病发生的重要条件。

21．邪正盛衰病机

(1)邪正盛衰与虚实变化:体内邪正的消长盛衰形成了病证的虚实变化。

(2)邪正盛衰与疾病转归:最常见的是由实转虚、因虚致实、虚实夹杂。

22．阴阳失调病机

(1)阴阳盛衰的表现特点:阳盛则热,阴盛则寒;阴虚则内热,阳虚则寒。

(2)阴阳互损的表现特点:阴损及阳,阳损及阴。

(3)阴阳格拒的表现特点:阴盛格阳,阳盛格阴。

(4)阴阳亡失的表现特点:亡阴和亡阳。

23．气血津液失调病机

(1)气失调的病机和临床表现:气失调是由气不足和气行失常引起,随病变部位不同,各有不同特征。

(2)血失调的病机和临床表现:血失调是由血不足和血行失常引起,多有出血、血瘀的临床表现。

(3)津液失调的病机和临床表现:津液失调是由津液不足和津液输布排泄障碍所引起,常表现为水肿。

24．预防

(1)未病先防的原则和方法:培养正气,消灭病邪。

(2)既病防变的基本措施:早期诊治,控制疾病传变。

25．康复

康复的原则及常用疗法:形神共养,调养气血阴阳;主要采用药物、针灸、体育娱乐、自然康复方法。

三、考前模拟

(一)A 型题(最佳选择题)

1. 中医学中整体观念的内容为
A. 人与自然界的统一性　　B. 时令、昼夜与人体阴阳变化相统一
C. 人体是一个有机的整体　D. 人体局部与整体的统一体
E. 人体是一个有机整体,人与自然界的统一性,人与社会人文环境的整体统一性

2. 何谓"症"
A. 疾病的外在表现　　B. 疾病发展过程中某一阶段的病理概括
C. 机体在非健康时的反应　D. 疾病发展过程中的本质　E. 疾病的性质与特征

3. 中医学中认识和治疗疾病的基础是
A. 辨证　　B. 论治　　C. 辨病　　D. 治疗　　E. 问诊

4. 临床治疗不同的疾病往往采取相同的方法,称之
A. 同病同治　B. 异病异治　C. 同病异治　D. 异病同治　E. 辨证施治

5. 临床辨别和治疗咳嗽患者时,首先应当
A. 辨证　　B. 论治　　C. 辨病　　D. 治疗　　E. 问诊

6. 异病同治的本质

A. 证同治异　B. 病同治同　C. 病同治异　D. 证异治同　E. 证异治异

7. 下面哪些特点属阳

A. 静止的　　B. 晦暗的　　C. 内守的　　D. 兴奋的　　E. 背日的

8. 下面哪些特点属阴

A. 背日的　　B. 运动的　　C. 剧烈的　　D. 兴奋的　　E. 外向的

9. 阴阳的相互转化必须是

A. 有条件的　B. 必然的　　C. 绝对的　　D. 偶然的　　E. 量变过程

10. 自然界普遍存在的客观规律是

A. 阴阳的互根互用　　B. 阴阳的对立制约　　C. 阴阳的消长平衡

D. 阴阳的相互转化　　E. 阴阳的相互交感

11. "阳根于阴,阴根于阳"说明了阴阳之间的

A. 互根互用　B. 对立制约　C. 相互交感　D. 消长平衡　E. 相互转化

12. 四季的交替变化,如从冬至到立春这一过程体现了

A. 由阳转阴　B. 阴长阳消　C. 阳长阴消　D. 重阳必阴　E. 重阴必阳

13. 八纲辨证的总纲是

A. 表里　　　B. 寒热　　　C. 虚实　　　D. 阴阳　　　E. 真假

14. 阳病治阴的病理基础是

A. 阴盛伤阳　B. 阴不制阳　C. 阳不制阴　D. 阴阳互损　E. 阳盛伤阴

15. 关于五行相生相克的规律,下面哪个是错误的

A. 水为金之子　　B. 水为木之母　　　C. 水为火之所不胜

D. 水为土之所胜　E. 木为金之所不胜

16. 相乘规律传变正确的是

A. 肺乘心　　B. 肾乘心　　C. 肝乘肺　　D. 肾乘肺　　E. 肾乘脾

17. 从五行之间的相互关系来看,"见肝之病,知肝传脾"所指的是

A. 木克土　　B. 木疏土　　C. 木乘土　　D. 土侮木　　E. 木胜土

18. 根据五行相克规律确定的治法有

A. 滋水涵木　B. 培土生金　C. 金水相生　D. 培土制水　E. 益火补土

19. "泻南补北"的治疗方法适用于

A. 心阳亢盛　　　B. 肾阴虚而肝阳上亢　　　C. 肾阴虚而心火亢盛

D. 肾阳虚而心火浮越　E. 肾阴虚而相火旺

20. 何脏对血液的生成有化赤作用

A. 肝　　　　B. 脾　　　　C. 肾　　　　D. 心　　　　E. 肺

21. 肝主何物

A. 血脉　　　B. 统血　　　C. 藏血　　　D. 生血　　　E. 运血

22. 哪个脏主升清

A. 心　　　　B. 肝　　　　C. 脾　　　　D. 肺　　　　E. 肾

23. 肾主纳气的意义是为了

A. 促进肺气的宣发　　B. 有助于固摄元气　　C. 有助固摄精液

D. 使人体呼吸保持一定深度　　E. 有助于元气的生成

24. 肺朝百脉的含义

A. 全身的血液通过经脉而汇聚于肺中　　B. 其功能类似于心主血脉

C. 百脉汇总于肺　　D. 肺将血液输送到全身各部　　E. 百脉由肺统率

25. 心与肺的关系主要体现在

A. 血液的生成和运行　B. 气机升降关系　C. 神志方面　D. 水液运行方面

E. 气和血的相互依存、相互为用的关系

26. 心与脾的关系主要体现在

A. 血液的生成和运行关系　　B. 先天和后天的关系　　C. 气机升降的关系

D. 津液输布运行的关系　　E. 主行血和主运化的关系

27. 水火既济反应的脏与脏之间的关系为

A. 心与肺　B. 心与肾　C. 肝与肾　D. 肝与心　E. 脾与肾

28. 表现为血液与神志方面的依存与协调的两脏关系为

A. 心与肺　B. 心与肾　C. 肝与肾　D. 肝与心　E. 脾与肾

29. 肺与脾的关系主要体现在

A. 先天与后天的关系　　B. 水谷运化方面　　C. 气机升降方面

D. 气的生成和津液输布代谢方面　　E. 血液的运行方面

30. 肺与肝的关系主要体现在

A. 气机的调节方面　　B. 水液的代谢方面　　C. 血液的调节方面

D. 呼吸方面　　E. 血量调节方面

31. 古人形容肺肾关系的学说为

A. 肾为气之主,脾为气之根　B. 脾为气之主,肾为气之根　C. 肺为气之主,肾为气之根

D. 肾为气之主,肺为气之根　E. 心为气之主,肾为气之根

32. 先天与后天相互滋生的关系主要表现在哪两个脏

A. 心与肺　B. 心与肾　C. 肝与肾　D. 肝与心　E. 脾与肾

33. 精血互生主要表现在哪两个脏

A. 心与肺　B. 心与肾　C. 肝与肾　D. 肝与心　E. 脾与肾

34. 下面五脏在志表述错误的是

A. 心在志为喜　B. 肝在志为怒　C. 肺在志为惊　D. 脾在志为思　E. 肾在志为恐

35. 下面五脏外华表述正确的是

A. 心其华在面　　B. 肝其华在筋　　C. 脾其华在四肢　　D. 肺其华在皮

E. 肾其华在筋

36. 以下说法错误的有

A. 汗为津之余　　B. 齿为骨之余　　C. 发为血之余　　D. 骨为肾之余　　E. 爪为
津之余

37. 五轮学说把眼睛各部分属五脏,其中被称为肉轮的是

A. 黑睛　　B. 白睛　　C. 瞳孔　　D. 两眦血络　　E. 眼睑

38. 大肠的生理功能有

A. 大肠主液　B. 传化糟粕　C. 受盛化物　D. 泌别清浊　E. 受纳水谷

39. 临床上治疗泄泻采用"利小便所以实大便"的方法,体现了

A. 小肠主液　　B. 大肠主津　　C. 肾主水　　D. 脾运化水液　　E. 膀胱排泄尿液

40. 既是六腑又是奇恒之腑的是

A. 三焦　　　B. 脑　　　C. 女子胞　　D. 胆　　　E. 脉

41. 既是五体又是奇恒之腑的是

A. 脑　　　B. 胆　　　C. 髓　　　D. 脉　　　E. 女子胞

42. 下面哪个不属于奇恒之腑

A. 脑　　　B. 髓　　　C. 女子胞　　D. 胆　　　E. 三焦

43. "元神之府"是指

A. 肾　　　B. 脑　　　C. 肝　　　D. 胆　　　E. 脉

44. 以下不属于表里脏腑关系的一组是

A. 肝与胆　　B. 心与心包　　C. 脾与胃　　D. 肺与大肠　　E. 肾与膀胱

45. 心与小肠在生理上相互联系,心血的化生离不开小肠的

A. 分别清浊　　B. 受盛　　　C. 化物　　　D. 传导　　　E. 吸收

46. 胆汁的正常排泄离不开

A. 脾的运化　　　B. 肺的通调水道　　C. 三焦的运行通道　　D. 肝的疏泄

E. 小肠的受盛化物

47. 膀胱的贮尿和排尿功能离不开

A. 三焦的运行通道　　B. 肝的疏泄调节　　C. 肾脏的气化　　D. 肺的通调水道

E. 大肠主津

48. 与气的生成密切联系的脏腑是

A. 肝脾肾　　B. 肺脾肾　　C. 肝胃肾　　D. 肺胃心　　E. 心肺肾

49. 宗气积于

A. 胸中　　　B. 心中　　　C. 腹中　　　D. 气街　　　E. 膻中

50. 元气流行于全身是通过

A. 胸中　　　B. 肾　　　C. 腹中　　　D. 三焦　　　E. 膻中

51. 下面哪一项不属于气的功能

A. 推动作用　　B. 温煦作用　　C. 防御作用　　D. 固摄作用　　E. 滋养作用

52. 何谓"气化"

A. 气的温煦作用　　　B. 气的升降出入运动　　　C. 气的推动作用

D. 体内新陈代谢的过程　　　E. 气能生血,血能生气

53. 血液的运行与哪些脏腑密切相关

A. 心肝肾　　B. 脾肺肾　　C. 心肺肝脾　　D. 肝脾肾　　E. 脾肺肝

54. 临床治疗血虚患者时往往在选用补血药的基础上加入补气药,这说明

A. 气能生血　　B. 气能行血　　C. 气能载血　　D. 血能养气　　E. 血能载气

55. 化生血液的最基本物质是

A. 肾精　　　B. 津液　　　C. 营气　　　D. 饮食物　　　E. 水谷精微

56. 津液代谢过程中密切相关的脏有

A. 心肺肾　　B. 肺脾肾　　C. 心脾肾　　D. 心肝脾　　E. 心肝肾

57. 下面关于津的说法错误的是

A. 滋润作用　B. 质地清晰　C. 流动性小　D. 散于体表　E. 渗注血脉

58. 下面的经络名称分配错误的是

A. 手阳明小肠经　　B. 手少阴心经　　C. 足太阴脾经　　D. 足厥阴肝经

E. 足少阴肾经

59. 手三阴经的走向规律

A. 从手走头　B. 从头走足　C. 从足走腹　D. 从足走头　E. 从脏走手

60. 足三阳经的走向规律

A. 从手走头　B. 从头走足　C. 从足走腹　D. 从足走头　E. 从脏走手

61. 手足三阴经交接于

A. 手　　　B. 足　　　C. 腹　　　D. 头　　　E. 胸

62. 相表里的阴经与阳经交接于

A. 面　　　B. 四肢　　　C. 腹　　　D. 头　　　E. 胸

63. 足三阴经均行于

A. 腋下　　B. 胸部　　C. 腹面　　D. 四肢　　E. 头部

64. 循行于腹面的经脉,其排列顺序自内向外为

A. 肾经－胃经－脾经－肝经　　B. 胃经－肾经－肝经－脾经

C. 肝经－脾经－胃经－肾经　　D. 肝经－脾经－肾经－胃经

E. 脾经－胃经－肾经－肝经

65. 十二经脉的流注顺序图上,脾经的下交经脉为

A. 足厥阴肝经　　B. 手少阴心经　　C. 手厥阴心包经　　D. 足少阴肾经

E. 手太阴肺经

66. 下面不属于奇经八脉的是

A. 任脉　　B. 带脉　　C. 阴跷脉　　D. 阳维脉　　E. 经脉

67. 奇经八脉中,同起于胞中的有

A. 任督冲　B. 任督带　C. 冲任带　D. 冲带督　E. 任带督

68. 不属于体质形成的后天因素有

A. 饮食　　B. 劳动　　C. 情志　　D. 养胎　　E. 疾病

69. 阴盛体质的病人应

A. 宜寒　　B. 宜热　　C. 宜温　　D. 忌热　　E. 以上都不是

70. 下面哪个不是六淫致病的特点

A. 季节性　B. 气候性　C. 相兼性　D. 地区性　E. 传染性

71. 外邪致病之先导是指

A. 风邪　　B. 寒邪　　C. 暑邪　　D. 湿邪　　E. 燥邪

72. 具有病位游移、行无定处的外邪是指

A. 风邪　　B. 寒邪　　C. 暑邪　　D. 湿邪　　E. 燥邪

73. 寒邪的性质及致病特点有

A. 寒为阴邪,易阻气机　　B. 寒性重浊,易致周身酸痛　　C. 寒性凝滞,主痛

D. 寒性黏滞,病情缓慢　　E. 寒邪易伤肺,易见咳嗽症状

74. 暑邪袭人,临床见有发热、心烦、口渴、四肢困倦症状,这是因为
A. 暑多夹湿,阻碍气机　　B. 暑性升散,耗气伤津　　C. 暑性炎热,阳热内盛
D. 暑性升散,扰乱心神　　E. 暑性升散,汗多伤津

75. 湿性致病,临床见有水肿、湿疹等症是因为
A. 湿性黏滞,疾病难愈　　B. 湿性黏滞,排泄物涩滞不畅　　C. 湿为阴邪,阻碍气机
D. 湿性重浊,分泌物秽浊　　E. 湿性趋下,症状多见于下肢

76. 最易伤肺的邪气为
A. 风邪　　　B. 寒邪　　　C. 暑邪　　　D. 燥邪　　　E. 湿邪

77. 易使机体发生肿疡的邪气是
A. 风邪　　　B. 寒邪　　　C. 暑邪　　　D. 燥邪　　　E. 火邪

78. 具有强烈的传染性质的外邪是
A. 风邪　　　B. 疫疠邪　　　C. 暑邪　　　D. 燥邪　　　E. 火邪

79. 情志活动的物质基础是
A. 精气　　　B. 津血　　　C. 心　　　D. 脑　　　E. 脏腑气血

80. 七情致病具有直接伤及脏腑特点,主要以哪几脏最为多见
A. 心肝肾　　　B. 心肝肺　　　C. 心肝脾　　　D. 肝脾肾　　　E. 肺脾肾

81. 与痰饮的形成密切相关的脏有
A. 心肝肾　　　B. 心肝肺　　　C. 心肝脾　　　D. 肝脾肾　　　E. 肺脾肾

82. 下面说法错误的是
A. 痰和饮都为水液代谢障碍形成的病理产物　　　B. 痰饮可分为有形痰饮和无形痰饮
C. 浓度较大,清晰的为痰　　D. 浓度较小,清晰的叫饮　　E. 浓度较小、黏稠的叫痰

83. 决定疾病发病的内在根据是
A. 正气不足　　B. 邪气内盛　　C. 邪气亢盛　　D. 邪气伤正　　E. 正气被伤

84. 疾病发生的重要条件是
A. 正气不足　　B. 邪气内盛　　C. 邪气亢盛　　D. 邪气侵害　　E. 正气被伤

85. "至虚有盛候"是指
A. 真寒假热　　B. 真热假寒　　C. 真虚假实　　D. 真实假虚　　E. 寒热错杂

86. 阴损及阳是指
A. 阴盛于内,格阳于外　　B. 阴虚不能制约阳气　　C. 阴虚的基础上继而出现阳虚
D. 阴盛伤阳,阳气受损　　E. 阴虚阳亢

87. 阴阳互损最终会演变为
A. 阴虚　　　B. 阳虚　　　C. 阴盛　　　D. 阳盛　　　E. 阴阳两虚

88. 阴盛格阳的证候本质就是
A. 假热证　　　B. 假寒证　　　C. 实热证　　　D. 实寒证　　　E. 寒热错杂证

89. 阳盛格阴的证候本质就是
A. 假热证　　　B. 假寒证　　　C. 实热证　　　D. 实寒证　　　E. 寒热错杂证

90. 下面哪个不是亡阴证的表现
A. 大汗淋漓、汗稀而凉　　B. 身体干瘪　　C. 皮肤皱褶　　D. 目眶深陷
E. 脉急无力

91. 不属于气机失调的病机是

A. 气滞　　B. 气逆　　C. 气陷　　D. 气虚　　E. 气闭

92. 下面关于血虚的病机不正确的是

A. 失血过多,新血不生　　B. 脾胃虚弱,化生血液功能减弱　　C. 久病不愈、慢性消耗

D. 思虑太过,暗耗心血　　E. 房劳过度而耗伤

93. 下面不属于血虚的临床表现有

A. 面色无华　　B. 头目眩晕　　C. 心悸怔忡　　D. 五心烦热　　E. 月经量少

94. 下面不属于津液不足的临床表现有

A. 面色无华　　B. 唇舌干燥　　C. 目陷螺瘪　　D. 形瘦肉脱　　E. 手足蠕动

(二)B型题(配伍选择题)

A. 证　　B. 症　　C. 病　　D. 征　　E. 象

1. 疾病的外在表现,具有特定的症状和体征,中医称之为

2. 机体在疾病发展过程中的某一阶段的病理概括,中医称之为

A. 绝对的　　B. 相对的　　C. 偶然的　　D. 有条件的　　E. 普遍存在的

3. 阴阳的消长是

4. 阴阳的平衡是

5. 阴阳的相互转化是

6. 阴阳的对立制约是

A. 阳中之阳　　B. 阳中之阴　　C. 阴中之阴　　D. 阴中之阳　　E. 阴中之至阴

7. 心为

8. 脾为

9. 肝为

10. 肾为

A. 前半夜　　B. 后半夜　　C. 上午　　D. 下午　　E. 以上都不是

11. 属于阳中之阳的时间段为

12. 属于阳中之阴的时间段为

13. 属于阴中之阳的时间段为

14. 属于阴中之阴的时间段为

A. 寸脉　　B. 尺脉　　C. 关脉　　D. 三部脉　　E. 以上都不是

15. 从脉象的部位来划分,属阳的有

16. 属阴的有

A. 阴阳偏盛　　B. 阴阳偏衰　　C. 阴阳离绝　　D. 阴阳转化　　E. 阴阳格拒

17. 补其不足用于

18. 损其有余用于

A. 实热证　　B. 虚热证　　C. 实寒证　　D. 虚寒证　　E. 以上均不是

19. "益火之源,以消阴翳"适用于

20. "壮水之主,以制阳光"适用于

A. 阴阳偏衰　　B. 阴阳偏盛　　C. 阴阳互损　　D. 阴阳格拒　　E. 阴阳离绝

21. 阴阳两虚的基本病机是

22. 寒热错杂的基本病机是

A. 阴中求阳　B. 阳中求阴　C. 阳病治阴　D. 阴病治阳　E. 平补阴阳

23. 在用补阳药时,兼用补阴药的治疗法叫

24. 在用补阴药时,兼用补阳药的治法叫做

25. "益火之源,以消阴翳"的治疗称

26. "壮水之主,以制阳光"的治疗称

A. 炎上　　　B. 曲直　　　C. 从革　　　D. 润下　　　E. 稼穑

27. 木的特性是

28. 火的特性是

29. 土的特性是

30. 金的特性是

A. 木　　　　B. 火　　　　C. 土　　　　D. 金　　　　E. 水

31. 木之所生者为

32. 木之所克者为

33. 水之所胜者为

34. 水之所不胜者为

A. 面色萎黄　B. 喜笑无常　C. 喜食酸味　D. 善恐、耳聋　E. 鼻塞、流涕

35. 按五行学说理论,属心病诊断依据的是

36. 按五行学说理论,属肺病诊断依据的是

37. 按五行学说理论,属脾病诊断依据的是

38. 按五行学说理论,属肾病诊断依据的是

A. 肝旺泻肺　B. 肝火泻心　C. 补脾益肺　D. 疏肝健脾　E. 滋肺清肝

39. 属于"实则泻其子"的是

40. 属于"虚则补其母"的是

A. 滋水涵木　B. 培土生金　C. 益火补土　D. 泻南补北　E. 抑木扶土

41. 肾阴亏虚所致的肝阳偏亢之证的治疗方法是

42. 肾阳衰微而致脾阳不振的病症的治疗方法是

43. 心肾不交之证的治疗方法是

44. 肝脾不调之证的治疗方法是

A. 心　　　　B. 肝　　　　C. 脾　　　　D. 肺　　　　E. 肾

45. 人体的"先天之本"是指

46. 人体的"后天之本"是指

A. 心　　　B. 冲脉　　　C. 脾　　　D. 肺　　　E. 脑

47. 被称为"华盖"的是

48. 所谓"元神之府"是指

A. 心　　　　B. 肝　　　　C. 脾　　　　D. 肺　　　　E. 肾

49. 主水液的脏为

50. 主藏血的脏为

51. 主统血的脏为

52. 主治节的脏为

A. 汗　　　　B. 涎　　　　C. 唾　　　　D. 涕　　　　E. 泪

53. 心在液为

54. 肺在液为

55. 脾在液为

56. 肝在液为

A. 舌　　　　B. 口　　　　C. 鼻　　　　D. 目　　　　E. 耳

57. 心开窍于

58. 脾开窍于

59. 肝开窍于

60. 肾开窍于

A. 舌质淡白　B. 舌质红绛瘦瘪　C. 舌质紫暗　D. 舌面光滑　E. 舌红生疮

61. 心阴不足可见

62. 心阳不足可见

63. 心火上炎可见

64. 心血瘀阻可见

A. 两目红赤　B. 头目眩晕　C. 眼睑水肿　D. 耳鸣目花　E. 目眵增多

65. 肾精亏虚可见

66. 肝火上炎可见

A. 元气　　　　B. 宗气　　　　C. 营气　　　　D. 卫气　　　　E. 正气

67. 属于人体生命活动原动力的是

68. 由水谷精气化生,行于脉外的是

A. 胸中　　　　B. 脉内　　　　C. 脉外　　　　D. 腹中　　　　E. 气海

69. 营气运行于

70. 卫气运行于

A. 元气　　　　B. 宗气　　　　C. 营气　　　　D. 卫气　　　　E. 谷气

71. 与语言、声音、呼吸强弱有关的是

72. 能够防御外邪作用的气是

A. 气血运行的主要通道　　B. 循行于人体浅表部位　　C. 沟通表里两经和渗灌气血

D. 统帅、调节、联络十二经脉　　　E. 最细小的络脉

73. 奇经是指

74. 十二经脉是

75. 孙络是

76. 浮络是

A. 从手走头　B. 从头走足　C. 从足走腹　D. 从足走头　E. 从脏走手

77. 手三阳经的走向是

78. 足三阴经的走向是

A. 手　　　　B. 足　　　　C. 腹　　　　D. 头面　　　　E. 胸

79. 手足阳经交接于

80. 手足阴经交接于

A. 上肢内侧前缘　　　B. 上肢内侧中缘　　　C. 上肢内侧后缘

D. 上肢外侧前缘　　　E. 上肢外侧中缘

81. 手太阴肺经分布在

82. 手少阴心经分布在

83. 手厥阴心包经分布在

84. 手阳明大肠经分布在

A. 下肢内侧前缘　　　B. 下肢内侧中缘　　　C. 下肢内侧后缘

D. 下肢外侧前缘　　　E. 下肢外侧中缘

85. 内踝下八寸以下,足厥阴肝经分布在

86. 内踝八寸以上,足厥阴肝经分布在

A. 任脉　　　B. 督脉　　　C. 阴跷脉　　　D. 阳维脉　　　E. 冲脉

87. 被称为"阳脉之海"的是

88. 被称为"阴脉之海"的是

A. 任脉　　　B. 督脉　　　C. 阴跷脉　　　D. 带脉　　　E. 冲脉

89. 主胞胎的是

90. 约束纵行诸经的是

A. 风邪　　　B. 寒邪　　　C. 暑邪　　　D. 湿邪　　　E. 燥邪

91. 易袭阳位的邪气是

92. 易袭阴位的邪气是

A. 易动血　　　B. 易伤津耗气　C. 重浊黏滞　　　D. 易发肿疡　　　E. 凝滞收引

93. 湿邪的特点是

94. 火邪的特点是

A. 怒　　　B. 喜　　　C. 思　　　D. 悲　　　E. 恐

95. 心的精气化生

96. 肝的精气化生

97. 脾的精气化生

98. 肾的精气化生

A. 气上　　　B. 气缓　　　C. 气消　　　D. 气结　　　E. 气乱

99. 喜则

100. 悲则

101. 思则

102. 惊则

A. 健忘、失眠、多梦、食欲减退　　B. 精神不安、惊慌失措　　C. 精神不振、气短乏力

D. 气逆作喘、面红目赤　　E. 精神不集中、甚则狂乱

103. 过度悲伤可见

104. 暴喜可见

105. 过度愤怒可见

106. 过度惊恐可见

A. 健忘、失眠、多梦、食欲减退　B. 少气乏力，神疲消瘦　C. 腰膝酸软，眩晕耳鸣

D. 精神不振，四肢软弱　　　E. 精神不集中、甚则狂乱

107. 劳力过度可见有

108. 劳神过度可见有

A. 喘咳咯痰　B. 肢体麻木　C. 胃脘痞满　D. 眩晕昏瞀　E. 胸闷心悸

109. 痰滞在肺可见

110. 痰浊上犯于头可见

A. 胸闷咳喘，不能平卧　　　B. 肌肤水肿　　　C. 胸胁胀满，咳唾引痛

D. 肠鸣沥沥有声　　　　　E. 胃脘痞满

111. 饮留肠间可见

112. 饮留胸胁可见

113. 饮在胸膈可见

114. 饮溢肌肤可见

A. 形寒、肢冷、舌淡　　B. 壮热、面红、目赤　　　C. 面色㿠白、畏寒肢冷

D. 五心烦热、颧红消瘦　　　E. 手足逆冷、大汗淋漓

115. 阳偏盛可表现

116. 阴偏盛可表现

117. 阳偏衰可表现

118. 阴偏衰可表现

A. 脘腹胀满　B. 大汗不止　C. 面红目赤　D. 动辄汗出

E. 突然昏厥、不省人事

119. 气脱可见

120. 气虚可见

A. 血随气逆，呕血或咯血　B. 血液不足，濡养功能减弱　C. 血液循行迟缓、不畅、停滞

D. 血液不循常道，流出脉外　E. 气血失和，不荣经脉

121. 血瘀是指

122. 出血是指

A. 未病先防　B. 治病求本　C. 因地制宜　D. 因时制宜　E. 既病防变

123. 精神调养属于

124. 先安未受邪之地属于

(三)X型题(多项选择题)

1. 中医学里的"证"包括病变的

A. 部位　　　B. 原因　　　C. 性质　　　D. 邪正关系　E. 规律

2. 人体和自然界相统一主要体现在

A. 四时交替对人体的脉象变化的影响　　B. 昼夜交替对人体生理活动变化的影响

C. 社会体系对人体的影响　　　　　　　D. 人的精神意识对机体健康的反作用

E. 自然界的变化对人体的影响

3. 中医学的基本特点是

A. 整体观念　　B. 辨证论治　　C. 与时俱进　　D. 启古纳今　　E. 独特的理论模式

4. 人体是一个有机整体，它包括

A. 形神的统一　B. 五脏六腑的关联　　C. 四肢百骸的协调　D. 经络系统的沟通

E. 人体内部的孤立封闭

5. 以下可用阴阳来概括其属性的有

A. 水与火　　　B. 物质与功能　　　C. 寒与热　　D. 形与气　　　E. 动与静

6. 阴阳的相互关系包括

A. 对立统一　B. 互根互用　C. 消长平衡　D. 相互转化　E. 排斥否认

7. 五味中属阴的有

A. 酸　　　　　B. 苦　　　　　C. 甘　　　　　D. 辛　　　　　E. 咸

8. 五味中属阳的有

A. 酸　　　　　B. 苦　　　　　C. 甘　　　　　D. 辛　　　　　E. 淡

9. 事物发展变化全过程中，密不可分的两个阶段为

A. 阴阳的互根　　B. 阴阳的对立　　C. 阴阳的转化　　D. 阴阳的消长

E. 阴阳的统一

10. 阴阳学说在临床上可用于说明

A. 人体的组织结构　　B. 人体的生理功能　　C. 人体的疾病的发生与发展规律

D. 指导临床诊断　　E. 指导临床用药

11. 下面说法正确的是

A. 人体的脏腑组织就部位来说，上为阳，下为阴　　　B. 人体体表属阳，体内属阴

C. 人体的背腹四肢，四肢内侧属阳，四肢外侧属阴　　D. 人体的背腹四肢，背属阳，腹属阴

E. 心、肺、肝属阳，脾肾属阴

12. 从脉象的形态来划分，属阳的有

A. 浮　　　　　B. 大　　　　　C. 沉　　　　　D. 细　　　　　E. 洪

13. 临床症见懒言少气，语声低微者，多属于

A. 阴证　　　　B. 阳证　　　　C. 虚证　　　　D. 实证　　　　E. 以上均不是

14. 相侮关系传变正确的有

A. 心侮肺　　B. 肾侮心　　C. 脾侮肝　　D. 心侮肾　　E. 肺侮心

15. 属于母病及子的传变有

A. 肾病及肝　B. 肺病及肾　C. 脾病及肾　D. 肝病及脾　E. 心病及肾

16. 从五行生克关系来看，下列哪些情况，其病为逆

A. 肝病面色青，见浮脉　　B. 肝病面色青，见沉脉　　C. 客色胜主色

D. 主色胜客色　　　E. 以上都不是

17. 根据五行学说，可作为肾病的诊断依据有

A. 面色萎黄　B. 耳鸣耳聋　C. 易骨折　　D. 腰膝酸软　E. 咳嗽咽干

18. 根据五行学说，可作为脾病的诊断依据有

A. 面色萎黄　B. 食少纳呆　C. 口中黏腻　D. 目赤咽干　E. 大便溏薄

19. 下面情志相胜关系正确的有

A. 恐胜喜　　B. 怒胜思　　C. 喜胜悲　　D. 悲胜恐　　E. 思胜恐

20. 心的生理功能有

A. 主藏精　　B. 主血脉　　C. 主治节　　D. 主神志　　E. 主气

21. 肺的生理功能有

A. 司呼吸　　B. 主宣发肃降　　C. 通调水道　　D. 肺朝百脉　　E. 主治节

22. 脾主运化的功能是为了

A. 统摄血液运行,使之正常循行于脉内　　B. 消化吸收并转输水谷精微

C. 输布水液　　D. 排泄水液　　E. 受纳水谷

23. 肝的生理功能有

A. 调畅气机　　B. 调节血量　　C. 统摄血液　　D. 促进消化吸收　　E. 调节阴阳

24. 肝与脾的关系主要体现在哪些方面

A. 气的生成方面　　B. 气的运行方面　　C. 饮食物的消化方面

D. 血液的生成、贮藏方面　　E. 血液的运行方面

25. 下面五脏合五体的表述正确的有

A. 心合脉　　B. 肺合毛　　C. 肝合筋　　D. 脾合肌肉　　E. 肾合髓

26. 脾的生理功能有

A. 主统血　　B. 主运化　　C. 主生血　　D. 主升清　　E. 主四肢

27. 肝经风热,临床上多表现有

A. 两目干涩　　B. 两目红赤　　C. 羞明流泪　　D. 肢体麻木　　E. 目眵增多

28. 肺的功能失常,引发的鼻与喉的病变有

A. 鼻塞　　B. 流涕　　C. 喷嚏　　D. 喉痒　　E. 声哑

29. 肝主疏泄能够促进脾胃运化,其主要是促进

A. 脾气升清　　B. 胃气降浊　　C. 小肠化物　　D. 胃主受纳

E. 胆汁的分泌与排泄

30. 肝血能够滋养

A. 爪甲　　B. 筋膜　　C. 皮毛　　D. 骨骼　　E. 肌肉

31. 胆的生理功能有

A. 贮藏胆汁　　B. 排泄胆汁　　C. 调节胆汁　　D. 控制胆汁排泄

E. 化生胆汁

32. 胃的生理功能有

A. 受纳水谷　　B. 运化水谷　　C. 腐熟水谷　　D. 受盛化物　　E. 主通降

33. 膀胱的生理功能有

A. 泌别清浊　　B. 传化糟粕　　C. 贮存尿液　　D. 排泄尿液　　E. 运行水液

34. 小肠的生理功能有

A. 小肠主津　　B. 受盛化物　　C. 泌别清浊　　D. 传化糟粕　　E. 运行水液

35. 六腑的共同生理特点有

A. 化生精气　　B. 化生血液　　C. 受盛水谷　　D. 贮藏水谷　　E. 传化水谷

36.《内经》中把三焦的功能概括为

A. 上焦如雾　　B. 中焦如沤　　C. 中焦如渎　　D. 下焦如沤　　E. 下焦如渎

37. 三焦的生理功能有

A. 主持诸气　B. 疏通水道　C. 排泄尿液　D. 贮存尿液　E. 化生尿液

38. 下面关于奇恒之腑的表述正确的有

A. 功能似腑　B. 功能似脏　C. 形态似腑　D. 形态似脏　E. 密闭的组织器官

39. 中医学认为,人的精神情志活动与哪些脏关系密切

A. 心　　　B. 肝　　　C. 脾　　　D. 肺　　　E. 肾

40. 脑的生理功能是

A. 人体生命活动的中枢　　　B. 主宰人体的生理活动　　　C. 调节人体生理活动

D. 主观精神活动　　　　　　E. 调畅情志

41. 女子胞的生理功能是

A. 调节十二经脉气血　　B. 贮藏血液　　C. 调节血量　　D. 发生月经

E. 孕育胎儿

42. 促进"天癸"的生成离不开

A. 肾精　　　B. 肾气　　　C. 肾阴　　　D. 肝血　　　E. 肾阳

43. 影响女子胞功能的生理因素主要是

A. 肾精的作用　　B. 天癸的作用　　C. 肝气的作用　　D. 肝血的作用

E. 冲任二脉的作用

44. 心火炽盛,循经下移小肠,临床可见有

A. 心烦　　　B. 口舌生疮　　C. 小便短赤疼痛　　　D. 尿血　　　E. 畏寒肢冷

45. 脾与胃的关系主要体现在

A. 一升一降　B. 一纳一运　C. 刚柔既济　D. 燥湿相合　E. 阴阳相得

46. 气的分类有

A. 元气　　　B. 卫气　　　C. 正气　　　D. 营气　　　E. 宗气

47. 气运动的基本形式有

A. 升　　　　B. 降　　　　C. 守　　　　D. 出　　　　E. 入

48. 血液的生成主要由何而成

A. 营气　　　B. 卫气　　　C. 津液　　　D. 肾精　　　E. 宗气

49. 血液的功能主要有

A. 营养作用　B. 滋润作用　C. 化生作用　D. 固摄作用　E. 运载作用

50. 气和血的关系主要体现在

A. 气能生血　B. 气能行血　C. 气能摄血　D. 气能载血　E. 血为气之母

51. 津液生成是通过

A. 胃的游溢精气　　　B. 脾的运化功能　　　C. 大肠的传导功能

D. 小肠的分清别浊、上输于脾　　　E. 肺的宣降

52. 津液的主要生理功能有

A. 滋润作用　B. 濡养作用　C. 化生血液　D. 运输代谢废料　E. 固摄作用

53. 津液的排泄途径主要通过

A. 呕吐物　　B. 汗　　　　C. 呼气　　　D. 泪　　　　E. 粪便

54. 经络系统的构成有

A. 经脉　　　B. 络脉　　　C. 筋肉　　　D. 皮肤　　　E. 连属组织

55. 经脉系统的组成

A. 奇经八脉　B. 十二正经　C. 十二经别　D. 十二经筋　E. 十五别络

56. 手、足阳明经行于

A. 面部　　　B. 头顶　　　C. 头后　　　D. 头侧　　　E. 额部

57. 冲脉的主要生理功能有

A. 调节十二经气血　B. 主司妇女带下　C. 主胞胎　D. 与女子月经密切相关

E. 与女子妊娠密切相关

58. 经络的主要生理功能有

A. 沟通联络作用　　B. 运输气血作用　　C. 感应传导作用

D. 调节平衡作用　　E. 调节气血作用

59. 偏阳质的特性有

A. 形体偏瘦且结实　　B. 面色偏红　C. 油性皮肤　D. 性格外向

E. 反应较慢

60. 偏阴质的特性有

A. 面色偏白　B. 喜静少动　C. 牙齿坚固　D. 动作灵活　E. 急躁易怒

61. 下面关于六淫和六气说法正确的有

A. 六淫是指六种外感病邪的总称　　　　B. 六气是指六种不同的气候变化

C. 六气太过或不及能够成为致病因素　　D. 六淫属于外感病范畴的致病因素

E. 六淫是六气的变体

62. 风邪的性质和致病特点有

A. 风为阳邪,易袭阳位　　B. 风邪善行而数变　　C. 风为百病之长

D. 风邪具有升发、向上、向外的特性　　E. 风邪致病病位较固定

63. 暑邪的性质及致病特点有

A. 为阳邪,其性炎热　　B. 性升散,耗气伤津　　C. 多夹湿　　D. 易生风动血

E. 其性开泄

64. 湿邪的性质及致病特点有

A. 湿为阴邪,阻碍气机　B. 湿为阴邪,损伤阳气　C. 湿性重浊　D. 湿性黏滞

E. 湿性趋下,易伤阴位

65. 燥邪的性质及致病特点有

A. 燥性干涩,易伤津液　　B. 燥易伤肺　　C. 燥为阳邪,其性炎热

D. 燥为阳邪,其性升散　　E. 易与风邪相合致病

66. 火邪的性质及致病特点有

A. 阳邪,其性炎上　　B. 易伤津耗气　　C. 易生风动血　　D. 易发肿疡

E. 易伤肺

67. 疫疠邪的性质及致病特点有

A. 多侵犯肺部　　B. 强烈的传染性　　C. 流行性　　D. 发病急骤

E. 病情较轻

68. 七情致病的特点有

A. 直接伤及脏腑　　B. 影响内脏气机　　C. 加重病情　　D. 伤及经络

E. 影响正常人体生理功能活动

69. 长期饮食不节,暴饮暴食,临床可表现有

A. 脘腹胀痛拒按　　B. 厌食,嗳腐吞酸　　C. 痈疽疮毒　　D. 抗病能力减退

E. 剧烈腹痛

70. 多食肥甘厚味容易

A. 生痰　　B. 生湿　　C. 化热　　D. 损伤脾胃　　E. 损伤心肾

71. 痰饮患者的舌脉特点是

A. 舌苔干黄　　B. 舌苔滑腻　　C. 舌苔薄白而干　　D. 脉滑　　E. 脉弦

72. 瘀血形成的原因有

A. 气虚　　B. 气滞　　C. 血寒　　D. 血热　　E. 气陷

73. 瘀血日久可见有

A. 胸闷心痛　　B. 口唇青紫　　C. 少腹疼痛　　D. 肢体麻木　　E. 肌肤甲错

74. 瘀血病证的共同特点是

A. 疼痛,且多为胀痛　　B. 肿块　　C. 出血　　D. 面色萎黄　　E. 结代脉

75. 邪正盛衰关系到疾病的

A. 发生　　B. 发展　　C. 表里　　D. 寒热　　E. 转归

76. 邪正盛衰导致的疾病转归,常见

A. 由实转虚　　B. 因虚致实　　C. 实中夹虚　　D. 虚中夹实　　E. 阴阳失调

77. 疾病的转归有

A. 邪去正不复　　B. 正邪消长　　C. 正邪相持　　D. 正胜邪退　　E. 邪胜正衰

78. 亡阳证的临床表现有

A. 大汗淋漓　　B. 汗稀而凉　　C. 汗热而黏　　D. 脉微欲绝　　E. 手足逆冷

79. 血行失常包括

A. 血热　　B. 血寒　　C. 血不足　　D. 出血　　E. 血瘀

80. 津液失调包括

A. 津液不足　　B. 津液生成障碍　　C. 津液输布障碍　　D. 津液排泄障碍

E. 津液化生障碍

81. 未病先防的原则包括

A. 培养正气,提高抗病能力　　B. 消灭病邪,防止邪气侵害　　C. 早期诊治

D. 控制疾病传变　　E. 疾病治愈

82. 常用的康复疗法主要是

A. 精神康复　　B. 药物康复　　C. 康复器械的辅助　　D. 体育娱乐康复

E. 自然康复

83. 康复的原则是

A. 形神共养　　B. 调养气血　　C. 调养阴阳　　D. 调养脏腑　　E. 疏通经络

四、答 案

(一)A 型题(最佳选择题)

1. A 2. A 3. A 4. B 5. A 6. D 7. D 8. A 9. A 10. B 11. A 12. C 13. D 14. B
15. E 16. B 17. C 18. D 19. C 20. D 21. C 22. C 23. D 24. A 25. E 26. A
27. B 28. D 29. D 30. A 31. C 32. E 33. C 34. C 35. A 36. D 37. D 38. B
39. A 40. D 41. D 42. E 43. B 44. B 45. A 46. D 47. C 48. B 49. E 50. D
51. E 52. B 53. C 54. A 55. E 56. B 57. C 58. A 59. E 60. B 61. E 62. B
63. C 64. A 65. B 66. E 67. A 68. D 69. C 70. E 71. A 72. A 73. C 74. A
75. C 76. D 77. E 78. B 79. E 80. C 81. E 82. C 83. A 84. D 85. C 86. C
87. E 88. A 89. B 90. A 91. D 92. E 93. D 94. A

(二)B 型题(配伍选择题)

1. B 2. A 3. A 4. B 5. D 6. E 7. A 8. E 9. D 10. C 11. C 12. D 13. B 14. A
15. A 16. B 17. B 18. A 19. B 20. A 21. C 22. D 23. B 24. A 25. D 26. C
27. B 28. A 29. E 30. C 31. B 32. C 33. B 34. C 35. B 36. E 37. A 38. D
39. B 40. C 41. A 42. C 43. D 44. E 45. E 46. C 47. D 48. E 49. E 50. B
51. C 52. D 53. A 54. D 55. B 56. E 57. A 58. B 59. D 60. E 61. B 62. A
63. E 64. C 65. D 66. A 67. A 68. A 69. B 70. C 71. B 72. D 73. D 74. A
75. E 76. B 77. A 78. A 79. D 80. E 81. A 82. C 83. B 84. D 85. A 86. B
87. B 88. A 89. A 90. D 91. A 92. D 93. C 94. D 95. B 96. A 97. C 98. E
99. B 100. C 101. D 102. E 103. C 104. E 105. D 106. B 107. B 108. A 109. A
110. D 111. D 112. C 113. A 114. B 115. B 116. A 117. C 118. D 119. B 120. D
121. C 122. D 123. A 124. E

(三)X 型题(多项选择题)

1. ABCD 2. ABE 3. AB 4. ABCD 5. ABCDE 6. ABCD 7. ABE 8. CDE 9. CD
10. ABCDE 11. ABD 12. ABE 13. AC 14. CDE 15. AB 16. AC 17. BCD 18. ABCE
19. ABCE 20. BD 21. ABCDE 22. BC 23. ABCD 24. CDE 25. ACD 26. ABCD
27. BC 28. ABCD 29. ABE 30. AB 31. AB 32. ABCD 33. CD 34. BC 35. CE
36. ABE 37. AB 38. BCE 39. ABE 40. ABC 41. DE 42. ABCE 43. ABCDE
44. ABCD 45. ABD 46. ABDE 47. ABDE 48. ACD 49. AB 50. ABCE 51. AD
52. ABCD 53. BCDE 54. ABE 55. ACDE 56. AE 57. ADE 58. ABCD 59. ABCD
60. AB 61. ABCDE 62. ABCD 63. ABC 64. ABCDE 65. AB 66. ABCD 67. BCD
68. AB 69. ABC 70. ABCD 71. BD 72. ABCD 73. ABCDE 74. ABC 75. ABE
76. ABCD 77. ACDE 78. ABDE 79. ACD 80. AB 81. BCDE 82. ABCDE 83. ABCD

第二章　中医诊断学

一、考试大纲

1. 中医诊断学要点

主要内容；基本原则

2. 望诊

得神、失神、假神、神乱的临床表现及意义，白、黄、赤、青、黑五种病色的临床意义，望形体、头面的主要内容及临床意义，望舌质、舌苔的主要内容及临床意义，望排出物的主要内容及临床意义

3. 闻诊

语声、呼吸及咳嗽、呃逆、嗳气声音变化的临床意义，口气、痰涕、二便气味异常的临床意义

4. 问诊

恶寒发热、但寒不热、但热不寒、寒热往来的临床意义，表证辨汗及自汗、盗汗、绝汗、战汗的临床意义，疼痛的性质特点及不同部位疼痛的临床意义，口渴与饮水、食欲与食量及口味异常的临床意义，月经和带下变化的临床意义，失眠和嗜睡的临床意义，耳鸣和耳聋的临床意义，大便和小便变化的临床意义

5. 切诊

按肌肤、按脘腹的要点和临床意义，常见病的脉象及主病，切脉的部位和寸口脉分候脏腑

6. 八纲辨证

阴证、阳证的临床表现及辨证鉴别要点，虚证、实证的临床表现、相互关系及辨证鉴别要点，表证、里证的临床表现、相互关系及辨证鉴别要点；寒证、热证的临床表现、相互关系及辨证鉴别要点

7. 脏腑辨证

心肺两虚、心脾两虚、心肾不交、肺脾两虚、肝火犯肺、肺肾阴虚、肝脾不调、肝胃不和、脾肾阳虚、肝肾阴虚证的临床表现及辨证要点，胃寒、胃热、食滞胃脘、胃阴虚、大肠湿热、大肠津亏、膀胱湿热证的临床表现及辨证要点，肾阴虚、肾阳虚、肾精不足、肾气不固、肾不纳气证的临床表现及辨证要点，肝气郁结、肝火上炎、肝阳上亢、肝风内动、肝阴虚、肝血虚、肝胆湿热、寒滞肝脉证的临床表现及辨证要点，脾气虚与脾阳虚、寒湿困脾与脾胃湿热证的临床表现及辨证要点，肺气虚与肺阴虚、风寒犯肺与风热犯肺及燥邪犯肺、痰浊阻肺证的临床表现及辨证要点，心气虚与心阳虚、心血虚与心阴虚及心血瘀阻、心火亢盛证的临床表现及辨证要点

8. 气血津液辨证

气虚、气陷、气滞、气逆证的临床表现及辨证要点，血虚、血瘀、血热、血寒证的临床表现及辨证要点，津液不足、水肿的临床表现及辨证要点，气滞血瘀、气血两虚、气不摄血、气随血脱证的临床表现及辨证要点

二、应试指南

1. 中医诊断学要点

(1)主要内容:包括四诊、八纲、辨证、疾病诊断等。

(2)基本原则:审内察外,整体统一;四诊合参;辨证求因,审因论治。

2. 望诊

(1)得神、失神、假神、神乱的临床表现及意义:得神表示正气未伤,脏腑功能未衰;失神表示正气已伤,病情严重,预后不好;假神往往见于久病、重病之人,神乱常见于癫狂痫病。

(2)五种病色的临床意义:白色主寒证、失血证,赤色主热证,黄色主虚证、湿证,青色主寒证、痛证,黑色主肾虚、水饮证。

(3)望形的内容和意义:提示五脏功能的盛衰,包括望形体和望姿态。

(4)望头面的内容和意义:包括望头型与头发,望目色主病,望耳鼻,望唇、齿龈、咽喉。

(5)望舌质、舌苔的主要内容和临床意义:望舌质包括望舌色、舌形和舌态,对于诊察脏腑精气盛衰存亡,判断疾病预后转归具有重要意义;望舌苔包括望苔色和苔质,诊察胃气盛衰具有重要意义。

(6)望排出物的主要内容及临床意义:包括痰涎、呕吐物、二便、涕泪、带下等,了解其色质量,以用来辨证分析。

3. 闻诊

包括听声音和嗅气味。

(1)语声、呼吸及咳嗽、嗳气声音变化的临床意义:听语声包括语声强弱和语言错乱,语声强弱反应正气的盛衰和邪气的性质,语言错乱多属于心的病变;听呼吸可了解肺肾功能情况;咳嗽是肺失宣降,肺气上逆的反映;嗳气是胃气上逆的表现。

(2)口气、痰涕、二便气味异常的临床意义:口气臭秽多属胃热;痰涕、二便恶臭多属实热证。

4. 问诊

是医生对患者或其家属、亲友进行有目的的查询病情的一种诊察方法。

(1)恶寒发热、但寒不热、但热不寒、寒热往来的临床意义:恶寒发热多见于外感表证;但寒不热多属于虚寒证;但热不寒可分为壮热、潮热和长期低热几种情况。壮热多见于风寒入里化热或风热内传的里实热证,潮热可分为阴虚潮热、湿温潮热、阳明潮热。长期低热可由气虚引起;寒热往来多见于半表半里证。

(2)表证辨汗及自汗、盗汗、绝汗、战汗的临床意义:表证辨汗通过了解表证有汗无汗来分辨感受外邪的性质和正气的盛衰。自汗多因气虚卫阳不固所致;盗汗多因阴虚而致;绝汗多为阳热内盛迫汗外泄所致,或阳气将绝,元气欲脱,津随气泄的危候;战汗多为邪正相争,病变发展的转折点。

(3)疼痛的性质特点及不同部位疼痛的临床意义:疼痛可分为胀痛、重痛、刺痛、绞痛、灼痛、冷痛、隐痛、掣痛。不同部位疼痛可有头痛,多为外感邪气以及痰浊、瘀血阻滞,火邪上扰清阳,气血津液亏损,不能上荣于头所引起。胸痛多见于心肺病变。脘痛可见于寒邪犯胃、食滞胃脘、肝气犯胃等病证。胁痛多见于肝气不舒、肝火郁滞、肝胆湿热等证。腹痛可分为实证、虚证。腰痛多见于肾的病变。四肢痛多由风寒湿邪侵袭,亦有脾胃虚弱,水谷精气不能运于四肢而发。

（4）口渴与饮水、食欲与食量及口味异常的临床意义：口渴与饮水情况反映人体津液的盛衰及输布状况；食欲与食量情况能够判断病体的脾胃功能以及疾病的预后及转归；口味异常，口苦多见于热证，口甜而黏多属脾胃湿热，口中泛酸多为肝胃蕴热。

（5）大便和小便变化的临床意义：可察之津液的盈亏和有关内脏的气化功能是否正常。

（6）失眠和嗜睡的临床意义：失眠是阳不入阴，神不守舍的病理表现；嗜睡多见于阳虚阴盛，痰湿困滞的病证。

（7）耳鸣和耳聋的临床意义：耳鸣临床有虚实之分，实证多因肝胆火盛所致，虚证多与肾虚精亏、髓海不充，耳失所养有关；耳聋虚证多而实证少。

（8）月经和带下变化的临床意义：注意询问月经的周期、行经天数、经量、经色、经质及其兼证；问带下应注意了解量、色、味情况。

5. 切诊

指医者运用指端的触觉在病者的一定部位进行触摸、按压，以了解病情的方法。

（1）切脉的部位和寸口脉分候脏腑：部位为寸、关、尺，右寸候肺，右关候脾胃，右尺候肾，左寸候心，左关候肝，左尺候肾。

（2）常见病的脉象及主病：浮脉主表，沉脉主里，迟脉主寒证，数脉主热证，虚脉主气血两虚，实脉主实证，滑脉主痰饮、食滞、实热，涩脉主气滞、血瘀、精伤、血少，细脉主气血两虚、诸虚劳损、主湿病，洪脉主邪热亢盛，弦脉主肝胆病、痛证、痰饮等，代脉主脏气衰微。

（3）按肌肤、按脘腹的要点和临床意义：按肌肤主要审查肌表的寒热、荣枯、润燥及肿胀等，从而推断疾病的部位和性质的一种诊病方法；按脘腹主要通过触摸表面，察皮肤的润燥，触压局部了解有无痛感，重手推按，审其软硬，以辨别脏腑虚实和病邪性质及其积聚的程度。

6. 八纲辨证

八纲即阴、阳、表、里、寒、热、虚、实八类证候。

（1）表证、里证的临床表现、相互关系及辨证鉴别要点：表证以发热恶寒、舌苔薄白、脉浮为主；凡非表证的一切证候皆属于里证。表里证可以相互转化。

（2）寒证、热证的临床表现、相互关系及辨证鉴别要点：热证以阳热内炽，功能活动亢进为辨证要点；寒证以阴寒内盛，功能减退为辨证要点。寒热证可以相互转化。

（3）虚证、实证的临床表现、相互关系及辨证鉴别要点：虚证表现为不足、虚弱；实证表现为有余亢盛。虚实证在一定条件下可以相互转化。

（4）阴证、阳证的临床表现及辨证鉴别要点：阴证以寒象为辨证要点，阳证以热象为辨证要点。

7. 脏腑辨证

以脏腑学说为基础，运用四诊的方法，结合脏腑的病理反应，来分各种病证，用以指导临床治疗的一种辨证方法。

（1）心气虚与心阳虚、心血虚与心阴虚及心血瘀阻、心火亢盛证的临床表现及辨证要点：心气虚证以心脏及全身功能活动衰弱为辨证要点，心阳虚以在心气虚基础出现虚寒症状为辨证要点；心血虚证以心病的常见症状与血虚证共见为辨证要点；心阴虚证以心的常见症状与阴虚症状共见为辨证要点；心血瘀阻证以胸部憋闷疼痛，痛引肩背内臂，时发时止为辨证要点；心火亢盛证以心及舌、脉等有关组织出现实火内炽的症状为辨证要点。

(2)肺气虚与肺阴虚、风寒犯肺与风热犯肺及燥邪犯肺、痰浊阻肺证的临床表现及辨证要点:肺气虚以咳嗽无力、气少不足以息和全身功能活动减弱为辨证要点,肺阴虚是在肺病常见症状基础上伴见阴虚内热为辨证要点;风寒犯肺一般以咳嗽兼见风寒袭表为辨证要点,风热犯肺一般以咳嗽与风热表证共见为辨证要点,燥热犯肺一般以肺系症状表现并见干燥少津为辨证要点,痰浊阻肺一般以咳嗽痰多质黏,色白易咳为辨证要点。

(3)脾气虚与脾阳虚、寒湿困脾与脾胃湿热证的临床表现及辨证要点:脾气虚证可分为脾不健运、脾虚下陷、脾不统血三类:脾不健运以运化功能减退和气虚证共见为辨证要点;脾虚下陷以脾气虚和内脏下垂为辨证要点;脾不统血一般以在脾气虚的基础上出血共见为辨证要点;脾阳虚一般以脾失健运并伴有寒象为辨证要点;寒湿困脾一般以脾的运化功能障碍伴寒湿中阻的表现为辨证要点;脾胃湿热一般以脾的运化功能障碍和湿热内阻的症状为辨证要点。

(4)肝气郁结、肝火上炎、肝阳上亢、肝风内动、肝阴虚、肝血虚、肝胆湿热、寒滞肝脉证的临床表现及辨证要点:肝气郁结一般以情志抑郁,肝经所过部位发生胀闷疼痛,以及月经不调为辨证要点;肝火上炎一般以肝循经过的头目耳胁部位见到实火炽盛症状为辨证要点;肝阳上亢一般以肝阳亢于上,肾阴亏于下的证候表现为辨证要点;肝风内动主要以抽搐、震颤、麻木为主;肝阴虚一般以肝病症状和阴虚证共见为辨证要点;肝血虚一般以筋脉、爪甲、两目、肌肤等失去濡养,以及全身血虚的表现为辨证要点;肝胆湿热一般以右胁胀痛,纳呆,尿黄,舌红苔黄腻为主;寒滞肝脉一般以少腹牵引阴部坠胀冷痛为辨证要点。

(5)肾阴虚、肾阳虚、肾精不足、肾气不固、肾不纳气证的临床表现及辨证要点:肾阳虚一般以全身功能低下伴见寒象为辨证要点;肾阴虚一般以肾病的主要症状和阴虚内热症状同见为辨证要点;肾精不足一般以小儿生长发育迟缓、成人早衰,生殖功能减退的表现为主;肾气不固一般以肾虚不能固摄为主要表现;肾不纳气一般以久病咳喘,呼多吸少,气不得续,动则加重为主,伴见肺肾气虚表现为辨证要点。

(6)胃寒、胃热、食滞胃脘、胃阴虚、大肠湿热、大肠津亏、膀胱湿热证的临床表现及辨证要点:胃寒一般以胃脘疼痛和寒象同见为主;胃热一般以胃病常见症状和热象共见为主;食滞胃脘一般以胃脘账闷疼痛,嗳腐吞酸为主;胃阴虚一般以胃病常见症状伴见阴虚症状为主;大肠湿热一般以腹痛,排便次数增多,或下利脓血,或下黄色稀水为主;膀胱湿热一般以尿频尿急尿痛尿黄为主。

(7)心肺两虚、心脾两虚、心肾不交、肺脾两虚、肝火犯肺、肺肾阴虚、肝脾不调、肝胃不和、脾肾阳虚、肝肾阴虚证的临床表现及辨证要点:心肺两虚一般以心悸咳喘与气虚证共见为主;心脾两虚一般以心悸失眠、面色萎黄、神疲食少、腹胀便溏为主;心肾不交一般以失眠伴见心火亢,肾水虚为主;肺脾两虚一般以咳喘纳少、腹胀便溏伴见气虚症状为主;肝火犯肺一般以胸胁灼痛、急躁易怒、目赤口苦、咳嗽为主;肺肾阴虚一般以久咳痰血、腰膝酸软、遗精等症与阴虚症状同见为主;肝脾不调一般以胸胁胀满窜痛,易怒,纳呆腹胀便溏为主;肝胃不和一般以脘胁胀痛,吞酸嘈杂为主;脾肾阳虚一般以腰膝下腹冷痛,久泻不止,水肿等与寒证症状为主;肝肾阴虚一般以胁痛、腰膝酸软、耳鸣遗精与阴虚内热症状同见为主。

8. 气血津液辨证

分析气血津液的病理变化。

(1)气虚、气陷、气滞、气逆证的临床表现及辨证要点:气虚一般以全身功能活动低下为主;气陷一般以内脏下垂为主;气滞一般以胀闷疼痛为主;气逆一般以气机逆为向上为主。

(2)血虚、血瘀、血热、血寒证的临床表现及辨证要点：血虚一般以面色、口唇、爪甲失其血色及全身虚弱为主；血瘀一般以痛如针刺、痛有定处、拒按、肿块、唇舌爪甲紫暗、脉涩为主；血热一般以出血和全身热象为主；血寒一般以手足、腹部等局部冷痛、肤色紫暗为主。

(3)气滞血瘀、气血两虚、气不摄血、气随血脱证的临床表现及辨证要点：气滞血瘀一般以病程较长和肝经循行部位疼痛痞块为主；气血两虚一般以气虚与血虚症状同见为主；气不摄血一般以出血和气虚症状同见为主；气随血脱一般以大量出血，随即出现气脱为主。

(4)津液不足、水肿的临床表现及辨证要点：津液不足多以皮肤、口唇、舌咽燥干及尿少、便秘为主；水肿常见下肢水肿或一身面目悉肿。

三、考前模拟

(一)A型题(最佳选择题)

1. 中医诊断学的基本原则有
A. 司内揣外，见微知著，以常衡变　　B. 审内查外，四诊合参，辨证求因
C. 证候真假，证候错杂，诊法和参　　D. 整体审查，整体统一，审因论治
E. 证候转化，病证结合，辨证求因

2. 下面不属于八纲辨证的内容是
A. 表里　　B. 寒热　　C. 真假　　D. 虚实　　E. 阴阳

3. 下面不属于得神的临床表现有
A. 两目灵活　B. 神志清楚　C. 语言清晰　D. 呼吸匀调　E. 寡言少语

4. 下面不属于失神的临床表现有
A. 目光晦暗　B. 循衣摸床　C. 神识昏迷　D. 壮热面赤　E. 精神萎靡

5. 临床患者见有表情淡漠，喃喃自语。哭笑无常，属于
A. 痰阻肝经　B. 心气亏损　C. 痰火扰神　D. 痰蔽心神　E. 热入心包

6. 临床患者突然面色苍白多见于
A. 阳气虚衰，气血运行无力　　B. 阳气不足　　C. 阳气暴脱　　D. 营血亏损
E. 气血不充

7. 眼眶周围见黑色，多见于
A. 肾虚水泛　B. 肾精久耗　C. 寒证　　D. 瘀血　　E. 脾虚

8. 脾胃气虚的面色应是
A. 面色黄而虚浮　　B. 面色萎黄　　C. 面目身俱黄，黄而鲜明
D. 面目身俱黄，黄而晦暗　　E. 面色青黄

9. 面色苍白却时而泛红如妆，多为
A. 热盛　　B. 阴虚阳亢　C. 虚阳上越　D. 脏腑阳盛　E. 真寒假热

10. 小儿高热，面部青紫，并以鼻柱、两眉间及口唇四周尤重，属于
A. 惊风　　B. 寒气凝滞　C. 瘀血内阻　D. 痛甚　　E. 肝郁脾虚

11. 脾虚湿盛的患者多见
A. 面色萎黄　　B. 面目身俱黄，黄而鲜明　　C. 面目身俱黄，黄而晦暗
D. 面色青黄　　E. 面色淡黄而晦暗

12. "形盛气虚"患者多见于

A. 阳气不足之证　　　B. 阴血不足之证　　　C. 精气衰竭之证　　　D. 脾胃虚弱之证

E. 肾精亏损之证

13. 小儿囟门高突,多属于

A. 虚证　　　B. 热证　　　C. 肾精亏损　　D. 风证　　　E. 发育不全

14. 五脏六腑之精气皆上注于

A. 头　　　B. 耳　　　C. 肝　　　D. 目　　　E. 以上都不是

15. 鼻流清涕多属于

A. 外感风热　　B. 外感风寒　　C. 肺热　　　D. 胆经郁热　　E. 肺胃邪热

16. 唇色淡白多属于

A. 气血两虚　　B. 寒凝血瘀　　C. 热在营血　　D. 外感燥邪　　E. 热炽津伤

17. 脾之外荣是

A. 口　　　B. 唇　　　C. 四肢　　　D. 目　　　E. 耳

18. 咽喉有灰白色假膜,擦之不去,重擦出血,且随即复生者,多属

A. 肺胃积热　　　B. 肺胃热毒壅盛　　　C. 阴虚火旺　　　D. 虚火上浮

E. 肺热阴伤

19. 皮肤上出现的晶莹如粟的透明小疱疹,称为

A. 疖　　　B. 疔　　　C. 白㾦　　D. 斑疹　　　E. 疽

20. 绛舌多属于

A. 肺失宣降　　B. 肝失疏泄　　C. 肾精亏损　　D. 内热深重　　E. 阴寒内盛

21. 舌绛紫色深,干枯少津属于

A. 邪热炽盛　　B. 阴寒内盛　　C. 血脉瘀阻　　D. 阴虚火旺　　E. 以上都不是

22. 下面属于望舌态的内容是

A. 瘦薄　　　B. 胖大　　　C. 齿痕　　　D. 痿软　　　E. 芒刺

23. 舌苔的厚薄反映了

A. 津液的盈亏　　　B. 胃气的强弱　　　C. 邪正的盛衰　　　D. 水湿内停　　　E. 湿浊痰饮

24. 临床见有红绛舌白干苔者,多属于

A. 燥热伤津之证　　　B. 寒证　　　C. 阴虚火旺之证　　　D. 气血两虚之证

E. 湿热蕴脾之证

25. 大便稀溏如糜,色深黄而黏,多属于

A. 脾胃湿热　　B. 肠中湿热　　C. 寒湿内盛　　D. 痢疾　　　E. 寒湿泄泻

26. 下面不属于郑声的临床表现是

A. 神志不清　　B. 语言重复　　C. 时断时续　　D. 声音低弱　　E. 见人便止

27. 咳声重浊多属于

A. 实证　　　B. 虚证　　　C. 热证　　　D. 寒证　　　E. 内伤

28. 呃声低沉而长,气弱无力多属

A. 实证　　　B. 虚寒证　　C. 危证　　　D. 热证　　　E. 内伤

29. 食后嗳出酸腐气味多属

A. 肝胃不和　　B. 胃虚气逆　　C. 宿食停积　　D. 湿热蕴结　　E. 胃气衰败

30. 排泄物与分泌物略带腥味者多属

A. 实证　　　B. 热证　　　C. 虚寒证　　　D. 热毒炽盛　　　E. 以上都不是

31. 患者久病畏寒多属于

A. 风邪表证　B. 里虚寒证　C. 寒邪表证　D. 里虚热证　E. 内湿证

32. 发热如潮有定时,按时而发者为

A. 壮热　　　B. 潮热　　　C. 低热　　　D. 疟疾　　　E. 少阳证

33. 寒热往来,发有定时者为

A. 疟疾　　　B. 少阳证　　C. 太阳证　　D. 阳明证　　E. 少阴证

34. 下面不是头汗的原因是

A. 中焦湿热郁蒸　　B. 上焦邪热　　C. 虚阳上越　　D. 阴虚内热　　E. 进食辛辣

35. 亡阳患者的汗出特点是

A. 冷汗淋漓　B. 壮热汗出　C. 战栗汗出　D. 汗出黏如油　　E. 汗出恶风

36. 患者先见全身战栗,几经挣扎,继而汗出称为

A. 绝汗　　　B. 自汗　　　C. 盗汗　　　D. 心胸汗　　E. 战汗

37. 瘀血疼痛的特点是

A. 胀痛　　　B. 刺痛　　　C. 绞痛　　　D. 灼痛　　　E. 重痛

38. 疼痛并伴有沉重的感觉称为

A. 胀痛　　　B. 刺痛　　　C. 绞痛　　　D. 灼痛　　　E. 重痛

39. 疼痛伴有胀满或胀闷称为

A. 胀痛　　　B. 刺痛　　　C. 绞痛　　　D. 灼痛　　　E. 重痛

40. 下面不属于腹痛实证的是

A. 寒凝　　　B. 热结　　　C. 气滞　　　D. 虚寒　　　E. 虫积

41. 大便先干后溏多属于

A. 脾肾阳虚　B. 寒湿内盛　C. 脾胃虚弱　D. 肝郁脾虚　E. 大肠湿热

42. 排便时肛门有下坠感,多见于

A. 热迫直肠　B. 脾虚下陷　C. 肝郁脾虚　D. 肝失疏泄　E. 脾肾阳虚

43. 腹痛泄泻,泻后痛不减者属于

A. 伤食　　　B. 脾虚下陷　C. 肝失疏泄　D. 脾肾阳虚　E. 肝郁脾虚

44. 小便不通,点滴不出为

A. 热淋　　　B. 劳淋　　　C. 膏淋　　　D. 癃　　　　E. 闭

45. 小便数而大便硬多属

A. 下焦湿热　B. 脾约证　　C. 津液亏耗　D. 阴虚内热　E. 下焦虚寒

46. 暴起耳鸣声大,用手按而鸣声不减,多属

A. 实证　　　B. 虚证　　　C. 寒证　　　D. 热证　　　E. 虚实夹杂

47. 下面哪个不属于闭经的原因

A. 血虚　　　B. 血瘀　　　C. 寒凝　　　D. 气虚　　　E. 血热

48. 经前或经期小腹胀痛者,多为

A. 气滞血瘀　B. 寒凝　　　C. 气血亏虚　D. 冲任损伤　E. 阳虚寒盛

49. 带下量多色白,清稀如涕者,多属

A. 肝经郁热　　B. 湿热下注　　C. 脾虚湿注　　D. 肝胆湿热　　E. 冲任亏虚

50. 掌后高骨,桡骨茎突的部位称为

A. 寸　　　　B. 关　　　　C. 尺　　　　D. 气口　　　E. 脉口

51. 举之有余,按之不足的脉象是

A. 浮脉　　　B. 散脉　　　C. 沉脉　　　D. 细脉　　　E. 涩脉

52. 轻取不应,重按始得的脉象是

A. 浮脉　　　B. 散脉　　　C. 沉脉　　　D. 细脉　　　E. 涩脉

53. 脉来迟缓,一息不足四至的脉象是

A. 浮脉　　　B. 缓脉　　　C. 数脉　　　D. 迟脉　　　E. 涩脉

54. 脉来急疾,一息七至以上的脉象是

A. 数脉　　　B. 疾脉　　　C. 滑脉　　　D. 大脉　　　E. 洪脉

55. 脉来缓弱而有规则的歇止,间歇时间较长的脉象是

A. 促脉　　　B. 结脉　　　C. 缓脉　　　D. 弱脉　　　E. 代脉

56. 血瘀痛证可见的脉象是

A. 虚脉　　　B. 滑脉　　　C. 实脉　　　D. 涩脉　　　E. 革脉

57. 主七情惊恐、跌扑损伤的脉象是

A. 涩脉　　　B. 结脉　　　C. 弦脉　　　D. 紧脉　　　E. 代脉

58. 脉象的脉体较短的是

A. 动脉　　　B. 结脉　　　C. 缓脉　　　D. 弱脉　　　E. 代脉

59. 皮肤初按热甚,久按热反转轻,属于

A. 热在表　　B. 热在里　　C. 亡阳证　　D. 亡阴证　　E. 阴虚证

60. 轻触肌肤,皮肤干燥或甲错的多为

A. 阳虚有寒　B. 气血不足　C. 瘀血内停　D. 津液已伤　E. 湿热蕴结

61. 疮疡按之高肿灼手多为

A. 阳证　　　B. 阴证　　　C. 表证　　　D. 里证　　　E. 以上都不是

62. 腹部肿块,痛无定处,时聚时散的为

A. 癥积　　　B. 瘕聚　　　C. 痞满　　　D. 水臌　　　E. 虫积

63. 瘕聚的病机是

A. 血瘀　　　B. 气滞　　　C. 津伤　　　D. 湿热　　　E. 虫积

64. 心下按之硬而痛的多属

A. 结胸　　　B. 痞证　　　C. 水饮　　　D. 水臌　　　E. 癥瘕

65. 里证的临床辨证要点是

A. 发热恶寒　B. 头痛鼻塞　C. 起病急病程短　D. 发热不恶寒　E. 脉浮

66. 临床见有恶寒喜暖,口淡不渴,面色苍白,肢冷蜷卧多属于

A. 表证　　　B. 里证　　　C. 寒证　　　D. 热证　　　E. 实证

67. 寒证转化热证提示

A. 正气衰退　B. 正不胜邪　C. 邪气亢盛　D. 正气尚盛　E. 邪正交争

68. 下面不属于虚证的临床表现有

A. 面色苍白或萎黄　　　B. 精神萎靡　　　C. 神疲乏力　　　D. 五心烦热

E. 大便秘结

69. 下面属于阳证的是

A. 里虚热证　B. 表实寒证　C. 表虚热证　D. 表实寒证　E. 里实寒证

70. 临床见神疲乏力、少气懒言、畏寒肢冷、脉微无力等症状,多属于

A. 阴虚证　　B. 阳虚证　　C. 里寒证　　D. 表热证　　E. 里热证

71. 下面不属于阴证形成的原因是

A. 年老体衰　B. 内伤久病　C. 外邪内传五脏　D. 邪胜正未衰　E. 阳虚阴盛

72. 下面不属于心气虚与心阳虚的共同表现是

A. 心悸　　　B. 气短　　　C. 自汗　　　D. 活动后加重　　E. 四肢厥冷

73. 下面不属于心阳虚的临床表现是

A. 心悸气短　B. 形寒肢冷　C. 面色苍白　D. 脉细弱　　E. 体倦乏力

74. 心悸心烦、失眠健忘,兼见眩晕,面色不华,唇舌色淡,临床诊断为

A. 心气虚　　B. 心阴虚　　C. 心阳虚　　D. 心血虚　　E. 心火亢盛

75. 下面属于风寒犯肺与风热犯肺的共同表现是

A. 咳嗽气喘　B. 鼻流清涕　C. 咳痰稀白　D. 咽喉肿痛　E. 身痛无汗

76. 肺阴虚与燥热犯肺的共同点是

A. 干咳少痰　B. 潮热盗汗　C. 身体消瘦　D. 脉浮紧　　E. 两颧发红

77. 风寒犯肺与痰浊阻肺最具区别的症状是

A. 咳嗽　　　B. 痰白　　　C. 质稀　　　D. 气喘　　　E. 脉浮

78. 风热犯肺与燥热犯肺最具区别的症状是

A. 发热咳嗽　B. 口干咽燥　C. 不易咳痰　D. 痰质黏稠　E. 脉浮数

79. 下面不属于脾胃湿热的临床表现是

A. 脘腹胀满　B. 不思饮食　C. 厌恶油腻　D. 尿少而黄　E. 脉迟缓而濡

80. 脾不健运、脾虚下陷、脾不统血证的共同症状是

A. 纳差乏力　B. 便血　　　C. 月经过多　D. 脱肛久痢　E. 畏寒肢冷

81. 胁肋满闷胀痛,黄疸,小便短赤多见于

A. 肝火上炎证　B. 肝胆湿热证　C. 肝阳上亢证　D. 肝阴虚证　E. 寒凝肝脉证

82. 下面不属于肾阴虚证的临床表现是

A. 头晕目眩　B. 耳鸣耳聋　C. 五心烦热　D. 腰膝酸痛　E. 四肢不温

83. 气虚喘促,呼多吸少,动则喘甚、汗出,属于

A. 肾阴虚证　B. 肾阳虚证　C. 肾气不固证　D. 肾不纳气证　E. 肾精不足证

84. 下面不属于胃寒证的临床表现是

A. 胃脘疼痛　B. 呕吐清水　C. 脉沉迟　　D. 舌苔白滑　E. 口咽发干

85. 胁痛、腰膝酸软、耳鸣遗精伴见阴虚等症状,多属于

A. 脾肾阳虚证　B. 肝脾不调证　C. 肝肾阴虚证　D. 心肾不交证　E. 肺肾阴虚证

86. 腰膝、下腹冷痛,久泻不止,水肿畏寒等症状,多属于

A. 脾肾阳虚证　　　B. 肝脾不调证　　　C. 肺脾两虚证　　　D. 心肾不交证

E. 肺肾阴虚证

87. 胸胁胀满窜痛、易怒、纳呆、腹胀便溏等症状,多属于

A. 脾肾阳虚证　　B. 肝脾不调证　　C. 肺脾两虚证　　D. 心肾不交证

E. 肺肾阴虚证

88. 下面不属于气滞血瘀证的临床表现是

A. 胸胁胀满走窜疼痛　　B. 性情急躁　　C. 有痞块刺痛拒按　　D. 少气懒言

E. 舌紫暗有瘀斑

89. 下面不属于阴水的临床表现是

A. 发病缓慢　　B. 来势凶猛　　C. 足部先肿　　D. 腰以下肿甚

E. 水肿部位按之凹陷不起

(二)B 型题(配伍选择题)

A. 表里　　　B. 寒热　　　C. 真假　　　D. 虚实　　　E. 阴阳

1. 能够分辨疾病的病位与病势浅深的是

2. 能够分辨疾病属性的是

A. 表情淡漠,寡言少语　　B. 烦躁不宁,登高而歌,弃衣而走　　C. 突然跌倒,口吐涎沫

D. 精神抑郁,情绪不宁　　E. 以上都不是

3 属于狂证的是

4 属于癫证的是

A. 青色　　　B. 赤色　　　C. 黄色　　　D. 白色　　　E. 黑色

5 什么色主虚寒证、失血证

6 什么色主热证

7 什么色主痛证

8 什么色主水饮证

A. 阳气虚衰　　B. 营血亏损　　C. 阳气暴脱　　D. 阴寒凝滞　　E. 阳气不足

9 面色苍白见于

10 面色㿠白而虚浮见于

A. 四肢抽搐　　B. 眼睑、口唇、手足不时颤动　　C. 手足软弱无力、行动不灵

D. 项背强直,角弓反张　　E. 半身不遂,麻木不仁

11 痫证可见

12 中风偏瘫可见

13 痉病可见

14 痿证可见

A. 眼胞红肿　　B. 目窠水肿　　C. 目眦赤烂　　D. 目眦淡白,两目上视或斜视

E. 白睛黄染

15 肝经风热多见有

16 湿热多见有

A. 耳轮干枯焦黑　　B. 耳背有红络,耳根发凉　　C. 耳内流脓水　　D. 耳轮红润

E. 以上都不是

17 肝胆湿热多见有

18 麻疹先兆多见有

A. 牙齿干燥　　B. 牙齿干燥如枯骨　　C. 牙齿松动,齿根外露

D. 睡中咬牙　　E. 以上都不是

19 胃热炽盛可见

20 肾精枯竭可见

A. 痈　　　　　B. 疽　　　　　C. 疔　　　　　D. 疖　　　　　E. 瘰疬

21 漫肿无头,部位较深,皮色不变者为

22 范围较小,初起如粟,根脚坚硬,顶白而痛者为

23. 起于浅表,形圆而红、肿、热、痛,化脓即软者为

24. 发病局部范围较大,红、肿、热、痛,根盘紧束者为

A. 心肺　　　　B. 脾胃　　　　C. 肝胆　　　　D. 肾　　　　　E. 三焦

25 舌诊脏腑部位分属舌尖的是

26 舌诊脏腑部位分属舌中的是

A. 舌体肿胀满口,色深红　　B. 舌体瘦小而薄,色淡者　　C. 舌体淡白湿润

D. 舌质红绛有裂纹　　E. 舌中有芒刺

27 胃肠热盛多见于

28 气血两虚多见于

A. 强硬舌　　B. 痿软舌　　C. 颤动舌　　D. 吐弄舌　　E. 短缩舌

29 筋脉失养见于

30 心脾有热见于

A. 热炽津伤　　B. 寒湿内阻　　C. 痰热壅盛　　D. 湿邪郁蒸　　E. 阴虚火旺

31 苔灰干燥属于

32 苔灰而润属于

A. 小便清澈量多　　B. 小便短赤　　C. 小便混浊不清　　D. 小便带血

E. 尿中有砂石

33 虚寒证多见

34 石淋多见

A. 呼吸困难,张口抬肩　　B. 呼吸微弱,气少不足以息

C. 胸中郁闷不舒,发出长叹声音　　D. 呼吸时喉中有哮鸣音　　E. 以上都不是

35 喘证的临床表现是

36 哮证的临床表现是

A. 热　　　　　B. 寒　　　　　C. 湿热　　　　D. 消化不良　　E. 热毒炽盛

37 大便腥味者多属

38 小便臊臭者多属

A. 发热重恶寒轻　　B. 恶寒重发热轻　　C. 但寒不热　　D. 寒热往来

E. 但热不寒

39 外感风寒常表现是

40 外感风热常表现是

A. 自汗　　　　B. 盗汗　　　　C. 绝汗　　　　D. 战汗　　　　E. 半身汗

41 入睡则汗出,醒后则汗止属于

42 经常汗出不止,活动后加重属于

A. 太阳经　　　B. 阳明经　　　C. 少阳经　　　D. 少阴经　　　E. 厥阴经

43 头项痛属于

44 前额痛属于

45 头侧痛属于

46 头顶痛属于

A. 胸闷痛而痞满者　　　　B. 胸胀痛而走窜　　　　C. 胸痛咳吐脓血

D. 胸痛彻背,背痛彻胸　　　E. 胸前憋闷,痛如针刺

47. 胸痹可见

48. 痰饮可见

A. 厌恶食物,恶闻食臭　B. 食欲旺盛,食后不久即饿　C. 嗜食异物

D. 久病之人,突然暴食　E. 以上都不是

49. "除中"表现为

50. 消谷善饥表现为

A. 口苦　　　B. 口甜而黏　C. 口中泛酸　D. 口中酸馊　E. 口淡乏味

51 脾胃湿热可见

52 肝胃郁热可见

53 食积内停可见

54 脾虚不运可见

A. 小便时尿道疼痛,伴有急迫。艰涩、灼热感　　　B. 小便后自觉空痛

C. 尿后余沥不尽　D. 睡中不自觉排尿　E. 小便不通,点滴不出

55 尿失禁常见有

56 淋证常见有

A. 经期提前六七天以上者　B. 经期提前八九天以上者　C. 经期错后六七天以上者

D. 经期错后八九天以上者　　E. 经期错乱,或前或后

57 月经先期是指

58 月经后期是指

A. 脾胃　　　B. 肺　　　C. 心　　　D. 肝　　　E. 肾

59 左寸候

60 右寸候

61 右关候

62 左尺候

A. 虚脉　　　B. 实脉　　　C. 洪脉　　　D. 滑脉　　　E. 弦脉

63 脉来去俱盛,三部举按坚实有力的脉象是

64 脉体阔大,充实有力,来较去力量大的脉象是

A. 气血两虚　B. 脏气衰微　C. 邪热亢盛　D. 气滞血瘀　E. 寒证

65 代脉的主病是

66 洪脉的主病是

A. 伏脉　　　B. 沉脉　　　C. 紧脉　　　D. 革脉　　　E. 牢脉

67 癥瘕、痞块、疝气多见于

68 亡血、失精、崩漏多见于

A. 热证 B. 寒证 C. 实证 D. 虚证 E. 表证

69 痛处喜按多为

70 痛处拒按多为

A. 亡阴证 B. 亡阳证 C. 阴虚证 D. 阳虚证 E. 气虚证

71 汗出热而黏,兼见口渴喜冷饮,脉细数疾按之无力者为

72. 大汗淋漓,汗清稀而凉,兼见肌肤凉,脉微欲绝者为

A. 心血瘀阻 B. 心火亢盛 C. 心血虚 D. 心阳虚 E. 心阴虚

73. 心前区刺痛,并伴面、唇、指甲青紫,四肢厥冷多属

74. 心中烦热,口唇糜烂,口渴,舌红多属

A. 风寒犯肺 B. 风热犯肺 C. 燥热犯肺 D. 痰浊阻肺 E. 肺气虚

75 咳喘无力、气短懒言、声音低微多见于

76 咳嗽痰多、色白而黏、容易咯出多见于

A. 食纳减少,气短懒言,大便溏泄 B. 食纳减少,食后作胀,少腹下坠

C. 面色萎黄,倦怠乏力,肌衄便血 D. 食纳减少,气短懒言,四肢不温

E. 脘腹胀满,头身困重,泛恶欲吐

77 脾不统血证的表现是

78 脾虚下陷证的表现是

A. 肝火上炎证 B. 肝阳上亢证 C. 肝气郁滞证 D. 肝阴虚证 E. 肝胆湿热证

79 头痛眩晕,耳聋耳鸣,面红目赤多见于

80 胁痛目涩,面部烘热,手足蠕动多见于

A. 肾阳虚证 B. 肾精不足证 C. 肾阴虚证 D. 肾气不固证 E. 肾不纳气证

81 男子遗精早泄多见于

82 女子经闭不孕多见于

A. 胃寒证 B. 胃热证 C. 食滞胃脘证 D. 胃阴虚证 E. 肝胃不和证

83 胃脘部灼热疼痛,烦渴多饮,牙龈肿痛多见于

84 口咽发干,饥不欲食,大便不调多见于

A. 大肠湿热证 B. 大肠液亏证 C. 膀胱湿热证 D. 肾不纳气证 E. 肺肾阴虚证

85 大便秘结,难于排出,兼见头晕、口臭多见于

86 腹痛下利,里急后重,肛门灼热多见于

A. 心肺两虚证 B. 心脾两虚证 C. 心肾不交证 D. 脾肾阳虚证 E. 肺脾两虚证

87 久咳不已,气短乏力,食少纳呆、腹胀便溏多见于

88 心悸咳喘,久咳不已,面色㿠白多见于

A. 气虚证 B. 气陷证 C. 气滞证 D. 气逆证 E. 以上都不是

89 呃逆、嗳气、恶心、呕吐多见于

90 头昏目花,少气懒言,自汗、活动加重多见于

A. 血虚证 B. 血瘀证 C. 血热证 D. 血寒证 E. 以上都不是

91 妇女月经后期,血色暗淡有血块,并伴畏寒肢冷多属于

92 妇女月经先期,量多,并伴口干心烦多属于

A. 气滞血瘀证　　B. 气血两虚证　　C. 气不摄血证　　D. 气随血脱证　　E. 以上都不是

93 出血的同时兼见面色㿠白、四肢厥冷、大汗淋漓多属于

94 出血的同时伴见气短乏力、面色苍白多属于

(三)X型题(多项选择题)

1. 中医诊断学的主要内容有

A. 四诊　　　B. 辨证　　　C. 八纲　　　D. 病机　　　E. 疾病诊断

2. "得神"在临床上常提示

A. 正气已伤　　B. 正气未伤　　C. 脏腑功能未衰　　D. 预后多良好

E. 精气充盛

3. "失神"在临床上常提示

A. 正气已伤　　B. 正气未伤　　C. 病情严重　　D. 预后多良好　　E. 预后不好

4. "假神"往往见于

A. 久病　　　B. 重病　　　C. 新病　　　D. 精气极度衰弱　　　E. 精气充盛

5. "神乱"常见于

A. 癫证　　　B. 痫证　　　C. 郁证　　　D. 癔证　　　E. 狂证

6. 望形的内容包括

A. 望动作　　B. 望皮肤　　C. 望形体　　D. 望头面　　E. 望姿态

7. "形盛气虚"患者临床多见于

A. 形体肥胖　　B. 五心烦热　　C. 面白无华　　D. 皮肤干热　　E. 精神不振

8. 形成凹陷的原因有

A. 气血不足　　B. 伤津　　　C. 火邪　　　D. 风热　　　E. 郁热

9. 牙龈不红微肿者多属于

A. 血虚不荣　　B. 胃火上炎　　C. 胃火伤络　　D. 气虚　　　E. 虚火伤络

10. 所谓斑是指

A. 平铺于皮下　　B. 高于皮肤　　C. 摸之不碍手　　D. 摸之碍手　　E. 点大成片

11. 属于病邪内陷危候的斑疹形态是

A. 稠密紧束　　B. 稀疏松浮　　C. 分布均匀　　D. 先后不齐　　E. 见而即陷

12. 望舌质的内容包括

A. 望舌色　　B. 望舌形　　C. 望舌态　　D. 望苔色　　E. 望苔质

13. 舌色淡白常见于

A. 阳虚证　　B. 阴虚证　　C. 气虚证　　D. 血虚证　　E. 血瘀证

14. 下面属于望舌形的是

A. 胖瘦　　　B. 裂纹　　　C. 齿痕　　　D. 吐弄　　　E. 短缩

15. 望舌苔的内容包括

A. 望舌色　　B. 望舌形　　C. 望舌态　　D. 望苔色　　E. 望苔质

16. 里热证见于

A. 黄腻苔　　B. 黄苔　　　C. 白苔　　　D. 灰苔　　　E. 黑苔

17. 腐苔和腻苔的鉴别要点是

A. 苔色的黄白　B. 苔质颗粒的大小　C. 苔质颗粒的疏密　D. 舌苔的厚薄

E. 揩刮舌苔脱落的难易

18. 望排出物的内容包括

A. 痰涎　　　B. 呕吐物　　C. 二便　　　D. 涕泪　　　E. 带下

19. 呕吐物秽浊酸臭多属于

A. 胃寒　　　B. 胃热　　　C. 食积　　　D. 内痈　　　E. 肝胆有热

20. 语言错乱中属于实证的是

A. 狂言　　　B. 独语　　　C. 郑声　　　D. 语言艰涩　　E. 谵语

21. 太息的临床表现有

A. 胸中郁闷不舒　B. 少气不足以息　C. 发出长叹　D. 鼻翼翕动

E. 张口抬肩

22. 百日咳的临床表现有

A. 咳声如犬吠　　B. 阵发性咳嗽　　C. 咳而气急　　D. 连声不绝

E. 终止时作鹭鸶叫声

23. 胃气上逆在临床多见于

A. 呃逆　　　B. 嗳气　　　C. 上气　　　D. 太息　　　E. 呕吐

24. 口气臭秽多见于

A. 胃热　　　B. 消化不良　C. 龋齿　　　D. 口腔不洁　E. 胃有宿食

25. 问寒热的主要内容包括

A. 寒热的轻重　B. 寒热出现的时间　C. 寒热的特点　D. 寒热的兼证

E. 寒热的部位

26. 湿温潮热的临床特点是

A. 午后热甚　B. 身热不扬　C. 胸闷呕恶　D. 舌红少津　E. 大便溏薄

27. 表证辨汗的有无,意义在于说明

A. 津液的盛衰　B. 正气的盛衰　C. 感受外邪的性质　D. 血液的盛衰

E. 阳气的盛衰

28. 出现绝汗多提示

A. 阳热内盛,迫津外出　B. 阳气将绝　C. 元气欲脱　D. 劳伤心脾

E. 邪正交争

29. 冷痛的特点是

A. 痛有冷感　B. 痛有灼热感　C. 常见于头、腰、脘腹　D. 常见于两胁

E. 疼痛绵绵不休

30. 形成胸痛的原因有

A. 阳气不足　B. 寒邪侵袭　C. 瘀血阻滞　D. 痰浊阻遏　E. 火热伤络

31. 形成胁痛的原因有

A. 肝气不舒　B. 肝火郁滞　C. 肝胆湿热　D. 血瘀气滞　E. 宿食停滞

32. 形成四肢痛的原因有

A. 感受风邪　B. 感受寒邪　C. 感受热邪　D. 感受湿邪　E. 脾胃虚损

33. 腰痛多见于

A. 脾胃虚损　　B. 风寒湿邪阻络　　C. 阴阳虚损　　D. 肾精不足　　E. 瘀血阻络

34. 口渴与否反映了

A. 津液的盛衰　B. 津液的输布状况　C. 病性的寒热　D. 疾病的部位

E. 脾胃功能情况

35. 口渴多饮常见于

A. 痰饮内停　　B. 热盛伤津　　C. 瘀血停滞　　D. 消渴　　E. 热入营血

36. 消谷善饥多见于

A. 胃阴不足　B. 胃火炽盛　C. 虚火上扰　D. 肝胆湿热　E. 腐熟太过

37. 形成嗜睡的原因有

A. 阳虚阴盛　B. 痰湿阻遏　C. 心肾阳虚　D. 邪入心包　E. 清阳不升

38. 导致失眠的原因有

A. 阳虚阴盛　B. 痰湿阻遏　C. 心肾阳虚　D. 阴血不足

E. 痰火食积诸邪干扰

39. 新病突发耳聋形成的原因有

A. 邪气蒙蔽清窍　　B. 清窍失养　　C. 脏腑虚损　　D. 肾精亏虚　　E. 髓海不充

40. 月经过多多是由于

A. 血热　　B. 冲任受损　　C. 气虚不能摄血　　D. 寒凝　　E. 血瘀

41. 月经量少多是由于

A. 血虚　　　B. 血瘀　　C. 痰湿阻滞　D. 血热　　E. 寒凝

42. 弦脉的主病有

A. 肝胆病　　B. 痛证　　C. 痰饮　　D. 血瘀　　E. 湿病

43. 滑脉的主病有

A. 痰饮　　　B. 食滞　　C. 实热　　D. 妊娠　　E. 血瘀

44. 弦细脉多主

A. 肝肾阴虚　B. 肝火夹痰　C. 血虚肝郁　D. 肝郁脾虚　E. 肝郁化火

45. 滑数脉多主

A. 痰热　　　B. 痰火　　C. 痰湿　　D. 内热食积　E. 肝郁化火

46. 沉迟脉常见于

A. 表寒证　　B. 里寒证　　C. 脾胃阳虚　D. 阴寒凝滞　E. 太阳中风证

47. 浮滑脉多见于

A. 素体痰盛　B. 感受外邪　C. 表证夹痰　D. 内热食积　E. 外感热病

48. 按肌肤的内容包括

A. 肌表的寒热　B. 肌表的荣枯　C. 肌表的润燥　D. 肌表肿胀　E. 肌表健康

49. 表证的临床辨证要点有

A. 恶寒　　　B. 舌苔薄白　C. 脉浮　　　D. 头痛鼻塞　E. 恶风

50. 表证和里证的鉴别要点有

A. 发热是否伴恶寒　B. 舌苔是白是黄　C. 脉象是浮是沉　D. 口渴与否

E. 机体功能活动是否亢进

51. 表证转为里证多由于

A. 失治误治　B. 机体抗邪能力提高　C. 机体抗邪能力降低　D. 邪气亢盛

E. 护理加强

52. 形成热证的病因有

A. 七情过激　B. 饮食不节　C. 房劳过度　D. 年老体衰　E. 内伤久病

53. 寒证与热证的鉴别要点有

A. 是否发热恶寒　B. 是否口渴　C. 面色是白是赤　D. 大便干稀程度

E. 脉迟脉数

54. 实证转为虚证多是由于

A. 失治误治　B. 身体虚弱　C. 脏腑功能失调　D. 正气受损

E. 正气来复

55. 阳证的形成多由于

A. 邪盛正衰　B. 邪正交争　C. 邪盛正未衰　D. 正气受损　E. 正气来复

56. 心气虚的临床表现有

A. 心悸气短　　B. 形寒肢冷　　C. 体倦乏力　　D. 面色㿠白　　E. 四肢厥冷

57. 下面属于心血虚与心阴虚的共同表现是

A. 心悸　　B. 心烦　　C. 易惊　　D. 失眠　　E. 低热

58. 肺阴虚的临床表现有

A. 干咳无痰　B. 声音嘶哑　C. 身体消瘦　D. 舌红少津　E. 脉滑

59. 脾气虚与脾阳虚的共同表现有

A. 四肢不温　B. 食纳减少　C. 气短懒言　D. 大便溏泄　E. 腹中冷痛

60. 寒凝肝脉证的辨证要点有

A. 少腹胀痛　B. 阴囊冷缩　C. 舌润苔白　D. 手足颤动　E. 脉沉弦

61. 肝阳化风、热极生风、血虚生风的共同表现有

A. 眩晕　　B. 抽搐　　C. 震颤　　D. 麻木　　E. 舌僵

62. 血虚生风临床上常表现为

A. 眩晕耳鸣　B. 面色萎黄　C. 五心烦热　D. 牙关发紧　E. 视物模糊

63. 肾阳虚衰的临床表现有

A. 形寒肢冷　B. 腰膝酸软　C. 阳痿不举　D. 舌淡苔白　E. 脉细数

64. 心肾不交的临床表现有

A. 心悸健忘　B. 失眠　　C. 腰膝酸软　D. 小便短赤　E. 舌红苔黄

65. 肝胃不和证的临床辨证要点有

A. 脘腹胀痛　B. 纳呆腹胀　C. 吞酸嘈杂　D. 善太息　　E. 矢气多

66. 肝火犯肺证的临床辨证要点有

A. 胸胁灼痛　B. 急躁易怒　C. 目赤口渴　D. 咳嗽　　E. 短气乏力

67. 肺肾阴虚证的临床辨证要点有

A. 胸胁灼痛　B. 久咳痰血　C. 腰膝酸软　D. 动则气促　E. 盗汗遗精

68. 下面哪些属于气陷证

A. 脱肛　　B. 子宫脱垂　C. 崩漏　　D. 痔疮　　E. 胃下垂

69. 血瘀证疼痛的临床表现特点有

A. 疼痛游走不定　　B. 痛如针刺　　C. 痛处拒按　　D. 夜间加重　　E. 痛处有肿块

70. 气血两虚证临床表现特点有

A. 少气懒言　　B. 乏力倦怠　　C. 心悸失眠　　D. 舌淡　　　　E. 脉细弱

71. 阴水和阳水的区别有

A. 发病的缓急　　B. 小便的次数　　C. 水肿的部位　　D. 水肿的特点　　E. 病情的轻重

72. 津液不足证的临床表现特点有

A. 皮肤、口唇、舌咽干燥　　B. 尿少　　C. 便干　　D. 便溏　　E. 下肢痿弱

73. 阳水的临床表现特点

A. 发病急　　　　B. 病势猛　　　　C. 足部先肿　　　　D. 上半身肿甚

E. 水肿部位按之凹陷不起

四、答　案

(一) A 型题(最佳选择题)

1. B　2. C　3. E　4. D　5. D　6. C　7. A　8. B　9. C　10. A　11. E　12. A　13. B　14. D
15. B　16. A　17. B　18. E　19. C　20. D　21. C　22. C　23. A　24. B　25. E　26. A
27. B　28. C　29. C　30. B　31. B　32. A　33. D　34. A　35. E　36. B　37. E　38. A
39. D　40. C　41. E　42. E　43. E　44. B　45. A　46. E　47. A　48. C　49. B　50. A
51. C　52. D　53. B　54. E　55. D　56. E　57. A　58. A　59. D　60. A　61. B　62. B
63. A　64. D　65. C　66. D　67. E　68. B　69. B　70. D　71. E　72. E　73. D　74. A
75. A　76. E　77. A　78. E　79. A　80. B　81. E　82. D　83. E　84. C　85. A　86. B
87. D　88. B

(二) B 型题(配伍选择题)

1. A　2. B　3. B　4. A　5. D　6. B　7. A　8. E　9. D　10. E　11. A　12. E　13. D　14. C
15. A　16. C　17. C　18. B　19. A　20. B　21. B　22. C　23. D　24. A　25. A　26. B
27. D　28. B　29. A　30. B　31. A　32. B　33. A　34. E　35. A　36. D　37. B　38. C
39. B　40. A　41. B　42. A　43. B　44. B　45. C　46. E　47. E　48. E　49. D　50. B
51. B　52. C　53. D　54. E　55. C　56. A　57. B　58. D　59. C　60. B　61. A　62. E
63. B　64. E　65. D　66. C　67. E　68. D　69. D　70. C　71. A　72. B　73. A　74. B
75. E　76. D　77. C　78. B　79. A　80. D　81. D　82. B　83. B　84. D　85. B　86. A
87. E　88. A　89. D　90. A　91. D　92. C　93. D　94 C

(三) 型题(多项选择题)

1. ABCE　2. BCDE　3. ACE　4. ABD　5. ABE　6. CE　7. ACE　8. AB　9. DE　10. ACE
11. DE　12. ABC　13. ACD　14. ABC　15. DE　16. ABDE　17. BCE　18. ABCDE　19. BC
20. ADE　21. AC　22. BCDE　23. ABE　24. ABCD　25. ABCD　26. ABCE　27. BC
28. ABC　29. AC　30. ABCDE　31. ABCD　32. ABDE　33. BCDE　34. ABC　35. BD

36. BE　37. ABCDE　38. DE　39. AB　40. ABC　41. ABCE　42. ABC　43. ABCD
44. ACE　45. ACE　46. BCD　47. ABC　48. ABCD　49. ABCDE　50. ABC　51. ACD
52. ABC　53. BCDE　54. ABCD　55. BC　56. ACD　57. ABCD　58. ABCD　59. BCD
60. ABCE　61. BCD　62. ABDE　63. ABCD　64. ABCD　65. ACD　66. ABCD　67. BCDE
68. ABE　69. BCDE　70. ABCDE　71. ACD　72. ABCE　73. ABD

第三章　常见病辨证论治

一、考试大纲

(一)治则与治法

1. 治病求本
(1)治标与治本的应用
(2)正治与反治的运用
2. 扶正与祛邪
(1)扶正与祛邪的区别
(2)扶正祛邪的运用
3. 调整阴阳
损其有余和补其不足的区别和临床应用
4. 三因治宜
(1)因时制宜的原则和临床应用
(2)因地制宜的原则和临床应用
(3)因人制宜的原则和临床应用

(二)常见病的辨证论治举例

1. 感冒
风寒感冒、风热感冒、时疫感冒、体虚感冒的症状、治法、方药
2. 咳嗽
风寒犯肺、风热犯肺、燥邪伤肺、痰热壅肺、肺肾阴虚的症状、治法、方药
3. 喘证
风寒闭肺、痰热郁肺、肾虚型喘证的症状、治法、方药
4. 不寐
心火炽盛、肝郁化火、阴虚火旺、心脾两虚的症状、治法、方药
5. 胃痛
胃寒、食滞胃痛、肝气犯胃、肝胃郁热、脾胃虚寒的症状、治法、方药
6. 呕吐
外邪犯胃、饮食停滞、肝气犯胃的症状、治法、方药
7. 泄泻
伤食泄泻、脾胃虚弱、肾阳虚衰的症状、治法、方药
8. 便秘
热结肠胃、肝脾气郁、津亏血燥、阳虚寒凝的症状、治法、方药
9. 头痛

风寒头痛、风热头痛、风湿头痛、肝阳头痛、瘀血头痛的症状、治法、方药

10. 眩晕

肝火上扰、气血亏虚的症状、治法、方药

11. 淋证

热淋、石淋、劳淋的症状、治法、方药

12. 阳痿

心脾两虚、肾阳不振、肝郁不舒的症状、治法、方药

13. 郁证

肝气郁结、痰气郁结、心脾两虚的症状、治法、方药

14. 虚劳

肺气虚、心气虚、脾气虚、肾气虚、肺阴虚、肾阴虚的症状、治法、方药

15. 痹证

行痹、痛痹、着痹、尪痹的症状、治法、方药

16. 中暑

阳暑、阴暑的症状、治法、方药

17. 疮疖

热毒蕴结、暑热侵淫的症状、治法、方药

18. 乳癖

肝郁痰凝、冲任失调的症状、治法、方药

19. 瘾疹

风热犯表、风寒束表、血虚风燥的症状、治法、方药

20. 痔疮

(1)内痔:风伤肠络、湿热下注、气滞血瘀、脾虚气陷的症状、治法、方药

(2)外痔:气滞血瘀、湿热下注的症状、治法、方药

21. 跌打损伤

急性腰扭伤、慢性腰扭伤的症状、治法、方药

22. 月经不调

(1)月经先期:肾气虚、肝经郁热的症状、治法、方药

(2)月经后期:肾虚血少、气滞血瘀的症状、治法、方药

(3)月经过多:脾虚、血瘀的症状、治法、方药

(4)月经先后无定期:肾虚、肝郁的症状、治法、方药

23. 痛经

气滞血瘀、阳虚内寒的症状、治法、方药

24. 带下病

湿热的症状、治法、方药

25. 积滞

食滞、脾虚的症状、治法、方药

26. 厌食

脾运失健的症状、治法、方药

27. 鼻渊

肺经热盛、胆经郁热的症状、治法、方药

28. 口疮

脾胃积热、脾肾阳虚的症状、治法、方药

29. 咽喉肿痛

风热外袭、火毒上攻、虚火上炎的症状、治法、方药

二、应试指南

1. 治病求本：即是寻找疾病的根本原因，并针对根本原因进行治疗

（1）治标与治本的应用：急则治其标，缓则治其本

（2）正治与反治的运用：寒者热之、热者寒之、虚则补之、实则泻之属于正治；热因热用、寒因寒用、通因通用、塞因塞用属于反治

2. 扶正与祛邪：是指导临床治疗的一个重要法则

（1）扶正与祛邪的区别：扶正是指扶助正气，增强体质，提高机体抗邪能力，多用补虚方法；祛邪是指祛除病邪，使邪去正安，多用泻实之法。

（2）扶正祛邪的运用：扶正适用于以正气虚为主要矛盾，而邪气也不盛的虚性病证；祛邪适用于以邪实为主要矛盾，而正气未衰的实性病证；扶正与祛邪适用于正虚邪实的病证；先祛邪后扶正适用于邪盛正虚但正气尚能耐攻；先扶正后祛邪适用于正虚邪实，以正虚为主的患者。

3. 调整阴阳：是使阴阳恢复平衡，促进阴平阳秘

损其有余和补其不足的区别及临床应用：损其有余适用于阴阳偏盛的病证；补其不足适用于阴阳偏衰的病证。

4. 三因治宜：是指因时、因地、因人治宜

（1）因时制宜的原则和临床应用：根据不同季节气候特点来考虑治疗用药的原则

（2）因地制宜的原则和临床应用：根据不同地域的地理特点，来考虑治疗用药的原则

（3）因人制宜的原则和临床应用：根据患者年龄、性别、体质、生活习惯等不同特点来考虑治疗用药的原则

5. 感冒

风寒感冒、风热感冒、时疫感冒、体虚感冒的症状、治法、方药：风寒感冒治宜辛温解表，宣肺散寒，方选葱豉汤或荆防败毒散；风热感冒治宜清热宣肺解表，方选银翘散；时疫感冒治宜清热解毒解表，方选清瘟解毒丸；体虚感冒治宜益气解表，方选参苏饮

6. 咳嗽

风寒犯肺、风热犯肺、燥邪伤肺、痰热壅肺、肺肾阴虚的症状、治法、方药：风寒犯肺治宜疏风散寒，宣肺解表，方选杏苏散；风热犯肺治宜辛凉解表，宣肺清热，方选桑菊饮；燥邪伤肺治宜辛凉清润，方选桑杏汤；痰热壅肺治宜清热化痰肃肺，方选清金化痰汤；肺肾阴虚治宜滋阴润肺，止咳化痰，方选百合固金汤

7. 喘证

风寒闭肺、痰热郁肺、肾虚型喘证的症状、治法、方药：风寒闭肺治宜宣肺散寒，方选麻黄汤；痰热郁肺治宜清热化痰，宣肺止咳，方选桑白皮汤；肾虚作喘治宜补肾纳气，方选金匮肾气丸

8. 不寐

心火炽盛、肝郁化火、阴虚火旺、心脾两虚的症状、治法、方药：心火炽盛治宜清心泻火，宁心安神，方选朱砂安神丸；肝郁化火治宜疏肝泻火，镇心安神，方选龙胆泻肝汤；阴虚火旺治宜滋阴降火，交通心肾，方选六味地黄丸；心脾两虚治宜补益心脾，养血安神，方选归脾汤

9. 胃痛

胃寒、食滞胃痛、肝气犯胃、肝胃郁热、脾胃虚寒的症状、治法、方药：胃寒治宜温中散寒，和胃止痛，方选良附丸；食滞胃痛治宜导滞和胃，方选保和丸；肝气犯胃治宜疏肝理气，和胃止痛，方选柴胡疏肝散；肝胃郁热治宜疏肝泻热，和胃止痛，方选化肝煎；脾胃虚寒治宜温中健脾，方选黄芪建中汤

10. 呕吐

外邪犯胃、饮食停滞、肝气犯胃的症状、治法、方药：外邪犯胃治宜疏邪解表，化浊和中，方选藿香正气散；饮食停滞治宜消食化滞，和胃降逆，方选保和丸；肝气犯胃治宜疏肝理气，降逆和胃，方选半夏厚朴汤

11. 泄泻

伤食泄泻、脾胃虚弱、肾阳虚衰的症状、治法、方药：伤食泄泻治宜消食导滞，方选保和丸；脾胃虚弱治宜健脾益气，化湿止泻，方选参苓白术散；肾阳虚衰治宜温肾健脾，固涩止泻，方选四神丸

12. 便秘

热结肠胃、肝脾气郁、津亏血燥、阳虚寒凝的症状、治法、方药：热结肠胃治宜清热润肠通腑，方选麻子仁丸；肝脾气郁治宜顺气行滞，方选六磨汤；津亏血燥治宜养血润燥，方选润肠丸；阳虚寒凝治宜温通开秘，方选半硫丸

13. 头痛

风寒头痛、风热头痛、风湿头痛、肝阳头痛、瘀血头痛的症状、治法、方药：风寒头痛治宜疏散风寒，方选川芎茶调散；风热头痛治宜疏风清热，方选芎芷石膏汤；风湿头痛治宜祛风胜湿，方选羌活胜湿汤；肝阳头痛治宜平肝潜阳熄风，方选天麻钩藤饮；瘀血头痛治宜活血化瘀，通窍止痛，方选通窍活血汤

14. 眩晕

肝火上扰、气血亏虚的症状、治法、方药：肝火上扰治宜清肝泻火，清利湿热，方选龙胆泻肝汤；气血亏虚治宜补益气血，调养心脾，方选归脾汤

15. 淋证

热淋、石淋、劳淋的症状、治法、方药：热淋治宜清热利湿通淋，方选八正散；石淋治宜清热利湿，排石通淋，方选石韦散；劳淋治宜补脾益肾，方选无比山药丸

16. 阳痿

心脾两虚、肾阳不振、肝郁不舒的症状、治法、方药：心脾两虚治宜补益心脾，方选归脾汤；肾阳不振治宜温肾壮阳，方选右归丸；肝郁不舒治宜疏肝解郁，方选逍遥散

17. 郁证

肝气郁结、痰气郁结、心脾两虚的症状、治法、方药：肝气郁结治宜疏肝解郁、理气调中，方选柴胡疏肝散；痰气郁结治宜行气开郁，化痰散结，方选半夏厚朴汤；心脾两虚治宜健脾养心，补益气血，方选归脾汤

18. 虚劳

肺气虚、心气虚、脾气虚、肾气虚、肺阴虚、肾阴虚的症状、治法、方药:肺气虚治宜补益肺气,方选补肺汤;心气虚治宜益气养心,方选七福饮;脾气虚治宜健脾益气,方选加味四君子汤;肾气虚治宜益气补肾,方选大补元煎;肺阴虚治宜养阴润肺,方选沙参麦冬汤;肾阴虚治宜滋补肾阴,方选左归丸

19. 痹证

行痹、痛痹、着痹、尪痹的症状、治法、方药:行痹治宜祛风通络,散寒除湿,方选防风汤;痛痹治宜温经散寒,祛风除湿,治宜乌头汤;着痹治宜祛湿通络,祛风散寒,方选薏苡仁汤;尪痹治宜补肾驱寒,活血通络,方选补肾祛寒治尪汤

20. 中暑

阳暑、阴暑的症状、治法、方药:阳暑治宜清凉解暑,益气生津,方选清暑益气汤;阴暑治宜发表解暑,除湿和中,方选藿香正气散

21. 疮疖

热毒蕴结、暑热侵淫的症状、治法、方药:热毒蕴结治宜清热解毒,方选五味消毒饮;暑热侵淫治宜消暑化湿解毒,方选清暑汤

22. 乳癖

肝郁痰凝、冲任失调的症状、治法、方药:肝郁痰凝治宜疏肝理气,化痰消坚,方选消核片;冲任失调治宜温阳化痰,兼以疏肝解郁,方选二仙汤

23. 瘾疹

风热犯表、风寒束表、血虚风燥的症状、治法、方药:风热犯表治宜辛凉解表,祛风清热,方选桑菊饮;风寒束表治宜祛风散寒,调和营卫,方选荆防败毒散;血虚风燥治宜滋阴养血,疏散风邪,方选当归饮子

24. 痔疮

(1)内痔:风伤肠络、湿热下注、气滞血瘀、脾虚气陷的症状、治法、方药:风伤肠络治宜清热凉血祛风,方选凉血地黄汤;湿热下注治宜清热除湿,活血化瘀,方选五神汤;气滞血瘀治宜活血化瘀,方选活血化瘀方;脾虚气陷治宜健脾温中,固脱止血,方选黄芪建中汤

(2)外痔:气滞血瘀、湿热下注的症状、治法、方药:气滞血瘀治宜活血化瘀、理气通便,方选桃仁承气汤;湿热下注治宜清热利湿,消肿止痛,方选防风秦艽汤

25. 跌打损伤

急性腰扭伤、慢性腰扭伤的症状、治法、方药:急性腰扭伤初期宜活血祛瘀,行气止痛,后期宜舒筋活血,补益调治,方选顺气活血汤或舒筋活血汤;慢性腰扭伤治宜补益调治,温筋通络,方选独活寄生汤

26. 月经不调

(1)月经先期:肾气虚、肝经郁热的症状、治法、方药:肾气虚治宜补肾益气,固冲调经,方选固阴煎;肝经郁热治宜疏肝解郁、清热调经,方选丹栀逍遥散

(2)月经后期:肾虚血少、气滞血瘀的症状、治法、方药:肾虚血少治宜补肾益气,养血调经,方选归脾丸;气滞血瘀治宜理气行滞,活血调经,方选膈下逐瘀汤

(3)月经先后无定期:肾虚、肝郁的症状、治法、方药:肾虚治宜补肾益气,养血调经,方选固阴煎;肝郁治宜疏肝解郁,和血调经,方选调经丸

（4）月经过多：脾虚、血瘀的症状、治法、方药：脾虚治宜补气摄血，养血调经，方选固本止崩汤；血瘀治宜活血化瘀，调经止血方选失笑散

27.痛经

气滞血瘀、阳虚内寒的症状、治法、方药：气滞血瘀治宜理气化瘀止痛，方选膈下逐瘀汤；阳虚内寒治宜温经暖宫止痛，方选温经汤

28.带下病

湿热的症状、治法、方药：湿热治宜清热利湿止带，方选止带方

29.积滞

食滞、脾虚的症状、治法、方药：食滞治宜消食导滞，和中健脾，方选消乳丸；脾虚治宜益气消积理脾，方选消积理脾汤

30.厌食

脾运失健的症状、治法、方药：治宜和脾助运，方选枳术丸

31.鼻渊

肺经热盛、胆经郁热的症状、治法、方药：肺经热盛治宜芳香宣窍，祛风清热，方选苍耳子汤；胆经郁热治宜清胆泻热，行气通窍，方选龙胆泻肝汤

32.口疮

脾胃积热、脾肾阳虚的症状、治法、方药：脾胃积热治宜清热利膈，方选凉膈散；脾肾阳虚治宜温肾补脾，方选补中益气汤或理中汤，桂附八味丸

33.咽喉肿痛

风热外袭、火毒上攻、虚火上炎的症状、治法、方药：风热外袭治宜疏风清热，解毒利咽，方选疏风清热汤；火毒上攻治宜清咽利膈，方选清咽利膈汤；虚火上炎治宜养阴清肺，清利咽喉。方选养阴清肺汤

三、考前模拟

（一）A 型题（最佳选择题）

1.疾病发展过程中，出现严重的并发症，此时采取的治疗原则应是

A.治病求本　　　B.急则治标　　　C.未病先防　　　D.已病防变

E.因时制宜

2.所谓治其标就是指

A.解决疾病的根本矛盾　　　B.抓住疾病的本质　　　C.针对根本原因进行治疗

D.应急情况的权宜之计　　　E.提升机体正气

3.所谓正治就是指

A.顺从疾病假象而治　　　B.逆其证候性质而治　　　C.正确的治疗法则

D.扶助正气的治疗方法　　　E.祛除邪气的治疗方法

4.所谓反治就是指

A.顺从疾病假象而治　　　B.逆其证候性质而治　　　C.反常的治疗法则

D.扶助正气的治疗方法　　　E.祛除邪气的治疗方法

5."热因热用"适用于

A. 实热证　　　　B. 虚热证　　　　C. 真寒假热证　　　D. 真热假寒证　　　E. 寒热错杂证

6. 下面不适于用祛邪方法的病证有是

A. 食积　　　　B. 痰阻　　　　C. 血瘀　　　　D. 寒凝　　　　E. 气虚

7. 西北严寒地区用辛温解表药量较重,东南温热地带,用辛温解表药量较轻,体现了

A. 因时制宜　　B. 因人制宜　　C. 因地制宜　　D. 三因制宜　　E. 辨证论治

8. 结合妇女有经、带、胎、产的生理特点,治疗用药加以考虑体现了

A. 因时制宜　　B. 因人制宜　　C. 因地制宜　　D. 三因制宜　　E. 辨证论治

9. 古人常说"用寒远寒"、"用热远热"体现了

A. 因时制宜　　B. 因人制宜　　C. 因地制宜　　D. 三因制宜　　E. 辨证论治

10. 恶寒发热、无汗头痛,咽痒咳嗽,舌苔薄白,脉浮紧,证属

A. 风寒感冒　　B. 风热感冒　　C. 时疫感冒　　D. 体虚感冒　　E. 暑湿感冒

11. 突然恶寒,高热不退,周身酸痛,口干咽痛,呈流行性发作,证属

A. 风寒感冒　　B. 风热感冒　　C. 时疫感冒　　D. 体虚感冒　　E. 暑湿感冒

12. 发热恶寒,头痛鼻塞,倦怠乏力,咳痰无力,证属

A. 风寒感冒　　B. 风热感冒　　C. 时疫感冒　　D. 体虚感冒　　E. 暑湿感冒

13. 风热犯肺型咳嗽的临床特点是

A. 干咳无痰,痰少而黏　　　B. 咳嗽气粗,痰多黄稠　　　C. 干咳少痰,痰中带血

D. 咳嗽气粗,痰黏而黄　　　E. 咳声重浊,痰多胸闷

14. 初发咳嗽,不宜用

A. 桑叶、菊花　　　B. 连翘、金银花　　　C. 桑白皮、麦冬　　　D. 贝母、知母

E. 诃子、五味子

15. 治疗风热犯肺型咳嗽的最佳方药是

A. 桑杏汤　　B. 桑菊饮　　C. 清金化痰汤　　D. 百合固金汤　　E. 杏苏散

16. 治疗燥邪犯肺型咳嗽的最佳方药是

A. 桑杏汤　　B. 桑菊饮　　C. 清金化痰汤　　D. 百合固金汤　　E. 杏苏散

17. 风寒犯肺型咳嗽的治法是

A. 宣肺解表　　B. 宣肺清热　　C. 辛凉清润　　D. 清热化痰　　E. 滋阴润肺

18. 下面不属于风寒犯肺型咳嗽的临床表现是

A. 咳嗽声重　　B. 痰稀色白　　C. 恶寒发热　　D. 鼻燥咽干　　E. 脉浮紧

19. 干咳少痰,或痰中带血,午后咳甚,伴恶心烦热,颧红,证属

A. 肺肾阴虚咳嗽　　B. 燥邪伤肺咳嗽　　C. 风热犯肺咳嗽　　D. 痰热壅肺咳嗽

E. 风寒犯肺咳嗽

20. 风寒闭肺型喘证的最佳方药是

A. 麻黄汤　　B. 桑白皮汤　　C. 金匮肾气丸　　D. 参蛤散　　E. 百合固金汤

21. 痰热郁肺型喘证,临床常用的方药是

A. 麻黄汤　　B. 桑白皮汤　　C. 金匮肾气丸　　D. 参蛤散　　E. 百合固金汤

22. 下面不属于肝郁化火型不寐的临床表现是

A. 急躁易怒　　B. 头晕头胀　　C. 目赤耳鸣　　D. 口干口苦　　E. 口舌生疮

23. 失眠伴见腰膝酸软,潮热盗汗,五心烦热的症状,多属

A. 心火炽盛　　　B. 肝郁化火　　　C. 阴虚火旺　　　　D. 心脾两虚　　　E. 以上都不是

24. 下面不属于胃寒型胃痛的临床表现是

A. 胃痛暴作　　B. 得温痛减　　C. 呕吐清水　　　D. 大便不爽　　E. 脉弦紧

25. 胃痛伴脘腹胀满,嗳腐恶食,大便不爽,证属

A. 胃寒　　　　　B. 食滞胃痛　　C. 肝气犯胃　　　D. 肝胃郁热　　E. 脾胃虚寒

26. 食滞胃痛治宜

A. 温中散寒止痛　　　B. 疏肝和胃止痛　　　C. 疏肝泻热止痛　　　D. 温中健脾

E. 导滞和胃

27. 脾胃虚寒型胃痛治宜

A. 温中散寒止痛　　　B. 疏肝和胃止痛　　　C. 疏肝泻热止痛　　　D. 温中健脾

E. 导滞和胃

28. 脾胃虚寒型胃痛方选

A. 良附丸　　　　B. 保和丸　　　C. 柴胡疏肝散　　D. 化肝煎　　　E. 黄芪建中汤

29. 突然呕吐,胸脘满闷,发热恶寒,头身疼痛,证属

A. 外邪犯肺　　B. 饮食停滞　　C. 肝气犯胃　　　D. 肝胃郁热　　E. 脾胃虚寒

30. 饮食停滞型呕吐治宜

A. 健脾益气,导滞和胃　　　B. 消食化滞,和胃降逆　　　C. 温中健脾,化浊和中

D. 温肾健脾,消食导滞　　　E. 以上都不对

31. 肝气犯胃型呕吐治宜

A. 疏肝泻热　　B. 疏肝理气　　C. 疏肝泻火　　　D. 平肝潜阳　　E. 以上都不对

32. 消食导滞法适用于

A. 脾胃虚弱泄泻　　　B. 伤食泄泻　　　C. 肾阳虚衰型泄泻　　　D. 肝郁泄泻

E. 暑湿泄泻

33. 大便秘结,伴面色无华,头晕心悸,证属

A. 津亏血燥　　B. 阳虚寒凝　　C. 肝脾气郁　　　D. 热结肠胃　　E. 以上都不对

34. 下面不属于阳虚寒凝型便秘的临床表现是

A. 大便艰涩　　B. 小便清长　　C. 畏寒喜暖　　　D. 腹冷痛　　　E. 脉细涩

35. 治疗阳虚寒凝型便秘的方法是

A. 顺气行滞　　B. 清热润肠　　C. 滋阴降火　　　D. 温通开秘　　E. 养血润燥

36. 治疗肝脾气郁型便秘的方法是

A. 顺气行滞　　B. 清热润肠　　C. 滋阴降火　　　D. 温通开秘　　E. 养血润燥

37. 治疗津亏血燥型便秘的方法是

A. 顺气行滞　　B. 清热润肠　　C. 滋阴降火　　　D. 温通开秘　　E. 养血润燥

38. 清热润肠通腑法适用于

A. 津亏血燥便秘　　　B. 热结肠胃便秘　　　C. 食滞泄泻　　　D. 湿热泄泻

E. 以上都不是

39. 头痛而胀,伴见发热恶风,面红目赤,多属于

A. 风寒头痛　　B. 风热头痛　　C. 风湿头痛　　　D. 肝阳头痛　　E. 瘀血头痛

40. 治疗风寒头痛宜选用的方药是

A. 芎芷石膏汤 B. 川芎茶调散 C. 羌活胜湿汤 D. 天麻钩藤饮 E. 通窍活血汤

41. 治疗风热头痛宜选用的方药是
A. 芎芷石膏汤 B. 川芎茶调散 C. 羌活胜湿汤 D. 天麻钩藤饮 E. 通窍活血汤

42. 治疗肝阳头痛宜选用的方药是
A. 芎芷石膏汤 B. 川芎茶调散 C. 羌活胜湿汤 D. 天麻钩藤饮 E. 通窍活血汤

43. 治疗风湿头痛宜选用的方药是
A. 芎芷石膏汤 B. 川芎茶调散 C. 羌活胜湿汤 D. 天麻钩藤饮 E. 通窍活血汤

44. 治疗瘀血头痛宜选用的方药是
A. 芎芷石膏汤 B. 川芎茶调散 C. 羌活胜湿汤 D. 天麻钩藤饮 E. 通窍活血汤

45. 石韦散用于治疗
A. 气淋 B. 石淋 C. 癃闭 D. 血淋 E. 热淋

46. 热淋的治法是
A. 理气疏导 B. 清热利湿通淋 C. 清热排石通淋 D. 清热利湿止痛
E. 泄热通腑

47. 石淋的治法是
A. 理气疏导 B. 清热利湿通淋 C. 清热排石通淋 D. 清热利湿止痛
E. 泄热通腑

48. 劳淋的治法是
A. 理气疏导 B. 清热利湿通淋 C. 清热排石通淋 D. 清热利湿止痛
E. 补益脾肾

49. 阳痿不举,伴心悸失眠,神疲乏力,食少纳呆,证属
A. 心脾两虚 B. 肾阳不振 C. 肝郁不舒 D. 肾阴亏损 E. 湿热下注

50. 治疗脾气虚型虚劳的代表方剂是
A. 七福饮 B. 大补元煎 C. 加味四君子汤 D. 参苓白术散 E. 四君子汤

51. 治疗肾阴虚型虚劳的代表方剂是
A. 右归丸 B. 大补元煎 C. 左归丸 D. 无比山药丸 E. 四君子汤

52. 下面不属于脾虚气陷型内痔的临床表现有
A. 肛门坠胀 B. 便血色淡 C. 面色少华 D. 头晕神疲 E. 肛缘水肿

53. 下面不属于风伤肠络型内痔的临床表现有
A. 肛门瘙痒 B. 大便带血 C. 血色暗淡 D. 舌红苔薄白 E. 脉弦数

54. 治疗风伤肠络型内痔宜选用
A. 凉血地黄汤 B. 五神汤 C. 活血化瘀方 D. 防风秦艽汤 E. 桃仁承气汤

55. 治疗脾虚气陷型内痔宜选用
A. 凉血地黄汤 B. 黄芪建中汤 C. 活血化瘀方 D. 防风秦艽汤 E. 桃仁承气汤

56. 下面不属于急性腰扭伤的临床表现是
A. 腰部隐痛 B. 活动受限 C. 局部可见肿胀 D. 压痛较明显 E. 多因挫伤引起

57. 慢性腰扭伤的治疗原则是
A. 活血祛瘀,行气止痛 B. 舒筋活血,补益调治 C. 温筋通络,补益调治
D. 顺气活血,补益调治 E. 以上都不是

58. 月经提前,量多质稀,伴见腰脊酸冷,手足不温,证属

A. 月经先期肾气虚证　　　　B. 月经先期肝经郁热证　　　　C. 月经先后无定期肾虚证

D. 月经先后无定期肝郁证　　　E. 以上都不是

59. 不属于肝经郁热型月经先期的临床表现是

A. 经期先后不定　　　B. 经血色紫红有块　　　C. 胸胁胀满　　　D. 心烦易怒

E. 口苦咽干

60. 月经过多属血瘀证的治疗原则是

A. 理气行滞,活血调经　　　B. 补肾益气,养血调经　　　C. 补气摄血,养血调经

D. 活血化瘀,调经止血　　　E. 以上都不是

61. 月经过多属脾虚证的治疗原则是

A. 理气行滞,活血调经　　　B. 补肾益气,养血调经　　　C. 补气摄血,养血调经

D. 活血化瘀,调经止血　　　E. 以上都不是

62. 月经量多,淋漓不净,色紫黑有块,小腹疼痛拒按,证属

A. 崩漏　　　B. 月经过多　　　C. 月经先期　　　D. 月经后期

E. 月经先后无定期

63. 月经过多属血瘀证的治疗原则是

A. 理气行滞,活血调经　　　B. 补肾益气,养血调经　　　C. 补气摄血,养血调经

D. 活血化瘀,调经止血　　　E. 以上都不是

64. 带下量多,色黄如脓,质地黏稠,味臭秽,伴见口苦咽干,小便短赤,证属

A. 寒湿带下　　B. 脾虚带下　　C. 肾虚带下　　D. 阴虚夹湿带下　E. 湿热带下

65. 下面不属于食滞积滞的临床表现是

A. 面色无华　　B. 腹胀拒按　　C. 大便不调　　D. 小便混浊　　E. 脉濡细

66. 下面不属于脾虚积滞的临床表现是

A. 面黄肌瘦　　B. 腹胀拒按　　C. 大便臭秽　　D. 小便混浊　　E. 脉濡细

67. 食滞积滞的治疗原则是

A. 消食导滞　　B. 益气消积　　C. 清热和胃　　D. 运脾开胃　　E. 理气和中

68. 脾虚积滞的治疗原则是

A. 消食导滞　　B. 益气消积　　C. 清热和胃　　D. 运脾开胃　　E. 理气和中

69. 纳呆或拒食,形体偏瘦,伴见嗳气泛恶,面色少华,胸闷脘痞,证属

A. 疳气　　　B. 积滞　　　C. 厌食　　　D. 干疳　　　E. 疳积

70. 纳呆或拒食,形体偏瘦,伴见嗳气泛恶,面色少华,胸闷脘痞,治宜方选

A. 肥儿丸　　B. 枳术丸　　C. 八珍汤　　D. 四君子汤　　E. 六君子汤

71. 鼻渊证属肺经热盛,治宜

A. 芳香宣窍,祛风清热　　　B. 宣通鼻窍,泻火解毒　　　C. 行气通窍,滋阴降火

D. 清胆泻热,行气通窍　　　E. 以上都不对

72. 鼻渊证属胆经郁热,治宜

A. 芳香宣窍,祛风清热　　　B. 宣通鼻窍,泻火解毒　　　C. 行气通窍,滋阴降火

D. 清胆泻热,行气通窍　　　E. 以上都不对

73. 治疗脾胃积热型口疮,宜选用

A. 导赤散　　　B. 凉膈散　　　C. 泻心汤　　　　D. 黄连解毒汤　　　E. 泻心导赤散

74. 风热外袭型咽喉肿痛,宜选用

A. 牛蒡解肌汤　B. 疏风清热汤　C. 清咽利膈汤　　D. 养阴清肺汤　　E. 黄连解毒汤

75. 火毒上攻型咽喉肿痛,宜选用

A. 牛蒡解肌汤　B. 疏风清热汤　C. 清咽利膈汤　　D. 养阴清肺汤　　E. 黄连解毒汤

76. 虚火上扰型咽喉肿痛,宜选用

A. 牛蒡解肌汤　B. 疏风清热汤　C. 清咽利膈汤　　D. 养阴清肺汤　　E. 黄连解毒汤

(二)B 型题(配伍选择题)

A. 治病求本　　B. 急则治标　　C. 未病先防　　　D. 已病防变　　　E. 标本兼治

1. 在治疗肺痨患者时,采取止咳祛痰的方法属于

2. 在治疗肺痨患者时,采取滋阴润肺的方法属于

A. 热者寒之　　B. 热因热用　　C. 寒因寒用　　　D. 实则泻之　　　E. 通因通用

3. 治疗瘀血引起的崩漏宜选用的治法是

4. 治疗脾虚运化无力所致的腹胀宜选用的治法是

5. 治疗食积所引起的腹胀便秘宜选用的治法是

A. 热者寒之　　B. 热因热用　　C. 寒因寒用　　　D. 实则泻之　　　E. 通因通用

6. 对真寒假热证的治法是

7. 对真热假寒证的治法是

A. 扶正　　　　B. 祛邪　　　　C. 先扶正后祛邪　　　D. 先祛邪后扶正

E. 扶正与祛邪兼用

8. 治疗瘀血所致的崩漏应采取

9. 治疗正气虚弱的虫积患者应采取

10. 适用于以邪实为主要矛盾,而正气未衰的实性病证的治法是

11. 适用于以正虚为主要矛盾,而邪气也不盛的虚性病证的治法是

A. 因时制宜　　B. 因人制宜　　C. 因地制宜　　　D. 三因制宜　　　E. 辨证论治

12. 根据不同季节气候特点来考虑治疗用药的原则称为

13. 根据不同地域的地理特点来考虑治疗用药的原则称为

14. 根据患者年龄、性别、体质、生活习惯等不同特点来考虑治疗用药的原则称为

A. 葱豉汤　　　B. 银翘散　　　C. 清瘟解毒丸　　D. 参苏饮　　　　E. 荆防败毒散

15. 时疫感冒的代表方是

16. 体虚感冒的代表方是

17. 风热感冒的代表方是

A. 风寒感冒　　B. 风热感冒　　C. 时疫感冒　　　D. 体虚感冒　　　E. 以上都不是

18. 辛温解表适用于

19. 清热宣肺解表适用于

20. 清热解毒解表适用于

A. 宣肺解表　　B. 宣肺清热　　C. 辛凉清润　　　D. 清热化痰　　　E. 滋阴润肺

21. 痰热壅肺型咳嗽治用

22. 燥邪伤肺型咳嗽治用
23. 肺肾阴虚型咳嗽治用
24. 风热犯肺型咳嗽治用
　　A. 清金化痰汤　B. 百合固金汤　C. 桑菊饮　　　　D. 桑杏汤　　　　E. 杏苏散
25. 痰热壅肺型咳嗽方用
26. 风寒犯肺型咳嗽方用
27. 肺肾阴虚型咳嗽方用
　　A. 风寒闭肺　　B. 痰热郁肺　　C. 肾虚作喘　　D. 燥邪伤肺　　E. 风热犯肺
28. 喘咳气逆,胸部胀闷,兼恶寒无汗、头痛鼻塞,证属
29. 喘促日久,呼多吸少,动则喘甚,证属
30. 喘咳气涌,胸部胀痛,痰稠色黄,伴见身热汗出,渴喜冷饮,证属
　　A. 朱砂安神丸　B. 龙胆泻肝汤　C. 六味地黄丸　　D. 金匮肾气丸　　E. 归脾汤
31. 心火炽盛型不寐宜选用
32. 肝郁化火型不寐宜选用
33. 心脾两虚型不寐宜选用
34. 阴虚火旺型不寐宜选用
　　A. 滋阴降火　　B. 养血安神　　C. 交通心肾　　D. 镇心安神　　E. 宁心安神
35. 肝郁化火型不寐治宜
36. 阴虚火旺型不寐治宜
37. 心脾两虚型不寐治宜
　　A. 温中散寒止痛　　B. 疏肝和胃止痛　　C. 疏肝泻热止痛　　D. 温中健脾
　　E. 导滞和胃
38. 胃寒型胃痛治宜
39. 肝胃郁热型胃痛治宜
40. 肝气犯胃型胃痛治宜
　　A. 良附丸　　　B. 保和丸　　C. 柴胡疏肝散　　D. 化肝煎　　　E. 黄芪建中汤
41. 肝气犯胃型胃痛当选
42. 肝胃郁热型胃痛当选
　　A. 外邪犯肺　　B. 饮食停滞　　C. 肝气犯胃　　D. 肝胃郁热　　E. 脾胃虚寒
43. 呕吐酸腐伴见脘腹胀满,嗳气厌食,舌苔厚腻,证属
44. 呕吐吞酸,嗳气频繁,可有情志不遂而加重,证属
　　A. 藿香正气散　B. 保和丸　　C. 半夏厚朴汤　　D. 良附丸　　　E. 柴胡疏肝散
45. 肝气犯胃型呕吐当选
46. 饮食停滞型呕吐当选
47. 外邪犯胃型呕吐当选
　　A. 泻下粪便臭如败卵,并伴有不消化食物
　　B. 大便时溏时泄,伴见面色萎黄,肢倦乏力
　　C. 黎明作泄,泄后则安
　　D. 大便泄泻,伴见两胁疼痛、肠鸣、腹痛

E. 腹痛暴泻、痛泻交作,呕吐肠鸣

48. 伤食泄泻可见

49. 肾阳虚衰泄泻可见

50. 脾胃虚弱泄泻可见

A. 保和丸　　　　B. 四神丸　　　　C. 参苓白术散　　　D. 麻子仁丸　　　　E. 健脾丸

51. 伤食泄泻宜选用

52. 肾阳虚衰泄泻宜选用

53. 脾胃虚弱泄泻宜选用

A. 六磨汤　　　　B. 润肠丸　　　　C. 麻子仁丸　　　D. 半硫丸　　　　E. 四神丸

54. 津亏血燥型便秘宜选用

55. 阳虚寒凝型便秘宜选用

56. 肝脾气郁型便秘宜选用

57. 热结肠胃型便秘宜选用

A. 风寒头痛　　B. 风热头痛　　　C. 风湿头痛　　　　D. 肝阳头痛　　　　E. 瘀血头痛

58. 头痛有拘急收紧感多属于

59. 头痛痛处固定不移多属于

60. 头部胀痛,两侧为重多属于

A. 风寒头痛　　B. 风热头痛　　　C. 风湿头痛　　　　D. 肝阳头痛　　　　E. 瘀血头痛

61. 疏风散寒法适用于

62. 平肝潜阳熄风法适用于

63. 活血化瘀,通窍止痛法适用于

A. 归脾汤　　　B. 天麻钩藤饮　C. 左归丸　　　　D. 龙胆泻肝汤

E. 半夏白术天麻汤

64. 肝火上扰型头晕的代表方是

65. 气血亏虚型头晕的代表方是

A. 劳淋　　　　B. 石淋　　　　　C. 癃闭　　　　　D. 血淋　　　　　E. 热淋

66. 小便频数短涩,灼热刺痛者,多见于

67. 小便不甚赤涩,淋漓不已,时作时休,遇劳则甚,多见于

68. 排尿涩痛,尿中有砂石,多见于

A. 归脾汤　　　B. 逍遥散　　　C. 柴胡疏肝散　　D. 右归丸　　　　E. 左归丸

69. 肝郁不舒型阳痿宜选用

70. 肾阳不振型阳痿宜选用

71. 心脾两虚型阳痿宜选用

A. 补益心脾　　B. 滋补肾阴　　C. 清泻肝火　　　D. 疏肝解郁　　　　E. 温肾壮阳

72. 肝郁不舒型阳痿治宜

73. 肾阳不振型阳痿治宜

74. 心脾两虚型阳痿治宜

A. 精神抑郁伴胸胁胀痛　　　B. 精神抑郁伴身重头晕　　　C. 精神抑郁伴急躁易怒

D. 精神抑郁伴胸部闷塞　　　E. 精神抑郁伴神疲心悸

75. 肝气郁结型郁证的临床表现特点是

76. 痰气郁结型郁证的临床表现特点是

77. 心脾两虚型郁证的临床表现特点是

A. 归脾汤　　　B. 柴胡疏肝散　C. 半夏厚朴汤　　D. 甘麦大枣汤　　E. 龙胆泻肝汤

78. 肝气郁结型郁证治宜选用

79. 痰气郁结型郁证治宜选用

80. 心脾两虚型郁证治宜选用

A. 肺气虚　　　B. 肺阴虚　　　　C. 肾气虚　　　　D. 肾阴虚　　　　E. 脾气虚

81. 神疲乏力,腰膝酸软,小便清长,证属

82. 眩晕耳鸣,腰酸遗精,口干颧红,证属

A. 干咳咯血,潮热盗汗　　　B. 神疲乏力,腰膝酸软,小便清长

C. 眩晕耳鸣,腰酸遗精,口干颧红

D. 咳嗽无力,短气自汗,面色苍白

E. 纳差食少,倦怠乏力,面色萎黄

83. 虚劳属肺气虚证可见

84. 虚劳属肺阴虚证可见

A. 七福饮　　　B. 大补元煎　　C. 沙参麦冬汤　　D. 左归丸　　　E. 补肺汤

85. 虚劳属肺气虚证治宜选用

86. 虚劳属肺阴虚证治宜选用

87. 虚劳属肾气虚证治宜选用

88. 虚劳属心气虚证治宜选用

A. 防风汤　　　B. 乌头汤　　　C. 薏苡仁汤　　　D. 补肾祛寒治尪汤

E. 白虎桂枝汤

89. 治疗尪痹宜选用

90. 治疗着痹宜选用

91. 治疗痛痹宜选用

92. 治疗行痹宜选用

A. 祛风通络,散寒除湿　　B. 祛湿通络,祛风散寒　　C. 补肾驱寒,活血通络

D. 温经散寒,祛风除湿　　E. 清热祛湿,通络止痛

93. 尪痹治宜

94. 着痹治宜

95. 痛痹治宜

96. 行痹治宜

A. 暑入阳明　　B. 暑犯心包　C. 阴暑　　　　D. 阳暑　　　　E. 风热感冒

97. 清凉解暑,益气生津法适用于

98. 发表解暑,除湿和中法适用于

A. 五味消毒饮　B. 黄连解毒汤　C. 牛蒡解肌汤　D. 普济消毒饮　　E. 清暑汤

99. 热毒蕴结型疮疖宜选用

100. 暑热侵淫型疮疖宜选用

A. 疏风清热解毒　　　B. 清热利湿解毒　　　C. 清暑化湿解毒　　　D. 凉血清热解毒

E. 清热解毒

101. 热毒蕴结型疮疖治宜

102. 暑热侵淫型疮疖治宜

A. 疏风清热解毒　　　B. 清热利湿解毒　　　C. 清暑化湿解毒　　　D. 凉血清热解毒

E. 清热解毒

103. 热毒蕴结型疮疖治宜

104. 暑热侵淫型疮疖治宜

A. 脾虚痰凝　　　B. 肝郁痰凝　　　C. 肝郁脾虚　　　D. 冲任失调　　　E. 肾虚血瘀

105. 乳房肿块随喜怒消长,伴见胸闷胁胀,善郁易怒,证属

106. 乳房肿块伴见面色少华,月经紊乱,证属

A. 疏肝理气,化痰消坚　　　B. 健脾益气,化痰祛湿　　　C. 疏肝健脾　　　D. 补肾祛瘀

E. 温阳化痰

107. 冲任失调型乳癖治宜

108. 肝郁痰凝型乳癖治宜

A. 风热犯表　　　B. 风寒束表　　　C. 血虚风燥　　　D. 肠胃湿热　　　E. 气血两虚

109. 风疹反复发作,多见于午后夜间,遇劳加重,证属

110. 风疹多发于头面、手足,遇风加重,证属

111. 发病急骤,风团色红,遇热则剧,证属

A. 风热犯表型风疹　　　B. 风寒束表型风疹　　　C. 血虚风燥型风疹

D. 肠胃湿热型风疹　　　E. 气血两虚型风疹

112. 桑菊饮适用于治疗

113. 荆防败毒散适用于治疗

114. 当归饮子适用于治疗

A. 滋阴养血,疏散风邪　　　B. 祛风散寒,调和营卫　　　C. 辛凉解表,祛风清热

D. 祛风解表,通腑泄热　　　E. 调补气血

115. 风热犯表型风疹治宜

116. 风寒束表型风疹治宜

117. 血虚风燥型风疹治宜

A. 凉血地黄汤　　　B. 五神汤　　　C. 活血化瘀方　　　D. 防风秦艽汤　　　E. 桃仁承气汤

118. 外痔湿热下注证治宜选用

119. 外痔气滞血瘀证治宜选用

120. 内痔湿热下注证治宜选用

121. 内痔气滞血瘀证宜选用

A. 大便带血,滴血或喷射状出血

B. 便血色鲜红,肛门灼热

C. 肛内肿物脱出,肛缘有血栓,水肿,触痛明显

D. 肛门坠胀,便血色淡,伴见面色少华

E. 肛缘肿物隆起,灼热疼痛

122. 内痔脾虚气陷证的症状多见

123. 内痔气滞血瘀证的症状多见

124. 内痔湿热下注证的症状多见

125. 内痔风伤肠络证的症状多见

A. 固阴煎　　　B. 归肾丸　　　C. 膈下逐瘀汤　　　D. 固本止崩汤　　　E. 丹栀逍遥散

126. 月经过多属脾虚宜选用

127. 月经先后无定期属肾虚宜选用

128. 月经后期属肾虚血少宜选用

129. 月经先期属肝经郁热宜选用

A. 固阴煎　　　B. 膈下逐瘀汤　C. 妇科十味片　　D. 失笑散　　　E. 丹栀逍遥散

130. 月经过多属血瘀宜选用

131. 月经先后无定期属肝郁宜选用

132. 月经后期属气滞血瘀宜选用

133. 月经先期属肾气虚宜选用

A. 温经散寒,暖宫止痛　　　B. 清热除湿,化瘀止痛　　　C. 益肾养肝,调经止痛

D. 理气化瘀,活血止痛　　　E. 益气养血,调经止痛

134. 痛经属气滞血瘀治宜

135. 痛经属阳虚内寒治宜

A. 固阴煎　　　B. 膈下逐瘀汤　C. 妇科十味片　　D. 温经汤　　　E. 丹栀逍遥散

136. 痛经属气滞血瘀宜选用

137. 痛经属阳虚内寒宜选用

A. 肺经热盛　　B. 心火亢盛　　　C. 胆经郁热　　　D. 阴虚火旺　　　E. 以上都不是

138. 鼻渊初起,涕黄量多,伴见头痛发热,咳嗽痰多,证属

139. 鼻涕黄稠如脓样,伴见口苦咽干,目眩耳聋,证属

A. 肥儿丸　　　B. 健脾丸　　　C. 保和丸　　　D. 疳积散　　　E. 资生健脾丸

140. 食滞积滞宜选用

141. 脾虚积滞宜选用

A. 龙胆泻肝汤　B. 丹栀逍遥散　C. 苍耳子汤　　　D. 银翘散　　　E. 黄连解毒汤

142. 肺经热盛型鼻渊宜选用

143. 胆经郁热型鼻渊宜选用

A. 疏风散寒　　B. 清心凉血　　　C. 清热利膈　　　D. 滋阴降火　　　E. 温肾补脾

144. 口疮日久,溃面难合,伴见口淡不渴,饮食无味,四肢不温,治宜

145. 口疮多发于口颊唇部,过食辛辣而发,兼见口臭,大便秘结,治宜

A. 风热外袭　　B. 火毒上攻　　　C. 虚火上扰　　　D. 痰凝阻滞　　　E. 以上都不是

146. 咽部疼痛红肿,吞咽困难,伴见高热,口干喜饮,证属

147. 咽部疼痛,伴见发热恶寒,头痛体倦,证属

148. 咽部微痛,干痒,伴咳嗽恶心,入夜加重,证属

A. 疏风清热,解毒利咽　　　B. 清咽散热,化痰利膈　　　C. 清咽利膈

D. 养阴清肺,清利咽喉　　　E. 以上都不是

149. 咽部疼痛红肿,吞咽困难,伴见高热,口干喜饮,治宜

150. 咽部疼痛,伴见发热恶寒,头痛体倦,治宜

151. 咽部微痛,干痒,伴咳嗽恶心,入夜加重,治宜

(三)X 型题(多项选择题)

1. 下面归属于"本"的含义的有

A. 正气 　　　　B. 邪气 　　　　C. 病因 　　　　D. 原发病 　　　　E. 症状

2. 下面属于反治法的有

A. 热因热用 　　B. 寒因寒用 　　C. 热者寒之 　　D. 虚则补之 　　E. 实则泻之

3. 下面关于扶正与祛邪的区别叙述正确的有

A. 针对疾病的主要矛盾不同 　　　　B. 治法不同 　　　　C. 正邪消长情况不同

D. 阴阳盛衰的程度不同 　　　　E. 证候性质的不同

4. 扶正适用于

A. 以正气虚为主要矛盾 　　B. 以邪实为主要矛盾 　　C. 以补为主 　　D. 以泻为主

E. 以上都不对

5. 损其有余适合的病证有

A. 阳热亢盛证 　B. 阴寒内盛证 　C. 阴虚证 　　　D. 阳虚证 　　　E. 阴阳两虚证

6. 下面属于补其不足治法的应用有

A. 寒者热之 　　B. 热者寒之 　　C. 阳病治阴 　　D. 阴病治阳 　　E. 实者泻之

7. 下面属于风热感冒的临床表现有

A. 发热 　　　　B. 恶风 　　　　C. 咳嗽痰少 　　D. 口干咽肿 　　E. 脉浮紧

8. 燥邪伤肺型咳嗽的临床表现有

A. 干咳少痰,或痰中带血 　　B. 鼻燥咽干 　　C. 舌红少津 　　D. 午后咳甚

E. 脉细数

9. 痰热壅肺型咳嗽的临床表现有

A. 咳嗽气粗 　　B. 痰少而黏 　　C. 烦热口干 　　D. 颧红 　　　　E. 脉滑数

10. 肾虚作喘型喘证,临床常用的方药是

A. 麻黄汤 　　　B. 桑白皮汤 　　C. 金匮肾气丸 　　D. 参蛤散 　　　E. 百合固金汤

11. 心火炽盛型不寐的临床表现有

A. 心烦不寐 　　B. 骚扰不宁 　　C. 口舌生疮 　　D. 急躁易怒 　　E. 腰膝酸软

12. 心火炽盛型不寐的治法是

A. 滋阴降火 　　B. 清心泻火 　　C. 养血安神 　　D. 镇心安神 　　E. 宁心安神

13. 心脾两虚型不寐的临床表现有

A. 心悸健忘 　　B. 神疲食少 　　C. 四肢倦怠 　　D. 腹胀便溏 　　E. 面色少华

14. 肝气犯胃型胃痛的临床表现特点有

A. 胃痛暴作 　　B. 痛连胁肋 　　C. 生气时加重 　　D. 烦躁易怒 　　E. 大便溏薄

15. 肝胃郁热型胃痛的临床表现特点有

A. 胃脘灼痛 　　B. 痛势急迫 　　C. 烦躁易怒 　　D. 口干口苦 　　E. 呕吐清水

16. 脾胃虚寒型胃痛的临床表现特点有

A. 胃脘冷痛　　B. 喜温喜按　　C. 烦躁易怒　　D. 口干口苦　　E. 呕吐清水

17. 胃寒型胃痛应药选

A. 高良姜　　B. 香附　　C. 泽泻　　D. 栀子　　E. 吴茱萸

18. 食滞胃痛可方选

A. 保和丸　　B. 枳实导滞丸　　C. 开胃山楂丸　　D. 逍遥丸　　E. 舒肝平胃丸

19. 外邪犯胃型呕吐治宜

A. 祛邪和表　　B. 温中散寒　　C. 辛凉解表　　D. 化浊和中　　E. 消食化滞

20. 脾胃虚弱型泄泻治宜

A. 健脾益气　　B. 固涩止泻　　C. 温肾健脾　　D. 化浊和中　　E. 化湿止泻

21. 肾阳虚衰型泄泻治宜

A. 健脾益气　　B. 固涩止泻　　C. 温肾健脾　　D. 化浊和中　　E. 化湿止泻

22. 便秘属热结肠胃型临床可见有

A. 大便干燥　　B. 小便清长　　C. 口干口臭　　D. 腹胀腹痛　　E. 舌红苔黄

23. 肝郁气滞型便秘的临床表现特点有

A. 腹胀　　B. 嗳气　　C. 口干口臭　　D. 胸胁痞满　　E. 大便秘结,欲便不得

24. 风湿头痛的临床表现特点有

A. 头痛如裹　　B. 肢体困倦　　C. 胸闷纳呆　　D. 夜寐不宁　　E. 苔白腻

25. 眩晕肝火上扰证的临床表现有

A. 头晕痛　　B. 目赤口苦　　C. 胸胁胀痛　　D. 烦躁易怒　　E. 寐少多梦

26. 眩晕气血亏虚证的临床表现有

A. 眩晕动则加剧,劳累即发　　B. 面色苍白　　C. 神疲乏力　　D. 心悸少寐

E. 脉弦数

27. 临床见有眩晕,动则加剧,遇劳即发,面色苍白,神疲乏力,治宜

A. 清肝泻火　　B. 清利湿热　　C. 补益气血　　D. 调养脾肾　　E. 调养心脾

28. 临床见有头晕且痛,目赤口苦,胸胁胀痛,烦躁易怒,治宜

A. 清泻肝火　　B. 疏肝理气　　C. 清利湿热　　D. 补益气血　　E. 调养心脾

29. 临床上治疗劳淋常药选

A. 山茱萸　　B. 泽泻　　C. 山药　　D. 菟丝子　　E. 滑石

30. 临床上治疗热淋常方选

A. 石韦散　　B. 无比山药丸　　C. 左归丸　　D. 八正散　　E. 草薢分清丸

31. 肾阳不振型阳痿的临床表现有

A. 阳事不举　　B. 精薄清冷　　C. 畏寒肢冷　　D. 夜尿清长　　E. 脉弦

32. 肝郁不舒型阳痿的临床表现有

A. 阳事不举　　B. 精薄清冷　　C. 胸胁胀痛　　D. 食少便溏　　E. 脉弦

33. 郁证属肝气郁结型治宜

A. 疏肝解郁　　B. 清泻肝火　　C. 理气畅中　　D. 化痰散结　　E. 补益气血

34. 郁证属痰气郁结型治宜

A. 疏肝解郁　　B. 清泻肝火　　C. 理气畅中　　D. 化痰散结　　E. 行气开郁

35. 郁证属心脾两虚型治宜

A. 疏肝解郁　　B. 清泻肝火　　C. 理气畅中　　D. 健脾养心　　E. 补益气血

36. 虚劳属脾气虚证的临床表现有

A. 倦怠乏力　　B. 声音低怯　　C. 面色萎黄　　D. 大便溏薄　　E. 脉细数

37. 虚劳属心气虚证的临床表现有

A. 短气自汗　　B. 声音低怯　　C. 心悸气短　　D. 神疲体倦　　E. 脉结代

38. 行痹的临床表现特点有

A. 疼痛固定不移　　B. 初起伴见恶寒发热　　C. 关节屈伸不利　　D. 舌苔薄白
E. 脉浮

39. 痛痹的临床表现特点有

A. 疼痛固定不移　　B. 初起伴见恶寒发热　　C. 关节屈伸不利　　D. 舌苔薄白
E. 脉浮

40. 着痹的临床表现特点有

A. 肢体关节酸痛　　B. 痛有定处　　C. 活动不便　　D. 舌苔薄白　　E. 脉浮

41. 尪痹的临床表现特点有

A. 关节肿大、僵硬、变形　　B. 痛处灼热感　　C. 关节屈伸不利　　D. 舌苔薄白
E. 脉浮

42. 阳暑的临床表现特点有

A. 头晕头痛　　B. 恶心呕吐　　C. 多汗肢冷　　D. 舌红苔黄　　E. 脉浮数

43. 阴暑的临床表现特点有

A. 精神疲惫　　B. 恶心呕吐　　C. 多汗肢冷　　D. 舌红苔黄　　E. 脉浮数

44. 临床治疗阳暑可方选A. 清暑益气汤　B. 藿香正气水　C. 玉枢散　　D. 甘露消毒丸　　E. 保济丸

45. 临床治疗阴暑可方选

A. 清暑益气汤　　B. 藿香正气水　　C. 玉枢散　　D. 甘露消毒丸　　E. 保济丸

46. 疮疖证属热毒蕴结型的临床表现有

A. 疖肿散发或簇集　　B. 发热,口渴　　C. 溲赤,便秘　　D. 恶寒发热
E. 多发于夏秋季节

47. 疮疖证属暑热侵淫型的临床表现有

A. 疮疖散发或簇集　　B. 发热,口渴　　C. 溲赤,便秘　　D. 恶寒发热
E. 多发于夏秋季节

48. 乳癖证属冲任失调型的常用方药有

A. 二仙汤　　B. 丹栀逍遥丸　　C. 柴胡疏肝散　　D. 消核片　　E. 乳癖消片

49. 乳癖证属肝郁痰凝型的常用方药有

A. 二仙汤　　B. 丹栀逍遥丸　　C. 柴胡疏肝散　　D. 消核片　　E. 乳癖消片

50. 风伤肠络型内痔的治法有

A. 清热　　B. 凉血　　C. 祛瘀　　D. 祛风　　E. 除湿

51. 湿热下注型内痔的治法有

A. 清热　　B. 凉血　　C. 祛瘀　　D. 活血　　E. 除湿

52. 气滞血瘀型内痔的治法有

A. 清热　　B. 凉血　　C. 化瘀　　D. 活血　　E. 除湿

53. 脾虚气陷型内痔的治法有

A. 健脾　　　B. 温中　　　C. 固脱　　　D. 止血　　　E. 除湿

54. 气滞血瘀型外痔的治法有

A. 清热　　　B. 理气　　　C. 祛瘀　　　D. 活血　　　E. 通便

55. 湿热下注型外痔的治法有

A. 清热　　　B. 利湿　　　C. 祛瘀　　　D. 止痛　　　E. 消肿

56. 慢性腰扭伤的临床表现特点有

A. 有慢性外伤史　　　B. 疼痛剧烈　　　C. 疼痛多与劳累和天气变化有关

D. 活动受限　　　E. 腰肌痉挛

57. 急性腰扭伤的治疗原则是有

A. 活血祛瘀,行气止痛　　　B. 舒筋活血,补益调治　　　C. 温筋通络,补益调治

D. 顺气活血,补益调治　　　E. 以上都不是

58. 肝经郁热型月经先期的治则是有

A. 疏肝　　　B. 解郁　　　C. 清热　　　D. 调经　　　E. 益气

59. 肾气虚型月经先期的治疗原则是有

A. 疏肝　　　B. 固冲　　　C. 调经　　　D. 补肾　　　E. 益气

60. 月经后期属肾虚血少证的临床表现有

A. 经期错后　　　B. 经色暗红　　　C. 精神抑郁　　　D. 头晕耳鸣　　　E. 心悸失眠

61. 月经后期属气滞血瘀证的临床表现有

A. 经期错后　　　B. 经色暗红　　　C. 精神抑郁　　　D. 头晕耳鸣　　　E. 脉弦

62. 补肾益气,养血调经的治法适合下面哪些病证

A. 月经先后无定期属肾虚型　　　B. 月经先期属肾气虚型　　　C. 月经过多属脾虚型

D. 月经后期属肾虚血少型　　　E. 月经过多属血瘀型

63. 月经后期属肾虚血少证和月经先后无定期属肾虚证的共同临床表现有

A. 月经先后不定　　　B. 量少质稀　　　C. 头晕耳鸣　　　D. 腰膝酸软　　　E. 脉沉细

64. 月经后期属气滞血瘀型的临床表现有

A. 月经先后不定　　　B. 经量多　　　C. 经色暗红　　　D. 小腹胀痛　　　E. 胸闷不舒

65. 月经先后无定期属肝郁型的临床表现有

A. 月经先后不定　　　B. 经量多　　　C. 经色紫红有血块　　　D. 胸胁乳房胀痛

E. 心烦易怒

66. 气滞血瘀型痛经的临床表现有

A. 经前或经期小腹胀痛、拒按　　　B. 胸胁乳房胀痛　　　C. 经色紫红有血块

D. 经量多　　　E. 脉弦滑

67. 阳虚内寒型痛经的临床表现有

A. 经前或经期小腹胀痛、拒按　　　B. 经量少　　　C. 经色暗淡　　　D. 小便清长

E. 脉弦滑

68. 痛经属气滞血瘀型的治疗原则有

A. 经前或经期小腹胀痛、拒按　　　B. 经量少　　　C. 经色暗淡　　　D. 小便清长

E. 脉弦滑

69. 湿热带下的治疗原则有

A. 清热　　　B. 利湿　　　C. 温经　　　D. 滋阴　　　E. 止带

70. 湿热带下的代表方有

A. 完带汤　　B. 止带方　　C. 内补丸　　D. 知柏地黄汤　　E. 龙胆泻肝汤

71. 治疗脾肾阳虚型口疮,可方选

A. 补中益气汤　B. 理中汤　　C. 健脾丸　　D. 肾气丸　　E. 桂附八味丸

三、答案

(一)A 型题

1. B　2. D　3. B　4. A　5. D　6. E　7. C　8. B　9. A　10. A　11. C　12. D　13. D　14. E
15. B　16. A　17. A　18. D　19. A　20. A　21. B　22. E　23. C　24. D　25. B　26. E
27. D　28. E　29. A　30. B　31. B　32. B　33. A　34. E　35. D　36. A　37. E　38. B
39. B　40. B　41. A　42. D　43. C　44. E　45. B　46. B　47. C　48. E　49. A　50. C
51. C　52. E　53. C　54. A　55. B　56. A　57. C　58. A　59. A　60. D　61. C　62. B
63. D　64. E　65. B　66. E　67. A　68. D　69. C　70. B　71. B　72. A　73. D　74. B
75. B　76. D

(二)B 型题

1. B　2. A　3. E　4. C　5. D　6. B　7. C　8. D　9. C　10. B　11. A　12. A　13. C　14. B
15. C　16. D　17. B　18. A　19. B　20. C　21. D　22. C　23. E　24. B　25. A　26. E
27. B　28. A　29. C　30. B　31. A　32. B　33. E　34. C　35. D　36. C　37. B　38. A
39. C　40. B　41. C　42. D　43. B　44. D　45. C　46. B　47. A　48. A　49. C　50. D
51. A　52. B　53. C　54. B　55. D　56. A　57. C　58. A　59. E　60. D　61. A　62. D
63. E　64. D　65. A　66. E　67. A　68. B　69. B　70. D　71. T　72. D　73. E　74. A
75. A　76. D　77. E　78. B　79. C　80. A　81. C　82. D　83. D　84. A　85. E　86. C
87. B　88. A　89. D　90. C　91. B　92. A　93. C　94. A　95. C　96. C　97. D　98. C
99. A　100. E　101. E　102. C　103. E　104. C　105. B　106. D　107. E　108. A　109. C
110. B　111. A　112. A　113. B　114. C　115. C　116. B　117. A　118. D　119. E　120. C
121. C　122. D　123. C　124. B　125. A　126. D　127. A　128. B　129. E　130. D　131. C
132. B　133. A　134. D　135. A　136. B　137. D　138. A　139. C　140. C　141. A　142. C
143. A　144. E　145. C　146. B　147. A　148. C　149. C　150. A　151. D

(三)X 型题

1. ACD　2. AB　3. ABC　4. AC　5. AB　6. CD　7. ABCD　8. ABCE　9. ACE　10. CD
11. ABC　12. BE　13. ABCDE　14. AC　15ABCD　16. BE　17. ABE　18. ABC　19. AD
20. AE　21. BC　22. ACDE　23. ABCE　24. ABC　25. ABCDE　26. ABCD　27. CE
28. AC　29. ABCDE　30. DE　31. ABCD　32. ACDE　33. AC　34. DE　35. DE　36. ACD
37. CDE　38. BCDE　39. AC　40. ABCD　41. AC　42. ADE　43. ABC　44. AE　45. BCD

46. ABC　47. BCD　48. ABE　49. BDE　50. ABD　51. ACDE　52. CD　53. ABCD
54. BCDE　55. ABDE　56. ACDE　57. AB　58. ABCD　59. BCDE　60. ADE　61. BCE
62. AD　63. BCDE　64. CDE　65. ABCDE　66. ABCE　67. BCD　78. BCD　69. ABE
70. BE　71. ABE

第四章 民族医药基础知识

一、考试大纲

1. 藏医基础知识

五元、三因、阴阳学说的内容；藏医的治疗方法。

2. 藏药基础知识

药物与五元的关系；药物的六味、八性、十七效；藏药的配伍方法、原则；剂型和用药禁忌；常用的藏药方剂。

3. 蒙医基础知识

蒙医三根、七素的理论、内容及关系、三秽的内容及辨证施治的法则等。

4. 蒙药基础知识

蒙药理论及药味、药力、药能、药物功能的内容；药味与五源的关系；蒙医药配伍原则；常用蒙药传统剂型、用药方法、用药剂量及用药禁忌等。

二、应试指南

1. 藏医药基础知识

藏药是指在藏族医学理论指导下配制和应用的药物。它主要来源于天然药物及其加工品。

(1)五元学说含义：五元即土、水、火、风、空五种物质元素。土元具有"沉、稳、坚、粘"的功能持载和固定，是万物产生和存在的基础；水元具有"重、寒、湿、润"，功能湿润和聚拢，能使万物滋润和聚拢成形；火元具有"热、轻、锐、腻"，功能温和和腐熟，能使万物产生温热和促使成熟；风元具有"轻、动、糙、燥"，能使万物运动和保持干燥；空元具有"空、虚"，能为万物运动和生长提供空间。

五元学说理论 水能灭火，火能干水，水元与火元之间存在相克关系；风遇水吹得水更寒，遇火吹得火更烈，风元助纣为虐于水、火元；空为土地、水、火、风元的存在和运动提供空间。应用五元的这些属性和关系来归类世界万物的自然属性，取类比象地说明世界万物所具有的共同功能结构及万物之间的对立统一所形成的五元学说。

(2)三因学说：三因即隆、赤巴、培根三种因素。三因源于五元，"隆"与五元中的"风"相同；"赤巴"为火；"培根"，"培"为水，"根"为土，与水、火两元相同。三因素依次大体相当于中医学的气、火、津液。

(3)阴阳(寒热)学说：阴与阳代表两种既对立又统一，相互关联而又矛盾的事物的现象。阴阳即为对立又统一的概念，《四部医典》将一切趋于活动的、向上的、旺盛的、积极的、光亮的、温热的、外在的事物和现象都归类于阳；将一切趋于静止的、向下的、减退的、阴暗的、寒凉的、内在的事物和现象都归类于阴。

(4)治疗方法：藏医药的治疗方法有平息法、补益法、消散法、汗法、油疗法、泻下法、药浴法、擦涂法、手术法、催吐法、滴鼻法、缓导泻法、峻导泻法、利尿法、罨敷法、金针穿刺法、放血疗法、火灸等 18 法。

（5）藏药与五元：土元为药物生长之本源，水元为药物生长的湿能，火元为药物生长的热源，风元为药物生长的动力，空元为药物生长提供空间，五元缺一不可。药物源于五元的思想，其实说明药物从自然界摄取矿物质、地热、水分、空气和阳光，合成丰富的有效成分的道理。按照所含五元成分的多寡，药物分成土性药、水性药、火性药、空性药五大类。

（6）药物的六味：药物的气味由药物中的五元决定，具体性味功效分为甘、酸、咸、苦、辛、涩。土和水元生甘味，甘味功效稀、凉、钝、软，能增长元气和体力，对老人小孩有补益作用，能医治隆病、赤巴病，对消瘦、气管炎、肺病有特效，如野牛肉、鱼肉、绵羊肉、蜂蜜等有补益作用；火和土元生酸味，酸味功效润、重、稳、温，能生胃火，并能消化，能使油脂糜烂稀释，并兼顺气，能治培根病等症；火和水元生咸味，咸味功效润、重、温，能使身体坚实，有疏通作用，能治闭塞梗阻症，用于罨熨时则产生胃火，有保健作用，能治隆、培根病；水和风元生苦味，苦味功效轻、糙、凉、锐、浮等。能开胃，驱虫，止渴，解毒，医治赤巴病、麻风、晕眩、温疫等疾病；火和风元生辛味，辛味功效温、锐、腻、糙等，能医治隆及培根病、脂肪增多症，去腐生肌，愈合伤口，使皮肤滋润光泽；土和风元生涩味，涩味功效凉、重、润、浮等，能医治血病、赤巴病、疮疖、皮肤粗糙等。

（7）三化味：指进入胃中的食物或药物，被能碎培根、能消赤巴、伴火隆等三胃火依次消化，药物食物的甘味和咸味消化后成为甘味；酸味消化后仍为酸味；苦、辛、涩味消化后成为苦味。消化后的甘、酸、苦三味谓之三化味。

（8）药物的八性：药物的八性源于五元，即"重、腻、凉、钝、轻、糙、热、锐"。其中土元偏盛药物性能则重、腻；水元偏盛药物性能则凉、钝；火元偏盛药物性能则热、锐；风元偏盛药物性能则轻、糙。

（9）药物十七效：指柔、重、温、腻、稳、寒、钝、凉、软、稀、燥、干、热、轻、锐、糙、浮。十七效源自五元，其中柔、重、温、腻、稳、钝六效源自土元；热、锐、干、轻、燥五效源自火元；凉、软、稀三效源自水元；寒、糙、浮三效源自风元。

（10）藏药配伍方法：按味配伍法（有二味配伍法、三味配伍法、四味配伍法、五味配伍法、六味配伍法）57 种；按性、效配伍法（将性、效相同或相近的药味配伍到一个方剂中，或将与疾病性质相反的一类性质药物配伍于一个方剂中，谓之按性效配伍，相当于中医相须法）；按化味配伍治（将化味相同的药物配伍在一起，谓之按化味配伍）；还有按药物部位配伍法，用以治疗不同部位的疾病。

（11）藏药药物配伍原则：君、臣、佐、使配伍原则；找温和配伍原则（从配方找温和、从归经找温和、从对治找温和）；加减原则；寒、热药性分别配伍的原则。

（12）藏药剂型：汤剂、散剂、丸剂、糊剂、酥油剂、灰丹剂、膏剂、药酒、胶囊剂等。

（13）藏药用药禁忌：通常包括，配伍禁忌、饮食禁忌、妊娠用药禁忌等。

（14）常用的藏药方剂：七十味珍珠丸、二十五松石丸、二十五珊瑚丸、六味安消散、仁青芒觉、仁青常觉、佐珠达西、七味红花殊胜丸、五味岩精丸、洁白丸、大月晶丸、十三味鹏鸟丸、三十五味沉香丸、十三味冥丸、降脂丸、二十九味能消散、十一味金色丸、十味黑冰片丸、八味沉香散、志嘎汗散。

2. 蒙医药基础知识

蒙医药与国内其他少数民族医药一样，是我们伟大祖国传统医药宝库的重要组成部分。蒙医学是以阴阳五行、五元学说理论为指导，贯穿了人与自然的整体观。在蒙古族医学理论指导下配制和应用的药物称为蒙药。

(1)三根:指人体的本基(赫依、希日、巴达干)。"赫依"属五元之气,中性,是生命活动动力的支配者;"希日"属五元之火,是机体阳或热能的基物;"巴达干"属五元之土和水,是机体阴或寒性的基物。在正常生理状态下,三者协调一致,互依互约,保持动态平衡。

(2)七素:指构成机体的物质,即"精华、血、肉、脂、骨、髓及红或白精"。七素与三根之间存在着互依互养的关系。

(3)三秽:指在七素生化过程中的产物,"稠、稀、汗"等三种排泄物,对诊治疾病有重要参照意义。

(4)蒙医辨证施治:蒙医主要辨证施治分为治则、立法、处方、疗术等;通过寒或热药平息、峻或缓攻泻,刚或柔外治,宜或忌食谱,重或轻起居等十种措施,根据病情采用熟、清、解、温、补、和、汗、吐、下、燥、杀等具体疗法,急则治其标,缓则治其本。

(5)蒙药药味:有甘、酸、咸、苦、辛、涩等六种。

(6)蒙药药力:分寒性和热性两类。

(7)蒙药药能:指运用药物去克制三根之20种特效的效能名称。共17个,称作十七效。

(8)蒙药功能:指药物作用于人体所产生的治疗效果。

(9)蒙医药配伍:组方依据有根据药味配组、根据药物功能配组、根据药物化味配组等;组方准则包括方剂组成、各组成数量、药量比例等。

(10)蒙药传统剂型与用药方法:传统剂型有汤剂、散剂、丸剂、膏剂、灰剂、油剂等;用药方法有口服、外敷、外涂、洗、泡、漱、熏、吸、溃、灌肠、腔内滴等;用药剂量应注意,有毒、峻烈、过热或过寒药,用量宜小,从小剂量试服至常用量;汤剂的用量比丸剂为重,单味药量应比复方要重;轻病用量不必过重,重病则适当增加;老年人、儿童、妇女及体弱者用药剂量宜小。同时亦要考虑妊娠及饮食禁忌等因素。

三、考前模拟

(一)A 型题(最佳选择题)

1. 藏医药中引吐法是指服用具有什么功能的方药

A. 引吐   B. 催吐   C. 发汗   D. 泻下   E. 和中

2. 藏医药中的治疗方法有多少种

A. 8   B. 10   C. 16   D. 18   E. 20

3.《四部医典》所述清热汤剂有

A. 23 首方剂   B. 25 首方剂   C. 54 首方剂   D. 58 首方剂   E. 66 首方剂

4.《四部医典》所述祛寒汤剂有

A. 23 首方剂   B. 25 首方剂   C. 54 首方剂   D. 58 首方剂   E. 66 首方剂

5.《四部医典》所述清热散剂有

A. 23 首方剂   B. 25 首方剂   C. 54 首方剂   D. 58 首方剂   E. 66 首方剂

6.《四部医典》所述祛寒散剂有

A. 23 首方剂   B. 25 首方剂   C. 54 首方剂   D. 58 首方剂   E. 66 首方剂

7. 藏医学中汗法的杰出代表方剂是

A. 四味汤　　　B. 四味木香汤　C. 六珍汤　　　　　D. 八珍汤　　　　E. 发汗汤

8. 藏医三因学说中的"三因"源于

A. 阴阳　　　　B. 六腑　　　　　C. 五元　　　　D. 五行　　　　E. 四气

9. 根据藏医五元学说,具有使万物运动和保持干燥功能的是

A. 风元　　　　B. 土元　　　　　C. 火元　　　　D. 空元　　　　E. 水元

10. 根据藏医五元学说,能助纣为虐于水、火的是

A. 风元　　　　B. 水元　　　　　C. 火元　　　　D. 空元　　　　E. 土元

11. 药性重、稳、钝、柔、润、干的是

A. 土性药　　　B. 水性药　　　　C. 火性药　　　D. 风性药　　　E. 空性药

12. 药物生长之本源是

A. 火性药　　　B. 空性药　　　　C. 土性药　　　D. 水性药　　　E. 风性药

13. 药物六味中,功效是稀、凉、钝、软,并能增长元气和体力的是

A. 酸味　　　　B. 甘味　　　　　C. 咸味　　　　D. 苦味　　　　E. 涩味

14. 土和风元生

A. 涩味　　　　B. 甘味　　　　　C. 酸味　　　　D. 苦味　　　　E. 咸味

15. 以下不属于甘味药物的是

A. 葡萄　　　　B. 玉竹　　　　　C. 白糖　　　　D. 滑石　　　　E. 白秋石

16. 下列说法正确的是

A. 沙棘果属于甘味药物　　　B. 干姜属于咸味药物　　　C. 干姜属于辛味药物

D. 五味子属于甘味药物　　　E. 大黄属于辛味药物

17. 以下属于混合型的药物是

A. 红景天　　　B. 冰片　　　　　C. 黄连　　　　D. 止泻木　　　E. 红花

18. 以下关于药物八性的说法错误的是

A. 土元偏胜药物性能重、腻　　　　B. 火源偏盛药物性能热、锐

C. 风源偏盛药物性能轻、糙　　　　D. 水源偏盛药物性能凉、钝

E. 土元偏胜药物性能重、糙

19. 药物的十七效源自五元,其中热、锐、干、轻、燥五效源自

A. 火元　　　　B. 土元　　　　　C. 水元　　　　D. 木元　　　　E. 风元

20. 柔、重、温、腻、稳五效可治疗

A. 隆病的糙、凉、硬、细、浮等特性　　　　B. 赤巴病的糙、凉、硬、细、浮等特性

C. 培根病的腻、重、钝等特性　　　　D. 赤巴病的润、锐、热等特性

E. 隆病的寒、锐、重等特性

21. 以下按味配伍的配方中,三咸是指

A. 咸苦、咸辛、咸涩　　B. 甘咸、咸涩、咸苦　　　C. 酸咸、甘咸、咸苦

D. 酸咸、咸苦、咸辛　　E. 咸苦、甘咸、咸辛

22. 二味配伍法中,"一辛"是指

A. 酸辛　　　　B. 辛涩　　　　　C. 咸辛　　　　D. 苦辛　　　　E. 甘辛

23. 四味配伍法中不属于"十甘"的是

A. 甘咸辛涩　　B. 甘酸辛涩　　　C. 甘酸苦辛　　D. 甘酸苦涩　　E. 酸咸苦辛

24. 下列说法正确的是

A. 治疗隆病,可将与隆病性质相反的如具柔、重、润、温等性效的药物配伍

B. 治疗赤巴病,可将与赤巴病性质相反的如具柔、重、润、温等性效的药物配伍

C. 治疗培根病,可将与培根病性质相反的如具柔、重、润、温等性效的药物配伍

D. 治疗隆病,可将与隆病性质相反的如具干、热、轻、润、燥等性效的药物配伍

E. 治疗培根病,可将与培根病性质相反的如具干、热、轻、润、燥等性效的药物配伍

25. 将甘化味的药物配伍在一起可治疗

A. 隆病和赤巴病　　　B. 隆病和培根病　　　C. 培根病和赤巴病　　　D. 赤巴病

E. 培根病

26. 八味石榴散可治疗

A. 培根病和隆病　　　B. 隆病和赤巴病　　　C. 赤巴病　　　D. 培根病　　　E. 隆病

27. 七味红花臣方中,以下都属于主药的是

A. 红花、天竺黄、牛黄　　　B. 红花、牛黄、白檀香　　　C. 红花、杜鹃、石榴

D. 红花、石榴、白檀香　　　E. 红花、牛黄、石榴

28.《医典》中指出,外皮配伍可治

A. 胃病　　　B. 髓病　　　C. 五脏病　　　D. 头疼　　　E. 皮肤病

29. 祛寒散剂中,石榴的效果最大,其他依次为杜鹃、马面散等,以石榴为主的方剂谓之实例君方,以杜鹃为主的方剂谓之

A. 杜鹃君方　　　B. 杜鹃臣方　　　C. 杜鹃吏方　　　D. 杜鹃民方　　　E. 杜鹃兵方

30. 以下普通草药配方属于王后方的是以下列哪个选项的中药为主

A. 金腰子　　　B. 黄堇、无颈芥　　　C. 唐古特青兰　　　D. 角茴香　　　E. 柳兰叶凤毛菊

31. 红花殊胜方中为君药的是

A. 红花　　　B. 天竺黄　　　C. 绿绒蒿　　　D. 马兜铃　　　E. 藏茵陈

32. 为抑制一些峻烈药物功效,或克服某些药物的功效不足,发挥各味药的协同作用所采取的配伍方法是

A. 寒、热药性分别配伍原则　　　B. 找温和配伍原则　　　C. 加减原则

D. 按君臣配伍原则　　　E. 寒、热药物共同配伍原则

33. 用药饮食禁忌中,说法错误的是

A. 鱼肉反乳类　　　B. 蘑菇反白芥子油　　　C. 乳类反水果

D. 豆汁、红块糖、乳酪相反　　　E. 服寒水石后忌食蜂蜜和蒲公英

34. 下列不是藏药主要剂型的是

A. 汤剂　　　B. 散剂　　　C. 丸剂　　　D. 滴丸　　　E. 膏剂

35. 七十味珍珠丸的功效是

A. 开窍醒神、镇静熄风、活血通络　　　B. 疏肝解郁、利胆退黄、消炎解毒

C. 和胃健脾、导滞消积　　　D. 解毒消炎、健脾和胃　　　E. 利水通淋、去腐生肌、消炎解毒

36. 由西红花、诃子、麝香等160余味天然药精炼制成的是

A. 仁青芒觉　　　B. 仁青常觉　　　C. 佐珠达西　　　D. 洁白丸　　　E. 大月晶丸

37. 以下不含西红花的药物是

A. 二十五松石丸　　　B. 二十五味珊瑚丸　　　C. 五味岩精丸　　　D. 七味红花殊胜丸

E. 仁青芒觉

38. "希日"属于五元之

A. 土　　　　　B. 水　　　　　C. 空　　　　　D. 风　　　　　E. 火

39. 属五元之气,中性,生命活动(包括语言思维)动力的支配者的是

A. 赫依　　　　B. 希日　　　　C. 巴达干　　　　D. 赫日　　　　E. 希依

40. 蒙医辨证施治的主要内容不包括

A. 治则　　　　B. 立法　　　　C. 处方　　　　D. 立方　　　　E. 疗术

41. 下列说法错误的是

A. 涩味以土、气含量为主

B. 寒和热是对立统一的两个方面

C. 重、腻二效克制"赫依"病的轻、燥等主要特性

D. 轻、热二效克制"巴达干"病的重、寒等主要特性

E. 寒、锐二效克制"希日"病的热、钝等主要特性

42. 蒙医药方中各组成的数量一般大致规定为:治轻病、病情轻的方中君臣佐使各几味

A. 1、1、2、3　　B. 1、2、2、3　　C. 2、2、2、3　　D. 1、1、3、2　　E. 1、3、1、2

43. 蒙药传统剂型中,主要适用于病程后期的除根和慢性顽症治疗的是

A. 汤剂　　　　B. 散剂　　　　C. 丸剂　　　　D. 膏剂　　　　E. 灰剂

44. 蒙药传统剂型中,散剂的常用量为

A. 1.5～3g/次　B. 1.5～2g/次　C. 1～2g/次　　D. 0.5～1.5g/次　E. 1.5～2.5g/次

45. 下列关于蒙医传统用药的"服药十则"说法错误的是

A. 治疗寒症及驱虫药,早晨空腹服用

B. 补养或下清"赫依"(通便、通经)药,食前服

C. 平喘、祛痰或催吐药,不定期服

D. 治"巴达干"病药或剧毒麻药及催眠药,睡前服

E. 治"赫依"病(镇静)药,与食混服

46. 蒙医用药剂量明确而恒定,按成人计,汤剂用量为

A. 3～5g/次,3～4 次/日　　B. 3～5g/次,1～2 次/日　　C. 2～5g/次,2～3 次/日

D. 1～2g/次,3～4 次/日　　E. 2～3g/次,3～4 次/日

(二)B 型题(配伍选择题)

A. 甘味　　　　B. 酸味　　　　C. 苦味　　　　D. 辛味　　　　E. 涩味

1. 根据三化味理论,药物食物的甘味和咸味消化后成为

2. 根据三化味理论,药物食物的酸味消化后成为

3. 根据三化味理论,药物食物的苦味和涩味消化后成为

4. 根据三化味理论,药物食物的苦味和辛味消化后成为

A. 甘草　　　　B. 木瓜　　　　C. 角盐　　　　D. 山豆根　　　　E. 红景天

5. 上述药物中属酸味的是

6. 上述药物中属苦味的是

7. 上述药物中属甘味的是

8. 上述药物中属涩味的是

A. 土元   B. 火元   C. 水元   D. 风元   E. 空元

9. 十七效中的"稳、温、柔"源自五元之中的

10. 十七效中的"锐、轻、燥"源自五元之中的

11. 十七效中的"凉、稀、软"源自五元之中的

12. 十七效中的"寒、糙、浮"源自五元之中的

A. 开窍醒神,镇惊熄风,活血通络

B. 疏肝解郁,利胆退黄,消炎解毒

C. 醒脑开窍,舒筋通络,化瘀止痛

D. 和胃健脾,导滞消积,润肠通便,理气降脂

E. 解毒消炎,利水通淋,祛腐生肌,利尿消肿

13. 七十味珍珠丸功能是

14. 二十五味珊瑚丸功能是

15. 二十五味松石丸功能是

16. 六味安消散功能是

A. 消炎解毒,健脾和胃,活血消肿、止痛

B. 疏肝健胃,消肿散结,解毒止痛

C. 清热消炎,保肝利胆,退黄止痛

D. 清热泻火,利胆退黄

E. 祛风镇痛,调经止血,补气养血

17. 二十五味鬼臼丸功能是

18. 五味岩精丸功能是

19. 七味红花殊胜丸功能是

20. 仁青常觉功能是

A. 清热解毒,消炎   B. 宁心安神   C. 清热解毒,化瘀   D. 温胃消炎,破积利胆

E. 清血降脂

21. 志嘎汗散功能为

22. 八味沉香散功能为

23. 十一味金色丸功能为

24. 降脂丸功能为

A. 清热解毒,消炎   B. 温胃消炎,破积利胆   C. 清热解毒,理气通淋

D. 健脾和胃,止痛止吐   E. 消炎解毒,和胃止酸,消食化痞

25. 十味黑冰片丸功能是

26. 十三味冥丸功能是

27. 洁白丸功能是

28. 大月晶丸功能是

A. 3～5g/次,3～4次/日   B. 1.5～3g/次,2～3次/日   C. 11～15粒/次,1～2次/日

D. 1～3g/次,3～4次/日   E. 13～15g/次,3～4次/日

29. 蒙医的用药剂量(按成人计),汤剂为

30. 蒙医的用药剂量(按成人计),散剂为

31. 蒙医的用药剂量(按成人计),丸剂(除毒麻药外)为

A. 汤剂　　　　B. 片剂　　　　C. 油剂　　　　D. 灰剂　　　　E. 膏剂

32. 蒙药的传统剂型中,适用于年迈体弱者的滋补和久病体虚、肾虚治疗的是

33. 蒙药传统剂型中,适合于寒证经久不愈者治疗的是

34. 蒙药传统剂型中,适用于急症、轻病及发病初期的引热性治疗的是

35. 中药传统剂型中,适用于热性顽症的治疗的是

A.1、1、2、3　　B.1、1、3、5　　C.2、2、5、9　　D.1、1、3、5　　E.2、2、3、5

36. 治疗轻病、病情轻的方中,君、臣、佐、使各几味药是

37. 治疗中病、病情中等的方中,君、臣、佐、使各几味药是

38. 治疗重病、病情重的方中,君、臣、佐、使各几味药是

A. 80目　　　　B. 100目　　　　C.100~120目　　D. 120目　　　　E. 160目

39. 蒙药传统剂型中,散剂细末为

40. 蒙药传统剂型中,丸剂成型之前的细末为

A. 胃病　　　　B. 头疼　　　　C. 皮肤病　　　　D. 肢体病　　　　E. 五脏病

41. 核仁药配伍可治

42. 草本药根配伍可治

43. 梢药配伍可治

44. 外皮药配伍可治

(三)X型题(多项选择题)

1. 藏医基础知识中的五元是指

A. 金、木　　　　B. 土、水　　　　C. 水、火　　　　D. 火、风　　　　E. 空

2. 藏医学中的土元是指

A. 沉　　　　B. 稳　　　　C. 重　　　　D. 坚　　　　E. 黏

3. 藏医学中的水元具有

A. 重　　　　B. 寒　　　　C. 湿　　　　D. 润　　　　E. 动

4. 藏医学中的火元具有

A. 热　　　　B. 锐　　　　C. 动　　　　D. 轻　　　　E. 腻

5. 藏医学中的风元具有

A. 燥　　　　B. 轻　　　　C. 虚　　　　D. 动　　　　E. 糙

6. 藏医学中的空元具有

A. 轻　　　　B. 动　　　　C. 空　　　　D. 虚　　　　E. 动

7. 藏医学中的"三因"是指

A. 隆　　　　B. 赤巴　　　　C. 培根　　　　D. 闭　　　　E. 白赤根

8. 藏医学中汗法的杰出代表方剂是

A. 四味汤　　B. 四味木香汤　C. 七珍汤　　　D. 八珍汤　　　　E. 发汗汤

9. 藏医学中平息法是指用什么方法把疾病平息于体内

A. 饮食　　　　B. 起居　　　　C. 生活习惯　　D. 服用药物　　　E. 神灵

10. 藏医学中的消散法是指用什么方法使身体消瘦

A. 禁食　　　B. 使用清淡饮食　　　C. 服用药物　　　D. 调整起居　　　E. 拜佛

11. 藏医学中泻下法内服使用的代表方剂是

A. 清道方　　　B. 舵手方　　　C. 泻下方　　　D. 荡涤方　　　E. 加味方

12. 藏医学中灌肠法可分为

A. 峻下法　　　B. 峻导泻法　　　C. 缓导泻法　　　D. 泻补兼下法　　　E. 缓下法

13. 藏医学中的缓导泻法的主方有

A. 柔导泻方　　　B. 洗导泻方　　　C. 洗柔导泻方　　　D. 温和方　　　E. 锐利方

14. 藏医学中的峻导泻方法的主方有

A. 洗导方　　　B. 锐利方　　　C. 中平方　　　D. 温和方　　　E. 峻下方

15. 藏医学中的缓外治法包括

A. 熨敷法　　　B. 药浴法　　　C. 涂擦法　　　D. 金针法　　　E. 罐法

16. 藏医学中的峻外治法包括

A. 火罐法　　　B. 金针法　　　C. 割刺放血法　　　D. 火炙法　　　E. 熨敷法

17. 藏药中的六味是指

A. 甘、辛　　　B. 酸、甘　　　C. 咸、苦　　　D. 涩、甘　　　E. 酸、涩

18. 藏医学中的"甘"味具有哪些功效

A. 钝　　　B. 软　　　C. 稀　　　D. 凉　　　E. 温

19. 藏药中的"酸"味具有哪些功效

A. 润　　　B. 重　　　C. 稳　　　D. 温　　　E. 稀

20. 藏药中的"咸"味具有哪些功效

A. 润　　　B. 重　　　C. 温　　　D. 软　　　E. 钝

21. 藏药中的"苦"味具有哪些功效

A. 轻　　　B. 糙　　　C. 凉　　　D. 锐　　　E. 浮

22. 藏药中的"辛"味具有哪些功效

A. 温　　　B. 锐　　　C. 腻　　　D. 糙　　　E. 浮

23. 藏药中的"涩"味具有哪些功效

A. 凉　　　B. 重　　　C. 润　　　D. 浮　　　E. 糙

24. 藏药中的"八效"味具有哪些功效

A. 重、轻　　　B. 腻、糙　　　C. 热、凉　　　D. 钝、锐　　　E. 深、浅

25. 藏药"八效"中的土元偏盛药物性能有

A. 重　　　B. 腻　　　C. 凉　　　D. 钝　　　E. 热

26. 藏药"八效"中的水元偏盛药物性能有

A. 凉　　　B. 钝　　　C. 热　　　D. 重　　　E. 锐

27. 藏药"八效"中的火元偏盛药物性能有

A. 热　　　B. 锐　　　C. 温　　　D. 腻　　　E. 重

28. 藏药"八效"中的风元偏盛药物性能有

A. 轻　　　B. 糙　　　C. 凉　　　D. 寒　　　E. 重

29. 藏药的配伍原则是

A. 君、臣、佐、使　　B. 找温和　　C. 加减　　D. 寒、热药性分别配伍原则

E. 妊娠用藏药

30. 藏医学用药禁忌通常包括

A. 配伍禁忌　　B. 小儿禁忌　　C. 饮食禁忌　　D. 老人、儿童禁忌

E. 妊娠用药禁忌

31. 蒙医中的"三根"是

A. 赫依　　　　B. 希日　　　C. 巴根达　　D. 巴达干　　E. 查干

32. 蒙医中的"巴达干"属五元之

A. 土　　　　　B. 水　　　　C. 火　　　　D. 空　　　　E. 风

33. 蒙医中的"七素"指的是

A. 精华　　　　B. 血肉　　　C. 皮骨　　　D. 脂骨　　　E. 髓及红

34. 蒙医中的"三秽"指的是

A. 稀　　　　　B. 汗　　　　C. 稠　　　　D. 血　　　　E. 尿

35. 蒙医辨证施治主要内容包括

A. 治则　　　　B. 立法　　　C. 入方　　　D. 药　　　　E. 疗术

36. 蒙药的药味有

A. 甘、酸　　　B. 咸、苦　　C. 辛、苦　　D. 涩、辛　　E. 苦、甘

37. 蒙药的药力分为

A. 热　　B. 极温、温、微温　　C. 中　　D. 微凉、凉、极凉　　E. 寒

38. 蒙医组方依据为

A. 药味配伍　　　B. 药物功能配组　　C. 药物化味配组　　D. 药效配组

E. 经验配组

39. 蒙医组方准则为

A. 方剂组成　　B. 方中各组成的数量　　C. 方中药量比例　　D. 方中各药性

E. 病情

40. 蒙药常用传统剂型有

A. 汤剂(汤散)　　B. 散剂　　C. 膏剂、灰剂　　D. 油剂　　E. 丸剂

41. 蒙药用药禁忌有

A. 妊娠用药　　B. 痛症用药　　C. 老年、儿童用药　　D. 饮食禁忌

E. 毒、剧药配伍

42. 根据《四部医典》,下列属于阳的事物或现象有

A. 向上的　　B. 内在的　　C. 积极的　　D. 寒凉的　　E. 外在的

43. 根据藏药理论,甘味药物有

A. 甘草　　　　B. 红花　　　C. 滑石　　　D. 角盐　　　E. 黄连

44. 根据藏药理论,苦味药物有

A. 木瓜　　　　B. 酒曲　　　C. 硇砂　　　D. 石秋石　　E. 土碱

45. 根据藏药理论,辛味药物有

A. 干姜　　　　B. 荜茇　　　C. 毛茛　　　D. 波棱瓜　　E. 止泻木

46. 根据藏药理论,涩味药物有

A. 诃子　　　　B. 檀香　　　　C. 红景天　　　　D. 冰片　　　　E. 天南星

47. 根据藏药理论,酸味药物有

A. 沙棘　　　B. 余甘子　　　C. 五味子　　　D. 藏茵陈　　　E. 苦胆

48. 补养或下清"赫依"药的"赫依"是指

A. 通便　　　B. 理气　　　C. 通经　　　D. 平喘　　　E. 止逆

49. 处方中均有红花的是

A. 二十五松石丸　　　B. 二十五珊瑚丸　　　C. 洁白丸　　　D. 志嘎汗散

E. 十味黑冰片丸

50. 下列关于服药饮食禁忌说法中,正确的是

A. 酸性药物忌与乳类同食　　　B. 蜂蜜不可与等量植物油同食　　　C. 乳类反水果

D. 鱼肉反鸡蛋　　　E. 蘑菇反芥子油

51. 找温和配伍的原则有

A. 从配方找温和,将相同性味的药物配伍在一起,以发挥各药味的协同作用

B. 从归经找温和,将方剂中加入五脏六腑的归经药,以增强药物的专向性

C. 从对治找温和,一切草药有鼓动隆势,扑杀胃火及耗损正精的负面作用

D. 从配方找温和,将不同性味的药物配伍在一起,以发挥各药味的协同作用

E. 从对治找温和,一切草药有鼓动隆势,扑杀肝火及耗损正精的负面作用

52. 根据藏药理论,混合型药味的药物是

A. 冰片　　　B. 大黄　　　C. 黄连　　　D. 鲜姜　　　E. 胡椒

53. 下列说法正确的是

A. 涩味药功效凉、重、润、浮等,一般能医治血病、赤巴病、皮肤粗糙等

B. 涩味药中除了诃子、毛诃子外,一般对培根病和隆病有害

C. 咸味药功效润、重、温,能使身体坚实,有疏通作用

D. 辛味药功效轻、糙、凉、锐,能医治隆病及培根

E. 辛味药除大蒜和荜茇外,服用过量能引起赤巴病、隆病、皮肤粗糙等

54. 三咸包括

A. 咸苦　　　B. 咸辛　　　C. 咸涩　　　D. 酸咸　　　E. 咸甘

55. 按药物部位配伍法正确的是

A. 草本药根配伍可治胃病　　　B. 幼苗配伍可治五脏病　　　C. 梢药配伍可治头疼

D. 外皮药配伍可治皮肤病　　　E. 核仁配伍可治肢体病

四、答　案

(一)A 型题

1. B　2. D　3. D　4. A　5. D　6. E　7. B　8. C　9. A　10. A　11. A　12. C　13. B　14. A
15. D　16. C　17. B　18. E　19. A　20. A　21. A　22. B　23. E　24. A　25. A　26. A
27. A　28. E　29. B　30. A　31. A　32. B　33. E　34. D　35. B　36. B　37. A　38. E
39. A　40. D　41. E　42. A　43. C　44. A　45. E　46. A

(二)B 型题

1. A　2. B　3. C　4. C　5. B　6. D　7. A　8. E　9. A　10. B　11. C　12. D　13. A　14. C
15. B　16. D　17. E　18. D　19. C　20. A　21. A　22. B　23. C　24. E　25. B　26. C
27. D　28. E　29. A　30. B　31. C　32. C　33. D　34. A　35. E　36. A　37. B　38. C
39. A　40. C　41. D　42. A　43. B　44. C

(三)X 型题

1. BDE　2. ABDE　3. ABCD　4. ABDE　5. ABDE　6. CD　7. ABC　8. BC　9. ABC
10. ABC　11. ABE　12. BC　13. ABC　14. BCD　15. ABC　16. BCD　17. ACE　18. ABCD
19. ABCD　20. ABC　21. ABCDE　22. ABCD　23. ABCD　24. ABCD　25. AB　26. AB
27. AB　28. AB　29. ABCD　30. ACE　31. ABD　32. AB　33. ABDE　34. ABC　35. ABCE
36. ABD　37. ABCDE　38. ABC　39. ABC　40. ABCD　41. ABCD　42. ABCE　43. ABC
44. CDE　45. ABC　46. ABC　47. ABC　48. AC　49. CD　50. ABCDE　51. ABC　52. AB
53. ABCDE　54. ABC　55. ABCDE

第五章 临床常用实验室检查

一、考试大纲

1. 白细胞计数

成人末梢血、成人静脉血、新生儿、儿童的白细胞正常值参考范围及减少和增多的临床意义

2. 白细胞分类计数

中性粒细胞、嗜酸粒细胞、嗜碱粒细胞、淋巴细胞正常值参考范围及增多和减少的临床意义。单核细胞正常值参考范围及增多的临床意义

3. 红细胞计数

男性、女性、新生儿、儿童的红细胞正常值参考范围及增多和减少的临床意义

4. 血红蛋白

男性、女性、儿童、新生儿的血红蛋白正常值参考范围及增多和减少的临床意义

5. 血小板计数

儿童、新生儿、男性、女性的血小板正常值参考范围及减少和增多的临床意义

6. 红细胞沉降率

Westergren 法男性、女性的红细胞沉降率正常值参考范围及增快和减慢的临床意义

7. 尿液酸碱度

干化学试带法晨尿、随机尿的正常 pH 值参考范围及增高和降低的临床意义

8. 尿比重

干化学试带法成人晨尿、成人随机尿、新生儿的正常值参考范围及增高和降低的临床意义

9. 尿蛋白

干化学试带法定性、定量的正常值参考范围及异常的临床意义

10. 尿葡萄糖

干化学试带法阳性的临床意义

11. 尿胆红素

干化学试带法阳性的临床意义

12. 尿隐血

试管法尿血红蛋白、尿肌红蛋白阳性的临床意义

13. 尿中白细胞

干化学试带法、镜检法、离心尿、混匀尿全自动尿有形成分分析仪法,男性、女性的正常值参考范围及增多的临床意义

14. 尿沉渣管型

透明管型、细胞管型(白细胞、红细胞、上皮细胞)、颗粒管型、蜡样管型的临床意义

15. 尿沉渣结晶

磷酸盐、草酸盐、尿酸盐、胱氨酸、酪氨酸、亮氨酸、胆红素结晶的临床意义

16. 尿酮体

阳性的临床意义

17. 尿肌酐

碱性苦味酸法男性、女性、儿童的正常值参考范围及增加和减少的临床意义

18. 尿尿酸

磷钨酸还原法的正常值参考范围及增高和减少的临床意义

19. 尿淀粉酶

碘-淀粉比色法的正常值参考范围及增高和减少的临床意义

20. 粪外观

正常人的粪便色泽、形状、影响因素及稀糊状或水样粪便、米泔水样便、黏液便、冻状便、脓血便、乳凝块便、鲜血便、柏油样粪便、白陶土便、细条便的临床意义

21. 粪隐血

阳性的临床意义

22. 粪胆原

增加和减少的临床意义

23. 粪便细胞显微镜检查

显微镜下见白细胞、红细胞、吞噬细胞、上皮细胞、真菌的临床意义

24. 丙氨酸氨基转移酶

速率法成人正常参考值及升高的临床意义

25. 天门冬氨酸氨基转移酶

速率法成人正常参考值及升高的临床意义

26. γ-谷氨酰转移酶

速率法男性、女性正常参考值及升高的临床意义

27. 碱性磷酸酶

女性(1～12岁、大于15岁)、男性(1～12岁、12～25岁、大于25岁)的正常值参考范围及增高的临床意义

28. 总蛋白、白蛋白和球蛋白

总蛋白(新生儿、成人)、白蛋白(新生儿、成人)、球蛋白、白蛋白和球蛋白比值的正常值参考范围及增高和降低的临床意义

29. 血清尿素氮

成人、婴儿、儿童的正常值参考范围及增高和降低的临床意义

30. 血肌酐

Taffe法男性、女性;苦味酸法,全血、血清(男性、女性)的正常值参考范围及增高的临床意义

31. 淀粉酶

速率法血清的正常值参考范围及增高和降低的临床意义

32. 磷酸激酶

动态法男性、女性的正常值参考范围及增高和降低的临床意义

33. 血尿酸

酶法男性、女性的正常值参考范围及增高和降低的临床意义

34. 血糖

邻甲苯胺法空腹血糖（成人、儿童）、餐后 2h 血糖的正常值参考范围及增高和降低的临床意义

35. 糖化血红蛋白

竞争免疫比浊法正常值参考范围及增高和降低的临床意义

36. 血清总胆固醇

两点终点法血清总胆固醇、胆固醇酯/总胆固醇的正常值参考范围及升高和降低的临床意义

37. 三酰甘油

一点终点法三酰甘油的正常值参考范围及增多和减少的临床意义

38. 低密度脂蛋白胆固醇

正常值参考范围及增高和降低的临床意义

39. 高密度脂蛋白胆固醇

正常值参考范围及增高和降低的临床意义

40. 乙型肝炎病毒表面抗原

阳性的临床意义

41. 乙型肝炎病毒表面抗体

阳性的临床意义

42. 乙型肝炎病毒 e 抗原

阳性的临床意义

43. 乙型肝炎病毒 e 抗体

阳性的临床意义

44. 乙型肝炎病毒核心抗原

阳性的临床意义

45. 乙型肝炎病毒核心抗体

阳性的临床意义

二、应试指南

1. 白细胞计数

正常值参考范围为成人末梢血$(4.0\sim10.0)\times10^9/L$；成人静脉血$(3.5\sim10.0)\times10^9/L$；新生儿$(15.0\sim20.0)\times10^9/L$；6 个月～2 岁儿童$(5.0\sim12.0)\times10^9/L$；减少主要见于流行性感冒、麻疹、脾功能亢进、粒细胞缺乏症、再生障碍性贫血、白血病等疾病；应用磺胺药、解热镇痛药、部分抗生素、抗甲状腺制剂、抗肿瘤药等药物；革兰阴性菌（伤寒、副伤寒）、结核分枝杆菌、病毒（风疹、肝炎）、寄生虫（疟疾）等特殊感染；放射线、化学品（苯及其衍生物）等的影响。增多主要见于月经前、妊娠、分娩、哺乳期妇女、剧烈运动、兴奋激动、饮酒、餐后等生理性增多，新生儿及婴儿明显高于成人；主要见于各种细菌感染（尤其是金葡菌、肺炎链球菌等化脓菌感染）、慢性白血病、恶性肿瘤、尿毒症、糖尿病酮症酸中毒，以及有机磷农药、催眠药等化学药的急性中毒等病理性增多。

2. 白细胞分类计数

正常值参考范围为中性粒细胞 $0.50\sim0.70(50\%\sim70\%)$；嗜酸粒细胞：$0.01\sim0.05(1\%\sim5\%)$；嗜碱粒细胞：$0\sim0.01(0\%\sim1\%)$；淋巴细胞：$0.20\sim0.40(20\%\sim40\%)$；单核细胞：$0.03\sim0.08(3\%\sim8\%)$。

（1）中性粒细胞增多

①脓肿、疖肿、扁桃体炎、阑尾炎、中耳炎等局部感染；肺炎、丹毒、败血症、猩红热、白喉、急性风湿热等全身感染。轻度感染白细胞和中性粒细胞百分率可增多；中度感染可 $>10.0\times10^9/L$；重度感染可 $>20.0\times10^9/L$，并伴明显的核左移。

②尿毒症、糖尿病酮症酸中毒、代谢性酸中毒、早期汞中毒、铅中毒；或催眠药、有机磷中毒。

③急性出血、急性溶血、手术后、恶性肿瘤、粒细胞白血病、严重组织损伤、心肌梗死和血管栓塞等。

（2）中性粒细胞减少

①伤寒、副伤寒；疟疾、布氏杆菌病、某些病毒感染（如乙肝、麻疹、流感）、血液病、过敏性休克、再生障碍性贫血、高度恶病质、粒细胞减少症或缺乏症、脾功能亢进、自身免疫性疾病。

②重金属或有机磷中毒、放射线损伤。

③抗肿瘤药、苯二氮䓬类镇静药、磺酰脲类促胰岛素分泌药、抗癫痫药、抗真菌药、抗病毒病、抗精神病药、部分非甾体抗炎药等有可能引起中性粒细胞减少。

（3）嗜酸性粒细胞增多。

①支气管哮喘、荨麻疹、药物性皮疹、血管神经性水肿、食物过敏、热带嗜酸性粒细胞增多症、血清病、过敏性肺炎等过敏性疾病。

②牛皮癣、湿疹、天疱疮、疱疹样皮炎、真菌性皮肤病、肺吸虫病、钩虫病、包虫病、血吸虫病、丝虫病、绦虫病等皮肤病与寄生虫病。

③慢性粒细胞性白血病、嗜酸性粒细胞性白血病等血液病。

④应用罗沙替丁、咪达普利，或头孢拉定、头孢氨苄、头孢呋辛纳、头孢哌酮等抗生素。

（4）嗜酸粒细胞减少

①见于伤寒、副伤寒、大手术后、严重烧伤等疾病或创伤。

②长期应用肾上腺皮质激素或促肾上腺皮质激素、坎地沙坦、甲基多巴等。

嗜碱性粒细胞

（5）嗜碱粒细胞增多。

①慢性粒细胞白血病常伴嗜碱性粒细胞增多，可达 10% 以上；或淋巴网细胞瘤、红细胞增多症、罕见嗜酸性粒细胞白血病、骨髓纤维化或转移癌等疾病。

②脾切除术后、铅中毒、铋中毒，以及注射疫苗后也可见增多。

（6）嗜碱粒细胞减少

①速发性过敏反应如荨麻疹、过敏性休克等疾病。

②见于促肾上腺皮质激素、肾上腺皮质激素应用过量及应激反应。

（7）淋巴细胞增多

①百日咳、传染性单核细胞增多症、传染性淋巴细胞增多症、结核病、水痘、麻疹、风疹、流行性腮腺炎、传染性肝炎、结核及许多传染病的恢复期。

②急、慢性淋巴细胞白血病,白血病性淋巴肉瘤等,可引起淋巴细胞计数绝对性增多;再生障碍性贫血、粒细胞缺乏症也可引起淋巴细胞百分率相对性增多。

③肾移植术后发生排斥反应时。

(8)淋巴细胞减少:多见于传染病的急性期、放射病、细胞免疫缺陷病、长期应用肾上腺皮质激素后或接触放射线等。此外,发生各种中性粒细胞增多症时,淋巴细胞相对减少。

(9)单核细胞增多

①结核、伤寒、急性传染病的恢复期、疟疾、黑热病等传染病或寄生虫病。

②单核细胞性白血病、粒细胞缺乏症恢复期。

③亚急性细菌性心内膜炎。

3. 红细胞计数

正常值参考范围男性$(4.09\sim5.74)\times10^{12}/L$;女性$(3.68\sim5.74)\times10^{12}/L$;新生儿$(6.0\sim7.0)\times10^{12}/L$;儿童$(4.0\sim4.5)\times10^{12}/L$。

(1)红细胞增多

①连续性呕吐、反复腹泻、排汗过多、休克、多汗、大面积烧伤,由于大量失水,血浆量减少,血液浓缩,使血液中的各种成分浓度相应增多,仅为一种暂时的现象。

②机体缺氧和高原生活、胎儿、新生儿、剧烈运动或体力劳动、骨髓释放红细胞速度加快等生理性增多;继发于慢性肺心病、肺气肿、高山病和肿瘤(肾癌、肾上腺肿瘤)患者病理代偿性和继发性增多;真性红细胞增多,红细胞计数可达$(7.0\sim12.0)\times10^{12}/L$。

(2)红细胞减少

①由营养不良或吸收不良引起造血物质缺乏,如慢性胃肠道疾病、酗酒、偏食等引起铁、叶酸等造血物质不足,或蛋白质、铜、维生素C不足均可致贫血。

②原发性或由药物、放射线等多种理化因素所致的再生障碍性贫血、白血病、癌症骨转移等,可抑制正常造血功能。

③红细胞破坏或丢失过多引起如先天失血或后天获得性溶血性贫血、急慢性失血性贫血、出血等。

④继发性贫血。如各种炎症、结缔组织病、内分泌病。

4. 血红蛋白

参考范围为男性$131\sim172g/L$;女性$113\sim151g/L$;儿童$120\sim140g/L$;新生儿$180\sim190g/L$。

(1)血红蛋白增多

①慢性肺源性心脏病、发绀型先天性心脏病、真性红细胞增多症、高原病和大细胞高色素性贫血等疾病。

②大量失水、严重烧伤等创伤。

③应用对氨基水杨酸钠、伯氨喹、维生素K、硝酸甘油等药物。

(2)血红蛋白减少

①血红蛋白量减少的程度与红细胞相同,见于大出血、再生障碍性贫血、类风湿关节炎,以及急、慢性肾炎所致的出血。

②血红蛋白量减少的程度比红细胞严重,见于缺铁性贫血,由慢性和反复性出血引起,如胃溃疡、胃肠肿瘤、妇女月经过多、痔疮出血等;红细胞减少的程度比血红蛋白量严重,见于大

细胞高色素性贫血,如缺乏维生素 B_{12}、叶酸的营养不良性贫血及慢性肝病所致的贫血。

5. 血小板计数

参考范围为儿童、新生儿、男性 $(100\sim300)\times10^9/L$;女性 $(101\sim320)\times10^9/L$。

(1)血小板减少

①血小板生成减少。骨髓造血功能障碍、再生障碍性贫血、各种急性白血病、骨髓转移瘤、骨髓纤维化、多发性骨髓瘤、巨大血管瘤、全身性红斑狼疮、恶性贫血、巨幼细胞性贫血。

②血小板破坏过多。特发性血小板减少性紫癜、肝硬化、脾功能亢进、体外循环等。

③血小板分布异常。脾肿大、各种原因引起的血液稀释。

④其他疾病。弥散性血管内凝血、阵发性睡眠血红蛋白尿症、某些感染(如伤寒、黑热病、麻疹、出血热多尿期前、传染性单核细胞增多症、粟粒性结核和败血症)、出血性疾病(如血友病、坏血病、阻塞性黄疸、过敏性紫癜)。

⑤用药。药物中毒或过敏引起,如氯霉素、甲砜霉素有骨髓抑制作用,可引起血小板减少;抗血小板药噻氯匹定、阿司匹林、阿加曲班,抗凝药肝素钠、依诺肝素、磺达肝癸钠也可引起血小板减少;应用某些抗肿瘤药、抗生素、磺胺药、细胞毒性药可引起血小板减少。

(2)血小板增多

①疾病。见于原发性血小板增多症、慢性粒细胞性白血病、真性红细胞增多症、多发性骨髓瘤、骨髓增生病、类白血病反应、霍奇金病、恶性肿瘤早期、溃疡性结肠炎等。

②创伤。急性失血性贫血,脾摘除术后、骨折、出血后,可见一过性血小板增多。

6. 红细胞沉降率

Westergren 法参考范围为男 $0\sim15mm/h$;女 $0\sim20mm/h$。

(1)红细胞沉降率增快

①炎症。风湿病(变态反应性结缔组织炎症)、结核病、急性细菌性感染所致的炎症。

②组织损伤及坏死。心肌梗死时于发病后 1 周可见血沉增快,并持续 $2\sim3$ 周,而心绞痛时血沉多正常。较大的手术或创伤可致血沉加速,多于 $2\sim3$ 周恢复正常。

③恶性肿瘤。迅速增长的恶性肿瘤血沉增快,而良性肿瘤血沉多正常。

④各种原因造成的高球蛋白血症。如多发性骨髓瘤、慢性肾炎、肝硬化、系统性红斑狼疮、巨球蛋白血症、亚急性细菌性心内膜炎、贫血、高胆固醇血症。

(2)红细胞沉降率减慢:主要见于红细胞数量明显增多及纤维蛋白原含量明显降低时,如相对性及真性红细胞增多症及弥散性血管内凝血(DIC)晚期。

7. 尿液酸碱度

干化学试带法参考范围为晨尿 pH 值 $5.5\sim6.5$;随机尿 pH 值 $4.5\sim8$。

(1)尿液酸碱度增高

①疾病。代谢性或呼吸性碱中毒、高钾血症、感染性膀胱炎、长期呕吐、草酸盐和磷酸盐结石、肾小管性酸中毒。

②用药。应用碱性药物,如碳酸氢钠、乳酸钠、氨丁三醇等,使尿液 pH 值增高。

(2)尿液酸碱度降低:

①疾病。代谢性或呼吸性酸中毒、糖尿病酮症酸中毒、痛风、尿酸盐和胱氨酸结石、尿路结核、肾炎、失钾性的代谢性碱中毒、严重腹泻及饥饿状态。

②用药。应用酸性药物,如维生素 C、氯化铵等,使尿液 pH 值降低。

8. 尿比重

干化学试带法参考范围为成人晨尿 1.015～1.025；成人随机尿 1.003～1.030（一般为 1.010～1.025）；新生儿 1.002～1.004。

(1)尿比重增高：急性肾小球肾炎、心力衰竭、糖尿病、蛋白尿、高热、休克、腹水、周围循环衰竭、泌尿系统梗阻、妊娠中毒症或脱水等。

(2)尿比重降低：慢性肾炎、慢性肾功能不全、慢性肾盂肾炎、肾小球损害性疾病、急性肾衰多尿期、尿毒症多尿期、结缔组织病、尿崩症、蛋白质营养不良、恶性高血压、低钙血症，以及肾性或原发性、先天性或获得性肾小管功能异常等。

9. 尿蛋白

干化学试带法参考范围，定性为阴性或弱阳性，定量为＜100mg/L；＜150mg/24h。

(1)肾小球性蛋白尿：见于急性和慢性肾小球肾炎、肾盂肾炎、肾病综合征、肾肿瘤、糖尿病肾小球硬化症、狼疮性肾炎、过敏性紫癜性肾炎、肾动脉硬化、肾静脉血栓形成、心功能不全等。尿蛋白通常＜3g/24h，但也可达到＜20g/24h（肾病综合征）。

(2)肾小管性蛋白尿：通常以低分子量蛋白质为主（β-微球蛋白），常见于活动性肾盂肾炎、间质性肾炎、肾小管性酸中毒、肾小管重金属（汞、铅、镉）损伤。

(3)混合性蛋白尿：肾小球、肾小管同时受损。见于慢性肾炎、慢性肾盂肾炎、肾病综合征、糖尿病肾病、狼疮性肾炎等。

(4)溢出性蛋白尿：肾脏正常，而血液中有多量异常蛋白质。见于多发性骨髓瘤、原发性巨球蛋白血症出现的最初一周蛋白尿、骨骼肌严重损伤及大面积心肌梗死时的肌红蛋白尿。

(5)药物肾毒性蛋白尿：应用氨基糖苷类抗生素（庆大霉素）、多肽类抗生素（多黏菌素）、抗肿瘤药（甲氨蝶呤）抗真菌药（灰黄霉素）、抗精神病药（氯丙嗪）等。

10. 尿葡萄糖

干化学试带法参考范围，定性为阴性。尿葡萄糖（阳性）见于：

(1)疾病：内分泌疾病、糖尿病可出现高血糖和糖尿；垂体和肾上腺疾病如肢端肥大症，肾上腺皮质功能亢进，功能性 α、β 细胞胰腺肿瘤，甲状腺功能亢进；心肌梗死、肥胖、肝脏疾病、糖原累积症、胰腺炎、肿瘤、膀胱囊性纤维化等也可见。

(2)饮食性糖尿：健康人短时间内过量进食糖类，妊娠末期或哺乳期妇女可有一过性生理性糖尿。

(3)暂时性和持续性糖尿：暂时性糖尿见于剧烈运动后、头部外伤、脑出血、癫痫发作、各种中毒、肾上腺皮质激素用量过大等；而持续性糖尿多见于原发性糖尿病、甲状腺功能亢进、内分泌疾病、嗜铬细胞瘤等。

(4)其他：烧伤、感染、骨折、应用药物（肾上腺皮质激素、口服避孕药、蛋白同化激素）引起尿糖阳性。

11. 尿胆红素

干化学试带法参考范围，定性为阴性。阳性尿胆红素多见于：

(1)肝细胞性黄疸：病毒性肝炎、肝硬化、酒精性肝炎、药物性肝损伤。

(2)阻塞性黄疸：如化脓性胆管炎、胆囊结石、胆道肿瘤、胰腺肿瘤、原发性肝癌、手术创伤所致的胆管狭窄等。尿液中出现胆红素，通常提示肝胆阻塞，观察尿色和震荡后尿泡沫均可呈深黄色；急性病毒性肝炎或药物性诱导的胆汁淤积，尿胆红素阳性常出现于黄疸之前。

12. 尿隐血

尿血红蛋白试管法阴性；尿肌红蛋白试管法阴性。

(1)尿血红蛋白阳性

①创伤如心瓣膜手术、严重烧伤、剧烈运动、肌肉和血管组织严重损伤、经尿道前列腺切除术等。

②阵发性血红蛋白尿及引起血尿的疾病如肾炎、肾结石、肿瘤、感染、疟疾。

③微血管性溶血性贫血，溶血性尿毒症，肾皮质坏死。

④应用阿司匹林、磺胺药、伯氨喹、硝基呋喃类、万古霉素、卡那霉素、吲哚美辛、他汀类调节血脂药、秋水仙碱、吡罗昔康等。

(2)尿肌红蛋白阳性

①创伤。挤压综合征、电击伤、烧伤、手术创伤及痉挛。

②原发性肌肉疾病。肌肉萎缩、皮肌炎及多发性肌炎、肌营养不良。

③局部缺血性肌红蛋白尿。心肌梗死、动脉阻塞。

④代谢性疾病。肌糖原累积病、糖尿病酸中毒。

⑤中毒。酒精、药物(两性霉素、海洛因、巴比妥类)中毒。

13. 尿中白细胞

干化学试带法测试为阴性，镜检法测试为正常人混匀一滴尿 WBC 0~3/HP；离心尿为WBC0~5/HP；混匀尿全自动尿有形成分分析仪法为男性 WBC 0~12/μl，女性 WBC 0~26/μl。

尿中白细胞增多见于泌尿系统感染、慢性肾盂肾炎、膀胱炎、前列腺炎，女性白带混入尿液时，也可发现较多的白细胞。另由药品所致的过敏反应，尿中会出现多量嗜酸性粒细胞。

14. 尿沉渣管型

镜检法参考范围为 0 或偶见 0~1/HP。

(1)急性肾小球肾炎可见较多透明管型及颗粒管型，还可见红细胞管型。

(2)慢性肾小球肾炎可见较多细、粗颗粒管型，也可见透明管型，偶见脂肪管型、蜡样管型和宽大管型。

(3)肾病综合征常见有脂肪管型，容易见细、粗颗粒管型，也可见有透明管型。

(4)急性肾盂肾炎少见有白细胞管型，偶见有颗粒管型。

(5)慢性肾盂肾炎可见较多白细胞管型、粗颗粒管型。

15. 尿沉渣结晶

正常的尿液中有少量磷酸盐、草酸盐和尿酸盐等结晶。

(1)磷酸盐结晶常见于 pH 碱性的感染尿液。

(2)大量的尿酸和尿酸盐结晶提示核蛋白更新增加，特别是在白血病和淋巴瘤的化疗期间，如发现有 X 线可透性结石并伴血清尿酸水平增高，则为有力的证据。

(3)尿酸盐结晶常见于痛风。

(4)大量的草酸盐结晶提示严重的慢性肾病，或乙二醇、甲氧氟烷中毒。草酸盐尿增加提示有小肠疾病及小肠切除后食物中草酸盐吸收增加。

(5)胱氨酸结晶可见于胱氨酸尿的患者，某些遗传病、肝豆状核变性可伴随有胱氨酸结石。

(6)酪氨酸和亮氨酸结晶常见于有严重肝病的患者尿液中。

(7)胆红素结晶见于黄疸、急性肝萎缩、肝癌、肝硬化、磷中毒等患者的尿液中;脂肪醇结晶见于膀胱尿潴留、下肢麻痹、慢性膀胱炎、前列腺增生、慢性肾盂肾炎患者的尿液中。

(8)服用磺胺药、氨苄西林、巯嘌呤、扑痫酮等药,可出现结晶尿。

16. 尿酮体定性参考范围为阴性。尿酮体增高多见于:

①非糖尿病酮尿。婴儿、儿童急性发热,伴随呕吐、腹泻中毒,常出现酮尿;新生儿如有严重酮症酸中毒应疑为遗传性代谢性疾病;酮尿也可见于寒冷、剧烈运动后紧张状态、妊娠期、低糖性食物、禁食、呕吐、甲状腺功能亢进、恶病质、麻醉后、糖原累积病、活动性肢端肥大症及生长激素、肾上腺皮质激素、胰岛素分泌过度等。另外,伤寒、麻疹、猩红热、肺炎等疾病及三氯甲烷、乙醚、磷中毒也可见尿酮体阳性反应。

②糖尿病酮尿。糖尿病尚未控制或未曾治疗,持续出现酮尿提示有酮症酸中毒,尿液中排出大量酮体,常早于血液中酮体的升高。严重糖尿病酮症时,尿液中酮体可达 6g/24h。

17. 尿肌酐

碱性苦味酸法参考范围为男性 8.8～17.6mmol/24h;女性 7.0～15.8mmol/24h;儿童 8.8～13.2mmol/24h。

(1)尿肌酐增加

①内分泌与代谢系统疾病。肢端肥大症、糖尿病、甲状腺功能减退等。

②消耗性疾病。伤寒、斑疹伤寒、破伤风等。

(2)尿肌酐减少

①疾病。严重进行性肌萎缩、进行性肌营养不良、贫血、瘫痪、进行性肾病、硬皮病、甲状腺功能亢进等。

②其他。碱中毒、肾衰竭等。

18. 尿尿酸

磷钨酸还原法参考范围为 2.4～5.4mmol/24h。

(1)尿尿酸增高:生理性增高见于食用高嘌呤食物、木糖醇摄入过多、剧烈运动、禁食。

①疾病。痛风,或组织大量破坏、核蛋白分解过度,如肺炎、子痫等。

②核蛋白代谢增强。如粒细胞性白血病、骨髓细胞增生不良、溶血性贫血、恶性贫血、红细胞增多症、甲状腺功能亢进、一氧化碳中毒、牛皮癣等。

③用药。肾小管重吸收障碍,如肝豆状核变性,或使用促肾上腺皮质激素(ACTH)与肾上腺皮质激素,此类疾病血尿酸减少,尿尿酸增多。

(2)尿尿酸减少

①疾病。肾功能不全、痛风发作前期。

②饮食。高糖、高脂肪饮食。

19. 尿淀粉酶

碘—淀粉比色法正常值参考范围为 100～1200U。

(1)尿淀粉酶增高

①急性胰腺炎发作期尿淀粉酶活性上升稍晚于血清淀粉酶,且维持时间稍长。

②疾病。胰头癌、流行性腮腺炎、胃溃疡穿孔也可见尿淀粉酶上升。

(2)尿淀粉酶减少:见于重症肝病、严重烧伤、糖尿病等。

20. 粪外观

正常人的粪便色泽为黄褐色,婴儿为黄色,均为柱状软便。

(1)稀糊状或水样粪便:见于各种肠道感染性或非感染性腹泻,或急性胃肠炎;若出现大量的黄绿色稀便并含有膜状物则应考虑伪膜性肠炎;大量稀水便也可见于艾滋病患者肠道孢子虫感染。

(2)米泔水样便:见于霍乱、副霍乱等。

(3)黏液便:见于小肠炎症(黏液混于粪便中)、大肠炎症(黏液附着于粪便表面)。

(4)冻状便:主要见于过敏性肠炎、慢性菌痢等。

(5)脓血便主要见于细菌性痢疾、溃疡性结肠炎、直肠或结肠癌、阿米巴痢疾(以血为主,呈暗红果酱色)。

(6)乳凝块便:为脂肪或酪蛋白消化不良的表现,常见于儿童消化不良。

(7)鲜血便:主要见于痔疮、肛裂、息肉等下消化道出血等。

(8)柏油便:黑色有光泽,为上消化道出血(>50ml)后,红细胞被消化液消化所致,如粪便隐血强阳性,可确定为上消化道出血等。

(9)白陶土便:见于各种病因的阻塞性黄疸。

(10)细条便:主要见于直肠癌。

21. 粪隐血

参考范围为阴性。在病理情况下,粪隐血阳性可见于:

(1)消化道溃疡:胃、十二指肠溃疡患者的隐血阳性率可达 $55\%\sim77\%$,可呈间歇性阳性,血量大但非持续性。

(2)消化道肿瘤:胃癌、结肠癌患者的隐血阳性率可达 $87\%\sim95\%$,出血量小但呈持续性。

(3)其他疾病:肠结核、克罗恩病、溃疡性结肠炎;全身性疾病如紫癜、急性白血病、伤寒、回归热、钩虫病等;对老年人则有助于早期发现消化道恶性肿瘤。

22. 粪胆原

参考范围为阳性

(1)增加:在溶血性黄疸时明显增加;也可见于阵发性睡眠性血红蛋白尿症。

(2)减少:在阻塞性黄疸时明显减少

23. 粪便细胞显微镜检查

参考范围为红细胞无,白细胞无或偶见,上皮细胞偶见,细菌见正常菌群,真菌少量,无致病寄生虫卵。

(1)白细胞增多:见于肠道炎症(常伴有脓细胞),如细菌性痢疾(以中性粒细胞增多为主)、溃疡性结肠炎、阿米巴痢疾、出血性肠炎和肠道反应性疾病(还可伴有嗜酸性粒细胞和浆细胞增多)。

(2)红细胞:见于痢疾、溃疡性结肠炎、结肠癌等。细菌性痢疾时常有红细胞散在,形态较完整;阿米巴痢疾时红细胞则成堆且被破坏。

(3)吞噬细胞增多:主要见于急性肠炎和痢疾(可与脓细胞同时出现)。在急性出血性肠炎,有时可见多核巨细胞。

(4)上皮细胞:为肠壁炎症的特征,如结肠炎、伪膜性肠炎。

(5)真菌:大量或长期应用广谱抗生素,引起真菌的二重感染,如白色念珠菌致病常见于菌群失调,普通酵母菌大量繁殖可致轻度腹泻。

24. 丙氨酸氨基转移酶

正常值参考范围为速率法成人＜40U/L,ALT 升高常见于以下疾病。

(1)肝胆疾病:传染性肝炎、中毒性肝炎、肝癌、肝硬化活动期、肝脓疡、脂肪肝、梗阻性黄疸、胆汁淤积或淤滞、胆管炎、胆囊炎。其中慢性肝炎、脂肪肝、肝硬化、肝癌可见 ALT 轻度上升或正常。

(2)其他疾病:急性心肌梗死、心肌炎、心力衰竭所致肝脏淤血,以及骨骼肌病、传染性单核细胞增多症、胰腺炎、外伤、严重烧伤、休克等。

(3)用药与接触化学品:服用有肝毒性的药物或接触某些化学物质,如氯丙嗪、异烟肼、奎宁、水杨酸、氨苄西林、利福平、四氯化碳、乙醇、汞、铅、有机磷等亦可使 ALT 活力上升。

25. 天门冬氨酸氨基转移酶

正常值参考范围为速率法成人＜40U/L,AST 升高常见以下疾病。

(1)心肌梗死:心梗发病后 6～8 小时后 AST 开始上升,18～24 小时后达高峰。但单纯心绞痛时,AST 正常。

(2)肝脏疾病:传染性肝炎、中毒性肝炎、肝癌、肝硬化活动期、肝脓疡、脂肪肝、梗阻性黄疸、肝内胆汁淤积或淤滞、胆管炎、胆囊炎等。在急性或轻型肝炎时,血清 AST 升高,但升高幅度不如 ALT,AST/ALT 比值＜1;如在急性病程中该比值明显升高。在慢性肝炎尤其是肝硬化时,AST 上升的幅度高于 ALT,故 AST/ALT 比值测定有助于肝病的鉴别诊断。

(3)其他疾病:进行性肌营养不良、皮肌炎、肺栓塞、肾炎、胸膜炎、急性胰腺炎、钩端螺旋体病、肌肉挫伤、坏疽、溶血性疾病。

(4)用药:服用有肝毒性的药物时,具体与 ALT 类同。

26. γ-谷氨酰转移酶

正常参考值范围为速率法男性≤50U/L;女性≤30U/L,r-GT 升高见于:

(1)肝胆疾病:肝内或肝后胆管梗阻者血清 γ-GT 上升最高,可达正常水平的 5～30 倍,γ-GT 对阻塞性黄疸性胆管炎、胆囊炎的敏感性高于碱性磷酸酶,原发性或继发性肝炎患者的 γ-GT 水平也高,且较其他肝脏酶类上升显著;传染性肝炎、脂肪肝、药物中毒者的 γ-GT 中度升高,一般为正常参考值的 2～5 倍;酒精性肝硬化、大多数嗜酒者 γ-GT 可升高。慢性肝炎、肝硬化 γ-GT 持续升高,提示病情不稳定或有恶化趋势;而逐渐下降,则提示肝内病变向非活动区域移行。原发性肝癌时,血清 γ-GT 活性显著升高,特别在诊断恶性肿瘤有无肝转移和肝癌术后有无复发时,阳性率可达 90%。

(2)胰腺疾病:急、慢性胰腺炎,胰腺肿瘤可达参考上限的 5～15 倍。囊纤维化(胰纤维性囊肿瘤)伴有肝并发症时 γ-GT 可升高。

(3)其他疾病:脂肪肝、心肌梗死、前列腺肿瘤。

(4)用药:抗惊厥药苯妥英钠、镇静药苯巴比妥或乙醇常致 γ-GT 升高。

27. 碱性磷酸酶

正常值参考范围为速率法女性 1～12 岁＜500U/L,大于 15 岁 40～150U/L;男性 1～12 岁＜500U/L,12～15 岁＜750U/L,大于 25 岁 40～150U/L。碱性磷酸酶升高见于:

(1)肝胆疾病:阻塞性黄疸、胆道梗阻、结石、胰头癌、急性或慢性黄疸性肝炎、肝癌、肝外阻塞。

(2)骨骼疾病:骨损伤、骨疾病、变形性骨炎症(Paget 病),使成骨细胞内有高度的 ALP 释放入血,如纤维骨炎、骨折恢复期、佝偻病、骨软化症、成骨不全等,因为 ALP 生成亢进,血清 ALP 升高。

(3)用药:羟甲戊二酰辅酶 A 还原酶抑制剂(他汀类血脂调节药)的不良反应,可导致 ALP 升高。

28. 总蛋白、白蛋白和球蛋白

总蛋白(TP)双缩脲法正常值参考范围为:新生儿 46~70g/L;成人 60~80g/L。白蛋白溴甲酚氯法参考范围为:新生儿 28~44g/L;成人 35~55g/L。球蛋白:20~30g/L。A/G 比值为 1.5~2.5:1。

(1)血清总蛋白增高

①各种原因脱水所致的血液浓缩,如呕吐、腹泻、休克、高热、肾上腺皮质功能减退等。

②血清蛋白合成增加,如多发性骨髓瘤、巨球蛋白血症等。

(2)血清总蛋白降低

①各种原因引起的血清蛋白质丢失和摄入不足,如营养不良、消化吸收不良。

②血清水分增加,可导致总蛋白浓度相对减少,如水钠潴留或静脉应用过多的低渗溶液。

③患有多种慢性消耗性疾病,如结核、肿瘤、急性大出血、严重烧伤、甲状腺功能亢进、慢性肾脏病变、肾病综合征、胸腹腔积液、肝功能障碍、蛋白质合成障碍。

血清总蛋白的参数常与白蛋白、球蛋白及血清蛋白电泳等指标综合分析。

(3)白蛋白浓度降低

①营养不良。摄入不足、消化吸收不良。

②消耗增加。多种慢性疾病,如结核、恶性肿瘤、甲状腺功能亢进;或蛋白丢失过多,如急性大出血、严重烧伤、慢性肾脏病变。

③合成障碍。主要是肝功能障碍,若持续低于 30g/L,则提示有慢性肝炎或肝硬化。

(4)人血白蛋白浓度增高,见于严重失水而致的血浆浓缩。

(5)血清球蛋白增高

①炎症或慢性感染性疾病。如结核、疟疾、黑热病、麻风病、血吸虫病、肝炎、亚急性心内膜炎。

②自身免疫性疾病。风湿热、红斑狼疮、类风湿关节炎、肝硬化。

③骨髓瘤和淋巴瘤、原发性巨球蛋白血症。

(6)血清球蛋白浓度降低,主要是合成减少。

①生理性减少。出生后至 3 岁。

②免疫功能抑制。如应用肾上腺皮质激素和免疫抑制剂。

③低 γ-球蛋白血症。

(7)A/G 比值减少见于

①A/G 比值小于 1,提示有慢性肝炎、肝硬化、肝实质性损害、肾病综合征。

②急性肝炎早期,白蛋白量可不变或稍低,γ-球蛋白量轻度增多,所以血清总蛋白量可以不变。此时白蛋白量仍高于球蛋白,因此 A/G 比值仍可正常。

29. 血清尿素氮

正常值参考范围为速率法成人 3.2~7.1mmol/L;婴儿、儿童 1.8~6.5mmol/L。

(1)肾脏疾病:慢性肾炎、严重的肾盂肾炎等。肾功能轻度受损时,尿素氮检测值可无变化。当此值高于正常时,说明有效肾单位的 60%～70% 已受损害。因此,尿素氮测定不能作为肾病早期肾功能的测定指标,但对肾功能衰竭,尤其是氮质血症的诊断有特殊的价值。

(2)泌尿系统疾病:泌尿道结石、肿瘤、前列腺疾病使尿路梗阻等引起尿量显著减少或尿闭时,也可造成血清尿素氮检测值增高(肾后性氮质血症)。

(3)其他:脱水,高蛋白饮食,蛋白质分解代谢增高,水肿,腹水,胆道手术后,上消化道出血,妊娠后期妇女,磷、砷等化学中毒等,心输出量减少或继发于失血或其他原因所致的肾脏灌注下降均会引起 BUN 升高(肾前性氮质血症)。

(4)血清尿素氮降低:急性肝萎缩、中毒性肝炎、类脂质肾病等。

30. 血肌酐

Taffe 法正常值参考范围为男性 $62～115\mu mol/L$;女性 $53～97\mu mol/L$;苦味酸法全血 $88.4～176.8\mu mol/L$;血清男性 $53～106\mu mol/L$;女性 $44～97\mu mol/L$。血肌酐增高则是:

(1)肾脏疾病:急慢性肾小球肾炎、肾硬化、多囊肾、肾移植后的排斥反应等,尤其是慢性肾炎者,血肌酐(Cr)越高,预后越差。

(2)其他:休克、心力衰竭、肢端肥大症、巨人症、失血、脱水、剧烈活动。

血肌酐检测值增高主要见于急、慢性肾小球肾炎等肾脏疾病。当上述疾病造成肾小球滤过功能减退时,由于肾的储备力和代偿力还很强,所以,在早期或轻度损害时,血中肌酐浓度可以表现为正常,仅当肾小球滤过功能下降到正常人的 30%～50% 时,血中肌酐数值才明显上升。在正常肾血流条件下,血肌酐 $176～355\mu mol/L$。时,提示有中度至严重肾损害。血肌酐和尿素氮同时测定更有意义,如两者同时增高,表示肾功能已受到严重的损害。

31. 淀粉酶

速率法正常值参考范围为血清 $80～220U/L$。

(1)淀粉酶增高:血清淀粉酶活性测定主要用于急性胰腺炎的诊断,急性胰腺炎发病后 2～12h,血清淀粉酶开始升高,12～72h 达到高峰,3～4 日恢复正常。血清淀粉酶升高尚可见于急性腮腺炎、胰腺脓肿、胰腺损伤、胰腺肿瘤引起的胰腺导管阻塞、肾功能不全、肺癌、卵巢癌、腮腺损伤、胆囊炎、消化性溃疡穿孔、肠梗阻、腹膜炎、急性阑尾炎、异位妊娠破裂、创伤性休克、大手术后、酮症酸中毒、肾移植后、肺炎、急性酒精中毒等。

(2)淀粉酶降低:肝癌、肝硬化、糖尿病等。

淀粉酶、血清脂肪酶、胰凝乳蛋白酶的联合测定可提高对急性胰腺炎诊断的特异性和准确性。同时测定淀粉酶清除率及肌酐清除率并计算其比值也可提高对急性胰腺炎诊断的敏感性和特异性。

32. 磷酸激酶

动态法正常值参考范围为男性 $25～200U/L$;女性 $25～170U/L$。

(1)磷酸激酶增高

①心肌梗死(心肌缺血、心内膜下心肌梗死)、病毒性心肌炎。

②进行性肌肉营养不良发作期、各种肌肉损伤、挤压综合征、多发性肌炎、手术后、剧烈运动或反复肌内注射。

③脑梗死、急性脑外伤、酒精中毒、惊厥、癫痫、甲状腺功能减退等。

④服用羟甲戊二酰辅酶 A 还原酶抑制剂(他汀类药),或他汀类和贝丁酸类药联合应用可增加发生肌病的危险,表现为 CPK 升高。

（2）磷酸激酶降低：肝硬化等。

33. 血尿酸

酶法参考范围为男性 180～440μmol/L；女性 120～320μmol/L。

（1）血尿酸增高：食用高嘌呤食物、木糖醇摄入过多、剧烈运动、禁食。

①痛风、高尿酸血症、急慢性肾炎、肾结核、肾积水、紫癜、多发性骨髓炎、重症肝炎等。

②粒细胞性白血病、骨髓细胞增生不良、溶血性贫血、恶性贫血、红细胞增多症、甲状腺功能亢进、一氧化碳中毒、牛皮癣等。

③用药。氯仿、四氯化碳、铅中毒，或服用非甾体抗炎药（阿司匹林、贝诺酯）、利尿药（氢氯噻嗪、甲氯噻嗪、贝美噻嗪、苄噻嗪、阿佐塞米、托拉塞米、依他尼酸）、抗高血压药（利舍平、喷布洛尔、替米沙坦、氯沙坦、二氮嗪）、胰岛素、免疫抑制药（环孢素、巯嘌呤、麦考酚吗乙酯、他克莫司、西罗莫司）、抗结核药（吡嗪酰胺、乙胺丁醇）和维生素（维生素 C、维生素 D，）等，因减少尿酸排泄而引起高尿酸血症。

（2）血尿酸减少

①恶性贫血、范科尼综合征。

②高糖、高脂肪饮食。

34. 血糖

空腹血糖、餐后 2 两小时血糖的正常值参考范围邻甲苯胺法为空腹血糖成人 3.9～6.1mmol/L（70～110mg/dl），儿童 3.3～5.5mmol/L（60～100mg/dl）；餐后 2 小时血糖小于 7.8mmol/L（140mg/dl）。

（1）血糖增高

①胰岛素功能低下。胰岛素分泌不足的糖尿病、高血糖。

②导致血糖升高的激素分泌增多。嗜铬细胞瘤、肾上腺素皮质功能亢进（库欣综合征）、腺垂体功能亢进（肢端肥大症）、甲状腺功能亢进、巨人症、胰高血糖素瘤等。

③其他疾病。颅内压增高、颅内出血、重症脑炎、颅脑外伤、妊娠呕吐、脱水、全身麻醉、情绪紧张。

④用药。服用一些影响糖代谢的药物，可引起一过性的血糖升高，如肾上腺糖皮质激素（泼尼松、泼尼松龙、甲泼尼松、去炎松、氢化可的松、地塞米松）可调节糖代谢，在中长程应用时可出现多种代谢异常，包括高血糖；甲状腺激素（左甲状腺素钠、碘塞罗宁钠）可使胰岛素水平下降；利尿药（呋塞米、依他尼酸、氢氯噻嗪）可抑制胰岛素释放，使糖耐量降低，血糖升高或尿糖阳性；加替沙星可致严重或致死性低血糖或高血糖；非甾体抗炎药（阿司匹林、吲哚美辛、阿西美辛等）偶可引起高血糖；抗精神病药（氯氮平、奥氮平、喹硫平、阿立哌唑、利培酮、齐拉西酮、氯丙嗪、奋乃进、三氟拉嗪等）可引起葡萄糖调节功能异常，包括诱发糖尿病、加重原有糖尿病和导致糖尿病酮症酸中毒。

（2）血糖降低

①胰岛素分泌过多。胰岛素 β 细胞瘤。

②导致血糖升高的激素分泌减退。肾上腺素皮质功能减退（艾迪生病）、腺垂体功能减退、甲状腺功能减退等。

③其他病症。长期营养不良、肝癌、重症肝炎、糖原积累病、酒精中毒、妊娠、饥饿、剧烈运动等。

④用药。应用磺酰脲类促胰岛素分泌药过量,或单胺氧化酶抑制药、血管紧张素转换酶抑制药、β-受体阻断药、奥曲肽等药联合应用。贫血、红细胞更新率增加等。

35.糖化血红蛋白

竞争免疫比浊法正常值参考范围为 4.8%~6.0%。

(1)糖化血红蛋白增高:糖尿病、高血糖。

(2)糖化血红蛋白降低:贫血、红细胞更新率增加等。

36.血清总胆固醇

两点终点法正常值参考范围为 3.1~5.7mmol/L,胆固醇酯/总胆固醇 0.60~0.75。

(1)血清总胆固醇升高

①粥样硬化斑块、动脉硬化、冠状动脉粥样硬化性心脏病及高脂血症等。

②肾病综合征、慢性肾炎肾病期、类脂性肾病糖尿病、甲状腺功能减退、胆道梗阻、饮酒过量、急性失血及家族性高胆固醇血症。糖尿病特别是并发糖尿病昏迷时,几乎都有总胆固醇升高。胆总管阻塞时,总胆固醇增高且伴有黄疸,但胆固醇酯与总胆固醇的比值仍正常。

③服用避孕药、甲状腺激素、皮质激素、抗精神病药(如氯氮平)可影响胆固醇水平。

(2)血清总胆固醇降低

①甲状腺功能亢进、严重肝衰竭、溶血性贫血、感染和营养不良性肝坏死、肝硬化时,血清总胆固醇降低,胆固醇酯与总胆固醇的比值也降低。

②如再生障碍性贫血、溶血性贫血、缺铁性贫血等,因骨髓及红细胞合成胆固醇的功能受到影响,血清总胆固醇降低。

37.三酰甘油

一点终点法正常值参考范围为 0.56~1.70mmol/L。

(1)三酰甘油增高

①动脉粥样硬化、原发性高脂血症、家族性高三酰甘油血症。

②胰腺炎、肝胆疾病(脂肪肝、胆汁淤积)、阻塞性黄疸、皮质醇增多症、肥胖、糖尿病、糖原累积症、严重贫血、肾病综合征、甲状腺功能减退等疾病都有三酰甘油升高的现象。

③应用雌激素、甲状腺激素、避孕药可出现三酰甘油升高。

(2)三酰甘油减少:甲状腺功能亢进、甲状旁腺功能亢进、肾上腺皮质功能减退、肝功能严重障碍等。

38.低密度脂蛋白胆固醇

两点终点法正常值参考范围为 2.1~3.1mmol/L。

(1)低密度脂蛋白胆固醇增多:胆固醇增高可伴有 TG 增高,临床表现为Ⅱa 型或Ⅱb 型高脂蛋白血症,常见于饮食中含有胆固醇和饱和脂肪酸、低甲状腺素血症、血卟啉症、神经性厌食、妊娠等。

(2)低密度脂蛋白胆固醇降低:营养不良、慢性贫血、肠吸收不良、骨髓瘤、严重肝脏疾病、高甲状腺素血症、急性心肌梗死等。

39.高密度脂蛋白胆固醇

直接遮蔽法正常值参考范围为 1.2~1.65mmol/L。

(1)高密度脂蛋白胆固醇降低

①脑血管病、冠心病、高脂肪蛋白血症Ⅰ型和Ⅴ型。

②重症肝硬化、重症肝炎、糖尿病、肾病综合征、慢性肾功能不全、创伤、心肌梗死、甲状腺功能异常、尿毒症。

(2)高密度脂蛋白胆固醇增高：一般无临床意义，常与遗传有关。

40.乙型肝炎病毒表面抗原(HBeAg)

ELISA法或化学发光法呈阴性。

(1)阳性提示慢性或迁延性乙型肝炎活动期，与HBsAg感染有关的肝硬化或原发性肝癌。

(2)慢性HBsAg携带者，即肝功能已恢复正常而HBsAg尚未转阴，或HBsAg阳性持续6个月以上而患者既无乙肝症状也无ALT异常，即所谓HBsAg携带者。

41.乙型肝炎病毒表面抗体(HBsAb)

ELISA法或化学发光法呈阴性。乙型肝炎病毒表面抗体阳性见于：

①乙型肝炎恢复期，或既往曾感染过HBV，现已恢复，且对HBV具有一定的免疫力。

②接种乙肝疫苗所产生的效果。

42.乙型肝炎病毒e抗原(HBsAg)

ELISA法或化学发光法呈阴性。乙型肝炎病毒e抗原阳性见于：

①提示乙型肝炎患者的病情为活动性。在HBV感染的早期，表示血液中含有较多的病毒颗粒，提示肝细胞有进行性损害和血清具有高度传染性；若血清中HBeAg持续阳性，则提示乙型肝炎转为慢性，表明患者预后不良。

②乙型肝炎加重之前，HBeAg即有升高，有助于预测肝炎病情。

③HBsAg和HBeAg均为阳性的妊娠期妇女，可将乙型肝炎病毒传播给新生儿，其感染的阳性率为70%～90%。

43.乙型肝炎病毒e抗体(HBeAb)

ELISA法或化学发光法呈阴性。

乙型肝炎病毒e抗体阳性见于：

①HBeAg转阴的患者，即HBV部分被清除或抑制，病毒复制减少，传染性降低。

②部分慢性乙型肝炎、肝硬化、肝癌患者可检出抗-HBe。

③在HBeAg和HBsAb阴性时，如能检出HBeAb和HBcAb，也能确诊为近期感染乙型肝炎。

44.乙型肝炎病毒核心抗体(HBcAb)

ELISA法或化学发光法呈阴性。

(1)抗HBc-IgM阳性是诊断急性乙型肝炎和判断病毒复制活跃的指标，提示患者血液有较强的传染性，比HBeAg敏感得多，抗HBc-IgM阳性尚可见于慢性活动性乙型肝炎患者。

(2)抗HBc-IgM阳性，高滴度表示正在感染HBV，低滴度则表示既往感染过HBV，具有流行病学的意义。

在乙型肝炎者血液中检出乙型肝炎病毒表面抗原、e抗原、核心抗体同为阳性，在临床上称为"大三阳"；"大三阳"说明HBV在人体内复制活跃，带有传染性，如同时见AST及ALT升高，为最具有传染性的一类肝炎，应尽快隔离。

在血液中检测出乙型肝炎病毒表面抗原、e抗体、核心抗体同为阳性，在临床上称为"小三阳"。"小三阳"说明HBV在人体内复制减少，传染性小，如肝功能正常，又无症状，称为乙型肝炎病毒无症状携带者,传染性小,不需要隔离。

三、考前模拟

(一)A 型题(最佳选择题)

1. 不出现红细胞及血红蛋白增多的疾病是

A. 严重腹泻　　B. 尿崩症　　　C. 慢性肺脏、心脏疾患　　　D. 呼吸性酸中毒

E. 大面积烧伤

2. 下列哪项引起红细胞减少的组合是错误的

A. 机体缺氧-剧烈运动

B. 由营养不良或吸收不良引起造血物质缺乏-慢性胃肠道疾病

C. 原发性或由药物、放射线等多种理化因素所致的骨髓造血功能低下-再生障碍性贫血

D. 红细胞破坏或丢失过多-失血性贫血

E. 继发性贫血-各种炎症

3. 出现红细胞及血红蛋白绝对增高的疾病是

A. 尿崩症　　　B. 大面积烧伤　　　C. 慢性肺脏、心脏疾患　　　D. 严重腹泻

E. 急性大出血

4. 出现血红蛋白减少的疾病是

A. 尿崩症　　　B. 大面积烧伤　　　C. 慢性肺脏、心脏疾患　　　D. 严重腹泻

E. 出血

5. 粒细胞减少症是指

A. 白细胞总数 $<4\times10^9/L$　　　　B. 中性粒细胞数 $<0.5\times10^9/L$

C. 中性粒细胞数 $<1.5\times10^9/L$　　　D. 中性粒细胞数 $<2\times10^9/L$

E. 中性粒细胞数 $<1\times10^9/L$

6. 中性粒细胞增多最常见的原因是

A. 广泛的组织损伤　　B. 剧烈运动　　C. 急性中毒　　D. 急性溶血

E. 急性感染

7. 急性失血时血象最早的变化是

A. 血红蛋白降低　　B. 血压下降　　C. 白细胞数升高　　D. 血小板增高

E. 血小板减少

8. 白细胞减少最常见的原因是

A. 脾功能亢进　　B. 剧烈运动　　C. 急性中毒　　D. 急性溶血

E. 广泛的组织损伤

9. 嗜酸性粒细胞减少最常见的原因是

A. 脾功能亢进　B. 剧烈运动　　C. 急性中毒　　D. 急性溶血　　E. 严重烧伤

10. 嗜酸性粒细胞增多最常见的原因是

A. 支气管哮喘　B. 伤寒　　　C. 急性中毒　　D. 急性溶血　　E. 严重烧伤

11. 嗜碱性粒细胞增多最常见的原因是

A. 支气管哮喘　B. 脾切除术后　C. 急性中毒　　D. 急性溶血　　E. 严重烧伤

12. 嗜碱性粒细胞减少最常见的原因是

A. 脾功能亢进　　B. 急性中毒　　　C. 过敏性休克　　　D. 急性溶血　　　　E. 严重烧伤

13. 引起中性粒细胞减少的是

A. 尿毒症　　　B. 慢性粒细胞白血病　　　C. 急性溶血　　　D. 钩虫病　　　E. 急性大出血

14. 血小板减少最常见的原因是

A. 尿毒症　　　　B. 脾切除术后　　　　C. 脾功能亢进　　　　D. 钩虫病

E. 再生障碍性贫血

15. 血小板增多最常见的原因是

A. 尿毒症　　　　B. 慢性粒细胞白血病　　　　C. 急性溶血　　　D. 钩虫病

E. 急性大出血

16. 不是血沉加快的主要原因的是

A. 炎症　　　　B. 风湿病　　　C. 红细胞增多　　D. 血脂增高　　　E. 恶性肿瘤

17. 临床常用于观察风湿热及结核有无活动的参考指标是

A. 血压明显增高　　　B. 血小板减少　　C. 血小板增多　　D. 血沉增快

E. 血红蛋白降低

18. 尿液酸度增高见于

A. 膀胱炎　　　B. 痛风　　　C. 代谢性碱中毒　　　D. 呼吸性碱中毒

E. 肾小管性酸中毒

19. 多发性骨髓瘤患者可出现

A. 肾小球性蛋白尿　　　B. 肾小管性蛋白尿　　　C. 混合性蛋白尿　　　D. 溢出性蛋白尿

E. 药物肾毒性蛋白尿

20. 心功能不全患者可出现

A. 肾小球性蛋白尿　　　B. 肾小管性蛋白尿　　　C. 混合性蛋白尿　　　D. 溢出性蛋白尿

E、药物肾毒性蛋白尿

21. 间质性肾炎患者可出现

A. 肾小球性蛋白尿　　　B. 肾小管性蛋白尿　　　C. 混合性蛋白尿　　　D. 溢出性蛋白尿

E. 药物肾毒性蛋白尿

22. 糖尿病肾病患者可出现

A. 肾小球性蛋白尿　　　B. 肾小管性蛋白尿　　　C. 混合性蛋白尿　　　D. 溢出性蛋白尿

E. 药物肾毒性蛋白尿

23. 患者应用庆大霉素可出现

A. 肾小球性蛋白尿　　　B. 肾小管性蛋白尿　　　C. 混合性蛋白尿　　　D. 溢出性蛋白尿

E. 药物肾毒性蛋白尿

24. 正常成人普通饮食时尿比重为

A. 1.010　　　　B. 1.020　　　　C. 1.015～1.025　　D. 1.010～1.025　　E. 1.015～1.020

25. 尿胆红素阳性见于

A. 肝脓肿　　　B. 病毒性肝炎　　C. 急性溶血　　　D. 钩虫病　　　　E. 急性大出血

26. 血红蛋白尿见于

A. 地中海贫血　　B. 肾结核　　　C. 严重烧伤　　　D. 血友病　　　　E. 膀胱炎

27. 肌红蛋白尿见于

A. 地中海贫血　B. 肾结核　　　C. 尿毒症　　　　D. 血友病　　　E. 糖尿病酸中毒

28. 慢性肾盂肾炎患者尿液中可出现

A. 透明管型　　B. 白细胞管型　C. 细菌管型　　　D. 蜡样管型　　E. 脂肪管型

29. 急性肾小球肾炎患者尿中可出现

A. 上皮细胞管型　　B. 红细胞管型　　　C. 肾衰竭管型　　D. 脂肪管型

E. 蜡样管型

30. 肾病综合征患者尿中常见的管型是

A. 透明管型　　B. 细菌管型　　C. 脂肪管型　　　D. 蜡样管型　　E. 红细胞管型

31. 尿酮体增高多见于

A. 甲状腺机能亢进　　B. 发热　　C. 剧烈运动后　　D. 严重烧伤　　E. 膀胱炎

32. 尿肌酐增高多见于

A. 甲状腺功能亢进　　B. 甲状腺功能减退　　C. 剧烈运动后　　D. 严重烧伤

E. 伤寒

33. 尿酸增高多见于

A. 甲状腺功能亢进　　B. 甲状腺功能减退　　C. 肝炎　　D. 严重烧伤　　E. 痛风

34. 尿淀粉酶增高多见于

A. 甲状腺功能亢进　　B. 甲状腺功能减退　　C. 肝炎　　D. 胰腺炎　　E. 痛风

35. 肠道感染时粪便为

A. 黄褐色便　B. 柏油样便　　C. 绿色便　　　D. 水样便　　E. 鲜血便

36. 感染霍乱时粪便为

A. 黄褐色便　B. 米泔水样便　C. 绿色便　　　D. 水样便　　E. 鲜血便

37. 肠炎患者粪便为

A. 黏液便　　B. 米泔水样便　C. 绿色便　　　D. 水样便　　E. 鲜血便

38. 痔疮患者粪便为

A. 黏液便　　　B. 米泔水样便　C. 绿色便　　　D. 水样便　　E. 鲜血便

39. 粪便隐血试验持续呈阳性常见于

A. 消化道溃疡　B. 肠炎　　　C. 胃炎　　　　D. 胃癌　　　　E. 食用动物血

40. 阻塞性黄疸时粪便为

A. 黄褐色便　　B. 柏油样便　　C. 绿色便　　　D. 鲜血便　　E. 白陶土样便

41. 上消化道大出血时粪便为

A. 鲜血便　　　B. 黄褐色便　　C. 脓血便　　　D. 柏油样便　　E. 绿色便

42. 粪便镜检有大量白细胞常见于

A. 痔疮　　　B. 细菌性痢疾　C. 肠炎　　　　D. 直肠癌　　　E. 阿米巴痢疾

43. 尿素氮与肌酐同时升高的有

A. 慢性肾衰竭尿毒症　　B. 急性传染病　　C. 消化道出血　　D. 大面积烧伤

E. 甲状腺功能亢进

44. 下列哪项是反映肝损害的最敏感的检查指标

A. AFP(甲胎蛋白)　　B. ALT(丙氨酸氨基转移酶)　　C. AST(天门冬氨酸氨基转移酶)

D. γ-GT(γ-谷氨酰转移酶)　　E. ALP(碱性磷酸酶)

45. 当临床上怀疑急性肝炎时,应尽快做下列哪项检查

A. 血清胆红素　B. ALT　　　C. ALP　　　　D. 血清胆红素　E. 血清胆固醇

46. 血清总蛋白降低可见于

A. 结核　　　B. 发热　　　C. 剧烈运动后　　D. 多发性骨髓瘤　E. 膀胱炎

47. 白蛋白降低可见于

A. 严重腹泻　B. 发热　　　C. 剧烈运动后　　D. 严重烧伤　　E. 急性肝炎

48. 球蛋白增高可见于

A. 严重腹泻　B. 结核　　　C. 剧烈运动后　　D. 严重烧伤　　E. 心肌梗死

49. A/G 比值减少见于

A. 严重腹泻　B. 结核　　　C. 肝硬化　　　　D. 严重烧伤　　E. 心肌梗死

50. 正常成人血清尿素氮是

A. 1.8～6.5mmol/L　　B. 3.2～7.1mmol/L　　C. 4.5～7.9mmol/L

D. 3.5～7.6mmol/L　　E. 1.6～5.5mmol/L

51. 正常婴幼儿血清尿素氮是

A. 3.1～7.0mmol/L　　B. 4.5～7.3mmol/L　　C. 2.1～6.6mmol/L

D. 1.8～6.5mmol/L　　E. 3.3～7.7mmol/L。

52. 血肌酐增高见于

A. 肾小球肾炎　B. 泌尿道结石　C. 肝硬化　　　　D. 高蛋白饮食　E. 心肌梗死

53. 反映胆汁淤滞的是

A. ALT　　　B. AST　　　C. ALP　　　　D. LDH　　　E. A/G

54. 血清淀粉酶增高见于

A. 急性胰腺炎　B. 急性心肌梗死　C. 病毒性心肌炎　D. 痛风　E. 红细胞增多

55. 磷酸激酶增高见于

A. 急性胰腺炎　B. 急性心肌梗死　C. 糖尿病　D. 痛风　E. 红细胞增多

56. 血尿酸增高见于

A. 急性胰腺炎　B. 急性心肌梗死　C. 糖尿病　　D. 痛风　E. 恶性贫血

57. 成人空腹血糖正常值(邻甲苯胺法)为

A. 3.5～6.5mmol/L　　B. 3.9～6.4mmol/L　　C. 3.9～7.0mmol/L

D. 3.5～6.4mmol/L　　E. 3.9～6.1mmol/L

58. 对乙型肝炎病毒的具有保护作用的抗体是

A. HBcAb　　B. HBsAb　　C. HBeAb　　D. HBcAb-IgG　E. HBcAb-IgM

(二)B 型题(配伍选择题)

A. ALT 升高　B. AST 升高　C. γ-GT 升高　D. ALP 升高　E. ALT 轻度升高

1. 脂肪肝

2. 心肌梗死

3. 胰腺炎

4. 阻塞性黄疸

5. 传染性肝炎

A. ＜40U/L   B. ≤50U/L   C. ≤30U/L   D. ＜500U/L   E. ＜750U/L

6. 男性 γ-GT 正常值是

7. 女性 γ-GT 正常值是

8. 成人 ALT 正常值是

9. 成人 AST 正常值是

10. 1～12 岁女性 ALP 正常值是

11. 1～12 岁男性 ALP 正常值是

A. 46～70g/L   B. 60～80g/L   C. 28～44g/L   D. 35～55g/L   E. 20～30g/L

12. 新生儿白蛋白正常值是

13. 成人白蛋白正常值是

14. 成人总蛋白正常值是

15. 男性球蛋白正常值是

16. 新生儿总蛋白正常值是

A. 便中白细胞增多   B. 便中可见红细胞   C. 便中吞噬细胞增多

D. 便中可见上皮细胞   E. 便中可见真菌

17. 长期应用广谱抗生素时

18. 细菌性痢疾患者

19. 结肠炎患者

20. 急性肠炎患者

21. 溃疡性结肠炎患者

A. 血小板生成减少   B. 血小板分布异常   C. 血小板破坏过多

D. 血小板数量正常   E. 血小板形态异常

22. 再生障碍性贫血时

23. 原发性血小板减少性紫癜时

24. 脾功能亢进时

25. 脾大时

26. 急性白血病时

A. 中性粒细胞增多   B. 嗜酸粒细胞增多   C. 淋巴细胞增多   D. 单核细胞增多

E. 嗜碱粒细胞增多

27. 支气管哮喘

28. 化脓性感染

29. 水痘

30. 急性感染恢复期

A. 糖尿   B. 血红蛋白尿   C. 胆红素尿   D. 肌红蛋白尿   E. 乳糜尿

31. 心肌梗死时尿液可出现

32. 糖尿病患者可出现

33. 阻塞性黄疸时尿液可出现

34. 严重烧伤时可出现

A. 黏液脓便　　B. 果酱样便　　C. 鲜血便　　　　D. 冻状便　　　　E. 乳凝块便

35. 细菌性痢疾时可出现

36. 痔疮出血时粪便可出现

37. 阿米巴痢疾时粪便可出现

38. 乳儿消化不良时粪便可出现

39. 肠易激综合征腹痛后粪便可出现

A. 80～220U/L　B. 25～200U/L　C. 25～170U/L　　D. 180～440μmol/L

E. 120～320μmol/L

40. 女性血尿酸正常值是

41. 男性血尿酸正常值是

42. 女性磷酸激酶正常值是

43. 男性磷酸激酶正常值是

44. 女性淀粉酶正常值是

45. 男性淀粉酶正常值是

A. HBsAg(＋)、HBeAg(＋)、抗 HBc(－)、抗 HBs(－)、抗 HBe(－)

B. HBsAg(＋)、HBeAg(＋)、抗 HBc(＋)、抗 HBs(－)、抗 HBe(－)

C. HBsAg(＋)、HBeAg(－)、抗 HBc(＋)、抗 HBs(－)、抗 HBe(＋)

D. HBsAg(－)、HBeAg(－)、抗 HBc(＋)、抗 HBs(＋)、抗 HBe(－)

E. HBsAg(－)、HBeAg(－)、抗 HBc(＋)、抗 HBs(－)、抗 HBe(－)

46. 提示急性乙肝早期,HBV 复制活跃,传染性大的是

47. 提示急性或慢性乙肝,HBV 复制活跃,传染性大的是

48. 提示乙肝后期,HBV 复制减弱,传染性降低的是

49. 提示处于乙肝恢复期,并产生了保护性抗体的是

50. 提示处于乙肝恢复期,但未产生保护性抗体的是

A. 尿酸盐结晶　　B. 草酸盐结晶　　C. 胱氨酸结晶　　D. 酪氨酸和亮氨酸结晶

E. 胆红素结晶

51. 痛风病患者尿中可见

52. 严重的慢性肾病患者尿中可见

53. 胱氨酸尿的患者尿中可见

54. 严重肝病患者尿中可见

55. 肝硬化患者尿中可见

(三)X 型题(多项选择题)

1. 中性粒细胞增多见于

A. 心肌梗死　　　B. 安眠药中毒　　　C. 宫外孕大出血　　　D. 阑尾炎

E. 慢性粒细胞性白血病

2. 嗜酸性粒细胞增多见于

A. 支气管哮喘　　B. 安眠药中毒　　C. 食物过敏　　D. 银屑病

E. 慢性粒细胞性白血病

3. 属于血液浓缩导致红细胞增多的是

A. 大面积烧伤　　　B. 肺心病　　　C. 连续性呕吐　　　D. 反复腹泻

E. 先天性心脏病

4. 淋巴细胞增多可见于

A. 淋巴瘤　　　B. 传染性单核细胞增多症　　　C. 病毒性肝炎　　　D. 结核病

E. 肾移植发生排斥反应

5. 可引起单核细胞增多的是

A. 肺结核活动期　　　B. 亚急性细菌性心内膜炎　　　C. 疟疾　　　D. 急性传染病恢复期

E. 伤寒

6. 可引起中性粒细胞减少的是

A. 流行性感冒　　　B. 伤寒　　　C. 再生障碍性贫血　　　D. 磺酰尿类等药物损害

E. 脾功能亢进

7. 血小板增多可见于

A. 骨髓增生病　　B. 出血后　　C. 肝硬化　　　D. 脾切除术后　　E. 溃疡性结肠炎

8. 病理性蛋白尿的产生机制有

A. 肾小球漏出增多　　　B. 肾小管重吸收功能受损　　　C. 肾小球、肾小管同时受损

D. 血液中异常蛋白质增多　　　E. 药物肾毒性

9. 出现尿比重增高的有

A. 高热　　　B. 糖尿病　　　C. 慢性肾衰竭　　　D. 尿崩症　　　E. 心力衰竭

10. 可出现尿比重减低的有

A. 大量饮水后　　B. 糖尿病　　C. 慢性肾功能不全　　　D. 尿崩症　　E. 肾病综合征

11. 可出现尿酮体阳性的有

A. 糖尿病酮症酸中毒　　　B. 妊娠剧烈呕吐　　　C. 慢性肾炎　　　D. 禁食

E. 肾病综合征

12. 粪便中红细胞增多见于

A. 胃溃疡　　　B. 痢疾　　　C. 结肠癌　　　　D. 溃疡性结肠炎　E. 消化不良

13. 粪便中白细胞增多见于

A. 消化不良　　　B. 细菌性痢疾　　　C. 阿米巴痢疾　　　D. 上消化道出血

E. 慢性胃炎

14. 粪便隐血试验阳性常见于

A. 肠结核　　　B. 消化道出血　　C. 消化道溃疡　　　D. 直肠癌　　　E. 钩虫病

15. 血清球蛋白增高可见于

A. 慢性肝病　　　B. 炎症　　　C. 系统性红斑狼疮　　　D. 骨髓瘤

E. 自身免疫性疾病

16. 血清胆固醇增高见于

A. 糖尿病　　　B. 动脉硬化　　　C. 肾病综合征　　　D. 严重肝病

E. 甲状腺功能亢进

17. 可引起血浆尿素氮升高的有

A. 肾功能衰竭　　B. 泌尿道结石　　C. 上消化道出血　　　D. 脱水　　E. 高蛋白饮食

18. 粪便镜检有大量红细胞可见于

A. 痢疾　　B. 过敏性肠息肉　　C. 直肠癌　　D. 溃疡性结肠炎　　E. 阿米巴痢疾

19. 粪便镜检有大量白细胞可见于

A. 细菌性痢疾　　B. 过敏性肠息肉　　C. 直肠癌　　D. 溃疡性结肠炎

E. 阿米巴痢疾

20. 下列关于糖化血红蛋白的描述,哪些是正确的

A. 血红蛋白与葡萄糖的结合物　　B. 竞争免疫比浊法 4.8%～6.0%

C. 可反映患者抽血前 1～2 个月内血糖的平均综合值　　D. 一旦形成不再解离

E. 可反映患者抽血前 1～2 周内血糖的平均综合值

21. 关于乙型肝炎病毒抗 HBs 正确的是

A. 是一种保护性抗体　　B. 发病后早期出现　　C. 乙型肝炎恢复期出现

D. 可持续存在多年　　E. 注射过乙型肝炎疫苗或抗-HBs 免疫球蛋白者可阳性。

22. 关于乙型肝炎病毒 HBeAg 正确的是

A. HBeAg 持续阳性,提示肝细胞损害较重,且可转变为慢性乙型肝炎或肝硬化

B. HBeAg 持续阳性,提示乙型肝炎处于活动期

C. HBeAg 阳性,提示具有较小的传染性

D. HBeAg 可从多种乙型肝炎者的体液和分泌物中测出

E. HBeAg 阳性,提示与 HBsAg 感染有关的肝硬化或原发性肝癌

23. 尿葡萄糖阳性见于

A. 糖尿病　　B. 肾上腺皮质功能亢进　　C. 甲状腺功能亢进　　D. 心肌梗死

E. 肾炎

24. 急性肾小球肾炎可见

A. 透明管型　　B. 颗粒管型　　C. 红细胞管型　　D. 脂肪管型　　E. 蜡样管型

25. 慢性肾小球肾炎可见

A. 透明管型　　B. 颗粒管型　　C. 红细胞管型　　D. 脂肪管型　　E. 蜡样管型

26. 肾病综合征常见、易见

A. 透明管型　　B. 颗粒管型　　C. 红细胞管型　　D. 脂肪管型　　E. 蜡样管型

27. 慢性肾盂肾炎可见

A. 白细胞管型　　B. 颗粒管型　　C. 红细胞管型　　D. 脂肪管型　　E. 蜡样管型

28. 血清总胆固醇升高常见于

A. 动脉硬化　　B. 肾病综合征　　C. 甲状腺功能减退　　D. 甲状腺功能亢进

E. 过量饮酒

29. 三酰甘油增高常见于

A. 甲状腺功能亢进　　B. 动脉粥样硬化　　C. 甲状腺功能减退　　D. 胰腺炎

E. 脂肪肝

30. 低密度脂蛋白胆固醇增多常见于

A. 肾病综合征　　B. 低甲状腺素血症　　C. 慢性肾衰竭　　D. 肝脏疾病

E. 糖尿病

四、答 案

(一)A 型题

1. D 2. A 3. C 4. E 5. B 6. E 7 C 8. A 9. E 10. A 11. B 12. C 13. C 14. E
15. B 16. C 17. D 18. B 19. D 20. A 21. B 22. C 23. E 24. C 25. B 26. C
27. E 28. B 29. B 30. C 31. A 32. B 33. E 34. D 35. D 36. B 37. A 38. E
39. D 40. E 41. D 42. B 43. A 44. B 45. B 46. A 47. D 48. B 49. C 50. B
51. D 52. A 53. C 54. A 55. B 56. D 57. E 58. B

(二)B 型题

1. E 2. B 3. C 4. D 5. A 6. B 7. C 8. A 9. A 10. D 11. E 12. C 13. D 14. B
15. C 16. A 17. E 18. A 19. D 20. C 21. A 22. A 23. C 24. C 25. B 26. A
27. B 28. A 29. C 30. D 31. D 32. A 33. C 34. B 35. A 36. C 37. B 38. E
39. D 40. E 41. D 42. C 43. B 44. A 45. A 46. A 47. B 48. C 49. D 50. E
51. A 52. B 53. C 54. D 55. E

(三)X 型题

1. ABCDE 2. ACDE 3. ACD 4. ABCDE 5. ABCDE 6. ABCDE 7. ABDE 8. ABCDE
9. ABE 10. ACD 11. ABD 12. BCD 13. BC 14. ABCDE 15. ABCDE 16. ABC
17. ABCDE 18. ADE 19. ADE 20. ABCD 21. ACDE 22. ABDE 23. ABCD 24. ABC
25. ABDE 26. BD 27. AB 28. ABCE 29. BCDE 30. ABCDE

第六章 药学服务与咨询

一、考试大纲

(一)药学服务概述

1. 药学服务的基本要求：药学服务的含义、药学服务的对象、药学服务的目的、药学服务涵盖的内容

2. 从事药学服务应具备的素质：专业知识与专业技能、与患者之间的沟通、药历的撰写、药学服务中的投诉与应对

(二)药学服务的内容

1. 药学服务的主要实施内容

2. 药学服务的具体工作：处方审核、处方调剂、参与临床药物治疗等

3. 药学服务的对象和效果

(三)用药咨询服务

1. 患者用药咨询：咨询环境、方式、内容、需特别提醒的特殊情况、需要特别注意的问题

2. 医师用药咨询：提高药物治疗效果、降低药物治疗风险

3. 护士用药咨询：药物稀释容积、滴注速度、配伍禁忌

4. 公众用药咨询

二、应试指南

(一)药学服务概述

1. 药学服务的宗旨是"以人为本"。

2. 药学服务的目的是"使患者得到安全、有效、经济、合法的治疗药物，达到身心全面康复的目的，实现人类生活质量的改善和提高。"

3. 药学服务涵盖的内容

药学监护、药学干预、药学咨询、患者用药指导等。

4. 从事药学服务人员应具备的素质

(1)具备中药学、临床中药学等相关学科背景。

(2)具有中药使用管理方面的相关知识与实践。

(3)具有一定中医基础理论知识和从事临床药师工作所必需的临床实践技能。

(4)具备直接参与患者药物治疗等方面的能力。

(5)具备药学服务相关的药事管理与法规知识，以及高尚的职业道德。

5. 药历书写的内容与格式

患者基本信息、病历摘要、用药记录、用药评价。

6. 药学投诉类型

服务态度和质量、药品数量、药品质量、退药、用药后发生严重不良反应、价格异议。

7. 药学投诉应对

在对患者投诉中要注意选择合适的地点（诸如，办公室、会议室等）、选择合适的人员（通常不宜由当事人来接待患者）、接待时的举止行为要适宜（诸如，尊重、微笑）、适当的方式和语言（可采用换位思考的方式，使双方在共同的基础上达成谅解）、尊重证据的原则。

（二）药学服务的内容

1. 药学服务的主要实施内容

(1)把医疗、药学、护理有机的结合在一起，让医师、药师、护士齐心协力，共同承担医疗责任。

(2)既为患者个人服务，又为整个社会国民健康教育服务。

(3)积极参与疾病的预防、治疗和保健。

(4)指导、帮助患者合理地使用药物。

(5)协助医护人员制定和实施药物治疗方案。

(6)定期对药物的使用和管理进行科学评估。

2. 药学服务的具体工作

处方审核、处方调剂、参与临床药物治疗、治疗药物监测、药物利用研究和评价、药品不良反应监测和报告、药学信息服务、参与健康教育。

3. 药学的主要服务对象为广大群众，尤为重要的是。

(1)用药周期长的患者，或需长期或终生用药者。

(2)病情和用药复杂，患有多种疾病需同时合并应用多种药品者。

(3)特殊人群。

(4)用药效果不佳，需要重新选择药品或调整用药方案的。

(5)用药后易出现明显的不良反应。

(6)应用特殊剂型、特殊给药途径、药物治疗窗窄需做监测者。

4. 药学服务效果

(1)改善疾病或症状，如虚劳、咳嗽、口干多饮。

(2)减少和降低并发率、复发率、并发症和死亡率。

(3)缩短住院时间，减少急诊次数和住院次数。

(4)提高治疗依从性，帮助患者按时、按量、按疗程用药。

(5)预防药品不良反应的发生率，减少药源性疾病的几率。

(6)节约治疗费用，提高治疗效益/费用比值，减少医药资源的浪费。

(7)帮助提高公众的健康意识和康复的方法。

（三）用药咨询服务

1. 咨询环境

要选择紧邻门诊药房或药店大堂、标志明确、环境舒适、适当隐秘的环境，并且具有必备设备。

2. 咨询内容

(1)药品名称：包括通用名、商品名、别名。

(2)适应病证：药品适应病证与患者病情相对应。

(3)中药汤剂煎煮：如先煎、后下、吞服、烊化、另煎等。

(4)用药方法：包括口服药品的正确服用方法、服用时间和用药前的特殊提示。

(5)用药剂量：包括首次剂量、维持剂量；每日用药次数、时间间隔、疗程。

(6)服药后预计疗效及起效时间。

(7)药品的不良反应及相互作用、有否替代药物或其他疗法。

(8)药品的鉴定辨识、贮存和有效期。

(9)药品价格、报销，是否进入医疗保险报销目录等。

3. 需要特别提醒的特殊情况

(1)患者同时使用 2 种或 2 种以上含有同一成分的药品时；合并用药较多时。

(2)当患者用药后出现不良反应时；或既往有发生过不良反应史。

(3)当患者依从性不好时；或患者认为疗效不理想时或剂量不足以有效时。

(4)病情需要，处方中药品剂量超过规定剂量时(需医师双签字确认)。处方中用法用量与说明书不一致时。

(5)患者正在使用的药物中有配伍禁忌或配伍不当时。

(6)近期药品说明书有修改(如商品名、适应证、禁忌证、剂量、有效期、贮存条件)。

(7)患者所使用的药品近期发现严重或罕见的不良反应。

(8)使用需特殊贮存条件的药品，或使用临近有效期药品时。

4. 需要特别注意的问题

特殊人群(如老人、女性咨询患者)、解释的技巧、为特殊患者提供书面宣传材料、尊重患者意愿、保护患者隐私、及时回答不拖延。

5. 降低药物治疗风险

药品的不良反应、禁忌证、药物相互作用。

6. 护士用药咨询

(1)药物稀释容积：中药注射剂一般应控制在每 20～60ml 用 500ml 左右的溶媒稀释。

(2)药物的滴注速度：输液中药注射液过程中，要控制好滴速，密切观察患者反应。

(3)药物配伍禁忌：如清开灵与青霉素配伍后出现不良反应等。

7. 公共用药咨询

接收公众咨询，尤其是在常见疾病治疗、减肥、补钙、补充营养等方面给予科学的用药指导。

三、考前模拟

(一)A 型题(最佳选择题)

1. 药学服务所体现的宗旨是

A. 用药安全　　B. 经济合法　　　C. 以人为本　　　　D. 用药可控　　　　E. 用药有效

2. 在药学服务的组成中,以患者为中心,执业药师在参与药物治疗中,负责患者与用药相关的各种需求并为之承担责任的一般称为

　　A. 药学监护　　B. 药学干预　　C. 药学咨询　　D. 患者用药指导　　E. 药学管理

3. 药学服务的组成中关于普及用药知识,进行健康教育,指导合理用药的一般是

　　A. 药学监护　　B. 药学干预　　C. 药学咨询　　D. 患者用药指导　　E. 药学管理

4. 书写药历时,以下不属于用药记录的内容是

　　A. 药品名称　　B. 给药途径　　C. 既往的药史　　D. 联合用药　　E. 进食与嗜好

5. 下列注射液与0.9％氯化钠注射液配伍时,只宜现配现用的是

　　A. 苦参碱注射液　　B. 苦参素注射液　　C. 华蟾素注射液　　D. 茵栀黄注射液

　　E. 双黄连

6. 下列不宜与阿司匹林合用的药是

　　A. 山楂　　B. 山楂丸　　C. 山茱萸　　D. 六味地黄丸　　E. 煅龙骨

7. 一般每20～60ml中药注射液稀释用的溶媒应该是

　　A. 100ml　　B. 200ml　　C. 300ml　　D. 500ml　　E. 700ml

8. 下列能与鱼腥草注射液配伍使用的是

　　A. 庆大霉素　　B. 头孢拉定　　C. 阿米卡星　　D. 红霉素　　E. 氯化钠注射液

9. 关于护士用药咨询的说法中,以下说法错误的是

　　A. 在药物稀释中,5％葡萄糖注射液100ml中加入生脉注射液60ml

　　B. 关于药物的滴注速度,痰热清注射液说明书中规定控制滴数在每分钟50滴内

　　C. 清开灵注射液与青霉素配伍后应用出现不良反应,分开静脉滴注无不良反应

　　D. 刺五加注射液为刺五加经提取加工制成的灭菌水溶液,含有丁香苷、总黄酮

　　E. 滴速过快可使瞬间进入静脉的药物过多,从而引起一系列的不良反应

10. 以下属于中药临床药学工作人员最主要面对的对象是

　　A. 患者　　B. 医生　　C. 药品销售人员　　D. 药品管理人员　　E. 护士

11. 以下关于患者用药指导说法错误的是

　　A. 直接与患者及其家属交流,解答其用药疑问、介绍药物和疾病的知识

　　B. 开展用药教育的目的是提高患者正确用药、合理用药的意识

　　C. 使患者掌握药物的用法用量,合理使用药品,保证药品的安全性和有效性

　　D. 普及用药常识,进行健康教育,指导合理用药

　　E. 承接患者和医护人员有关的用药咨询,解答与用药相关的各种问题

12. 下列不属于用药记录中的内容的是

　　A. 药品名称　　B. 联合用药　　C. 进食与嗜好　　D. 既往用药史　　E. 药品不良反应

13. 关于患者咨询环境设置错误的一项是

　　A. 咨询处宜紧邻门诊药房或药店大堂的明显处,以便患者咨询相关问题

　　B. 咨询处不宜紧邻门诊药房或在药店大堂的明显处,以便保护患者的隐私

　　C. 执业药师咨询的位置应明确、显而易见,使患者可清晰看到咨询药师

　　D. 对某些特殊患者应单设一个隐秘的环境,使患者放心大胆地提问题

　　E. 咨询环境应舒适,并相对安静,较少受外界干扰,创造让患者感觉信任舒适的咨询环境

14. 执业药师承接的咨询内容不包括

A. 药品通用名、商品名、别名　　B. 药品适应病证与患者病情相对应

C. 中药汤剂煎煮　　　D. 药品不良反应与药物相互作用　　E. 药品的销售情况

15. 服用过量会导致过敏性紫癜的是

A. 关木通　　　B. 雷公藤　　　C. 甘草　　　　D. 麻黄　　　　E. 防己

16. 在下列各类型投诉中,较为敏感的是

A. 价格异议　　B. 用药后发生严重不良反应　　C. 药品质量　　D. 药品数量

E. 服务态度

17. 静脉滴注时,痰清热的滴注速度应为每分钟

A. 30 滴　　　　B. 40 滴　　　　C. 50 滴　　　　D. 60 滴　　　　E. 70 滴

18. 过量服用雷公藤会导致

A. 急性肾功能衰竭　　B. 低血钾　　C. 休克　　D. 抑制心脏　　E. 肝硬化

19. 合格的中药药学服务人员需要具备的最基本技能是

A. 规范的药历书写　　B. 信息沟通　　C. 投诉应对　　D. 药学咨询

E. 药学监护

(二)B 型题(配伍选择题)

A. 药学监护　　B. 药学干预　　C. 药学咨询　　　D. 药学管理　　　E. 患者用药指导

1. 对医师处方的规范性和适宜性进行检测的是

2. 承接患者和医护人员有关用药咨询的是

3. 以患者为中心,执业药师在参与药物治疗中,负责患者与用药相关的各种需求并为之承担责任的是

A. 基本情况　　B. 病历摘要　　C. 用药管理　　D. 用药评价　　E. 用药记录

4. 按国内药历的格式,既往病史、体格检查、临床检查、既往用药史等记录在

5. 按国内药历的格式,药品名称、规格、剂量、给药途径、进食与嗜好等记录在

6. 按国内药历的格式,用药问题与指导、药学干预内容、药物监测数据等记录在

A. 处方审核　　B. 处方调剂　　C. 治疗药物监测　　D. 药品不良反应和报告

E. 药学信息服务

7. 以上几个药学的具体服务中,发挥药品不良反应监测工作的"预警"作用的是

8. 以上几个药学的具体服务中,哪一项是药学服务关键,且通过此项服务可以促进医药合作,保证患者用药的安全、有效和经济

A. 朱砂拌远志　　B. 蜜制远志　　C. 甘草制远志　　D. 白附片　　　E. 黑附片

9. 强调安神镇静用

10. 体弱之妇或需健脑益智宜用

11. 温肺解表宜用

12. 突出止痰化咳应用

A. 苦参碱注射液　　B. 苦参素注射液　　C. 双黄连　　D. 茵栀黄注射液

E. 华蟾素注射液

13. 不宜于高温条件下(如夏天)长时间放置,只宜现配现用的是

14. 与 0.9%氯化钠注射液配伍后,微粒数不符合药典规定,不宜配伍的是

A.10ml　　　B. 20ml　　　C.25ml　　　D.30ml　　　E. 60ml

15.临床医嘱中,常见 0.9％氯化钠注射液 100ml 中加入苦参

16.临床医嘱中,常见 0.9％氯化钠注射液 100ml 中加入醒脑静注射液

17.临床医嘱中,常见 5％葡萄糖注射液 100ml 中加入生脉注射液

A. 远志　　　B. 附片　　　C. 宫血宁　　　D. 甘草　　　E. 当归

18.具有宁心安神、止咳祛痰、益智增慧的功效,且用于临床前必须炮制的是

19.有的体质虚寒患者服用后会导致腹泻等不良反应的是

A.乌头类药物　B. 山茱萸　　　C. 山楂　　　D. 六味地黄丸　　E. 煅龙骨

20.治疗痈肿瘰疬溃疡类的中成药中,应避免使用

21.治疗风寒湿痛的中成药大多数都含有

A. 鱼腥草注射液　　　B. 刺五加注射液　　　C. 刺蒺藜　　　D. 海风藤　　　E. 炒蒲黄

22.以上不宜与西索米星合用的是

23.以上不能与维拉帕米配伍使用的是

24.以上不能与双嘧达莫合用的是

A. 吴茱萸　　　B. 川芎　　　C. 关木通　　　D. 山豆根　　　E. 番泻叶

25.小剂量引起子宫收缩,兴奋心脏,大剂量则会抑制心脏的是

26.过量会引发急性肾功能衰竭和过敏性紫癜的是

27.过量易导致休克甚至死亡的是

28.长期泡服可能引发低血钾,也可能导致肝硬化的是

A.30 滴　　　B. 40 滴　　　C.50 滴　　　D. 60 滴　　　E. 70 滴

29.痰清热说明书中,规定控制滴数为每分钟

30.艾迪注射液规定给药速度应控制在每分钟

(三)X 型题(多项选择题)

1.药学的组成部分有

A. 药学监护　　B. 药学管理　　C. 药学干预　　　D. 药学咨询　　　E. 患者用药指导

2.从事药学服务应具备的素质中专业技能包括

A. 沟通　　　B. 药历书写　　C. 投诉应对　　　D. 具备临床中药学等相关学科背景

E. 具备中药使用管理方面的相关知识

3.国内药历的推荐格式,包括的内容有

A. 基本情况　　B. 病历摘要　　C. 用药记录　　　D. 药学咨询　　　E. 用药评价

4.在药学服务过程中,应对患者投诉应采取的办法是

A. 选择合适的地点　　　B. 选择合适的人员　　　C. 注重接待时的举止规范

D. 用适当的方式和语言　　　E. 证据原则(强调有形证据)

5.以下属于药学服务的主要实施内容是

A. 把医疗、药学、护理有机地结合在一起,让医师、药师、护士齐心协力,共同承担医疗责任

B. 既为患者个人服务,又为整个社会国民健康教育服务

C. 积极参与疾病的预防、治疗和保健

D. 指导、帮助患者合理地使用药物

E. 协助医护人员制定和实施药物治疗方案并定期对药物的使用和管理进行科学评估

6. 药学服务的具体工作包括

A. 处方审核和调剂 　　B. 参与临床药物治疗和治疗药物监测

C. 药物利用研究和评价 　　D. 药品不良反应监测和报告

E. 药学信息服务和参与健康教育

7. 药学服务的对象中,其中尤为重要的是

A. 用药周期长的慢性病患者,或需长期或终生用药者

B. 病情和用药复杂,患有多种疾病,需同时合并应用多种药品者

C. 用药效果不佳,需要重新选择药品或调整用药方案、剂量、方法者

D. 用过药后易出现明显的药品不良反应者

E. 应用特殊剂型、特殊给药途径、药物治疗窗窄需做监测者

8. 以下属于药学服务效果的是

A. 改善疾病或症状,减少和降低发病率、复发率、并发症和死亡率

B. 缩短住院时间,减少急诊次数和住院次数

C. 节约治疗费用,提高治疗效益/费用比值,减少医院资源的浪费

D. 提高治疗依从性,帮助患者按时、按量、按疗程用药并帮助提高公众的健康意识和康复的方法

E. 预防药品不良反应的发生率,减少药源性疾病发生的几率

9. 执业药师向患者提供咨询服务活动中,需要特别提醒的特殊情况有

A. 患者同时使用 2 种或 2 种以上含同一成分的药品时;或合并用药较多时

B. 病情需要,处方中药品剂量超过规定剂量时(需医师双签字确认)。处方中用法用量与说明书不一致时

C. 近期药品说明书有修改(如商品名、适应证、禁忌证、剂量、有效期、贮存条件、药品不良反应)。

D. 患者所用的药品近期发现严重或罕见的不良反应

E. 使用需特殊贮存条件的药品,或使用临近有效期药品时

10. 下列选项中正确的是

A. 山茱萸宜与氨茶碱合用 　　B. 六味地黄丸不宜于氨茶碱合用

C. 煅龙骨宜与阿司匹林合用 　　D. 山楂丸不宜于氨茶碱合用

E. 煅龙骨不宜与阿司匹林合用

11. 下列选项不正确的是

A. 苦参碱注射液与 0.9％氯化钠注射液配伍,不宜在高温条件下长时间放置,宜现配现用

B. 茵栀黄注射液与 0.9％氯化钠注射液配伍时,微粒数符合药典规定,宜配伍

C. 双黄连与 10％葡萄糖注射液、葡萄糖氯化钠注射液配伍后,不溶性微粒数超出药典规定,不宜配伍

D. 红花注射液在 5％和 10％葡萄糖注射液、葡萄糖氯化钠注射液、0.9％氯化钠注射液、林格液、小分子右旋糖酐注射液中不稳定

E. 华蟾素注射液与 5%和 10%葡萄糖注射液、0.9%氯化钠注射液、林格液、4%碳酸氢钠注射液、低分子右旋糖酐注射液配伍 6h 无变化

12. 下列选项正确的是

A. 0.9%氯化钠注射液 100ml 中应加入醒脑静注射液 30ml

B. 0.9%氯化钠注射液 100ml 中应加入醒脑静注射液 50ml

C. 5%葡萄糖注射液 100ml 中应加入生脉注射液 60ml

D. 0.9%氯化钠注射液 100ml 中应加入苦参 30ml

E. 0.9%氯化钠注射液 100ml 中应加入苦参 50ml

13. 下列选项不正确的是

A. 鱼腥草注射液与西索米星头孢唑啉钠不宜联合使用

B. 鱼腥草注射液与青霉素、庆大霉素等配伍后 4h 内,吸光度明显变化,不宜配伍

C. 鱼腥草注射液宜与头孢拉定联合使用

D. 刺五加注射液可与双嘧达莫、维拉帕米、维生素 C 配伍

E. 刺五加注射液不可与双嘧达莫、维拉帕米、维生素 C 配伍

14. 患者用药咨询中需要特别注意的问题是

A. 特殊人群　　B. 解释的技巧　　C. 尊重患者意愿,保护患者隐私

D. 及时回答不拖延　　E. 为特殊患者尽量提供书面宣传材料

15. 咨询时需要单设一个隐蔽咨询环境的特殊患者是

A. 计划生育患者　　B. 妇产科患者　　C. 老年患者　　D. 泌尿科患者

E. 皮肤性病患者

16. 下列关于患者的用药咨询说法正确的是

A. 咨询处宜紧邻门诊药房或药店大堂的明显处,方便患者咨询

B. 执业药师咨询的位置应明确、显而易见,使患者可清晰看到咨询药师

C. 咨询环境应舒适安静,较少受外界的影响,创造一个让患者感觉信任和舒适的环境

D. 对大多数患者可采用柜台式面对面咨询的方式,但对某些特殊患者应单设一个比较隐蔽的环境,保护患者隐私

E. 咨询台应准备药学、医学的参考资料、书籍,以及面对患者发放的医药科普宣传资料

17. 以下说法正确的是

A. 番泻叶为泻下药物,长期泡服可能引发低血钾,也可能导致肝硬化

B. 芫花有毒,使用时需用醋煮或醋炙

C. 山豆根过量易导致休克甚至死亡

D. 川芎小剂量可引起子宫收缩,兴奋心脏,大剂量则会抑制心脏,扩张血管,降低血压

E. 吴茱萸过量会引发过敏性紫癜和急性肾功能衰竭

18. 静脉滴注速度不仅关系到患者心脏负荷,还与哪些问题有关

A. 关系到药物的疗效　　　　B. 关系到药物的稳定性

C. 部分药物滴注速度过快可致过敏反应　　D. 引发一系列不良反应

E. 引发毒性反应

19. 从事药学服务应具备的专业技能是

A. 沟通　　B. 药历书写　　C. 投诉应对　　D. 处方审核　　E. 处方调剂

20. 下列说法正确的是

A. 药品不良反应是一个关系到人民生命与健康的全局性问题

B. 提供药学服务、保证药物治疗的合理性必须建立在及时掌握大量和最新药物的基础上

C. 药学服务要求执业药师在药物治疗全过程中为患者争取最好的结果,为患者提供全程化的服务

D. 药物利用评价的重点是研究药物引起的医药的、社会的和经济的后果,以及各种药物和非药物因素对药物利用的影响

E. 健康教育促使人们自觉采纳有益于健康的行为和生活方式,消除或减轻影响健康的因素

21. 以下关于药物滴注速度说法正确的是

A. 痰清热说明中,规定控制滴数为每分钟 30 滴

B. 艾迪注射液规定给药速度应控制在每分钟 50 滴

C. 痰清热说明中,规定控制滴数为每分钟 60 滴

D. 艾迪注射液规定给药速度应控制在每分钟 60 滴

E. 艾迪注射液与痰清注射液规定控制滴数均为每分钟 60 滴

22. 下列说法错误的是

A. 治疗痈肿瘰疬溃疡类的中成药中,多含有"半蒌贝蔹及"药物,应避免使用乌头类药物

B. 治疗痈肿瘰疬溃疡类的中成药中,多含有"半蒌贝蔹及"药物,应与乌头类药物配伍

C. 治疗风寒湿痛的中成药应与乌头类药物合用

D. 治疗风寒湿痛的中成药不可与乌头类药物合用

E. 煅龙骨不宜于阿司匹林合用

23. 患者投诉的类型包括

A. 服务态度和质量　　　 B. 药品数量　　　 C. 药品质量　　　 D. 退药

E. 用药后发生严重不良反应

24. 以下是执业药师承接的咨询内容是

A. 药品名称,包括通用名、商品名、别名

B. 适应证要与患者的病情相对应

C. 中药汤剂煎煮方法,包括先煎、后下、包煎、吞服、另煎、烊化等

D. 口服药品的正确使用方法、服药时间和用药前的特殊提示,如汤剂温度

E. 用药剂量,包括首次用药剂量,维持剂量,每日用药次数等

25. 下列说法正确的是

A. 表邪未解者,忌用固表止汗药,以免妨碍发汗解表

B. 湿热泻痢者,忌用涩肠止泻药,以免妨碍清热解毒、燥湿止痢

C. 虚喘、高血压及失眠患者,慎用麻黄

D. 虚喘、高血压及失眠患者,慎用甘草

E. 麻疹已透及阴虚火旺者,忌用升麻

26. 服务于临床的执业药师应

A. 与临床医护一起,把医疗、药学、护理有机地结合在一起

B. 研究药物治疗实践中药物的合理应用的策略和技巧,制定和实施合理的个体化药物治

疗方案

C. 选好药,用对药,以获得最佳的治疗效果和承受最低的治疗风险,共同承担医疗责任

D. 积极参与药物治疗全过程,运用其药物知识和专业特长,最新的药物检测手段,结合临床实际,参与患者用药,制定合理用药方案

E. 以疾病为纲,运用药物治疗学知识,结合疾病的病因和临床发展过程,研究出最合理的用药方案

27. 药学监护计划包括

A. 药学监护点　　B. 期望结果　　　C. 为达结果而采取的药学干预措施

D. 药学干预　　E. 药学咨询

28. 要求执业药师全面掌握的是

A. 药品的适应证　　B. 药品的不良反应　　C. 药物的作用机制　　D. 药物用法用量

E. 药物配伍禁忌

29. 执业药师与患者沟通的意义在于

A. 使患者获得有关用药指导,有利于疾病的治疗,提高用药的有效性、依从性和安全性,减少药品的不良反应和不良事件的发生

B. 是了解患者心灵的窗口,从中获得患者的信息、问题及用药规律

C. 通过执业药师的科学、严谨、耐心的回答,解决患者在药物治疗过程中的各种问题

D. 伴随沟通的深入,交往频率的增加,使执业药师和患者的感情和联系加强,贴近患者,增加患者对药物治疗的满意度

E. 可确立执业药师的价值感,树立执业药师形象,提高公众的认知度

30. 以下属于药历格式中用药记录的是

A. 药品名称　　B. 既往用药史　　C. 联合用药　　　D. 进食与嗜好　　E. 药品不良反应

31. 执业药师向患者提供咨询服务的活动中应特别注意的是

A. 对特殊人群的解答　　B. 解释的技巧　　C. 尊重患者意愿,保护患者隐私

D. 及时回答不拖延　　E. 为所有患者都要提供书面的宣传材料

四、答　案

(一)A 型题

1. C　2. A　3. D　4. C　5. A　6. E　7. D　8. E　9. B　10. A　11. E　12. D　13. B　14. E
15. A　16. A　17. D　18. A　19. A

(二)B 型题

1. B　2. C　3. A　4. B　5. E　6. D　7. D　8. E　9. A　10. C　11. D　12. B　13. A　14. D
15. D　16. D　17. E　18. A　19. C　20. A　21. A　22. A　23. B　24. A　25. B　26. C
27. D　28. E　29. B　30. C

(三)X 型题

1. ACDE　2. ABC　3. ABCE　4. ABCDE　5. ABCDE　6. ABCDE　7. ABCDE　8. ABCDE

9. ABCDE　10. BDE　11. BD　12. ACD　13. CD　14. ABCDE　15. ABDE　16. ABCDE
17. ABCD　18. ABCDE　19. ABC　20. ABCDE　21. BC　22. BC　23. ABCDE　24. ABCDE
25. ABCDE　26. ABCDE　27. ABCDE　28. ABCDE　29. ABCDE　30. ACDE　31. ABCDE

第七章 中药调剂的基本知识与技能操作

一、考试大纲

(一)处方概述

处方的基本知识:处方的含义、意义、格式、常用术语及分析要点

(二)中药饮片处方的药品名称

1. 药品饮片的正名和别名、中药饮片的并开药名
2. 处方应付

(三)中药的用药禁忌

配伍禁忌、妊娠禁忌、饮食禁忌、证候禁忌

(四)中药的用法用量

1. 汤剂的用法用量:内服用法、外用法、煎出量
2. 中成药的用法用量:内服用法、外用法、特殊剂型使用、中药注射剂使用
3. 毒、麻中药的使用

(五)中药的调剂

1. 中药饮片处方的调剂程序及注意事项
2. 中药饮片斗谱排列:斗谱编排原则、需特殊存放的品种与方法
3. 中成药调剂注意事项

(六)中药汤剂的煎煮

1. 中药汤剂煎煮程序及注意事项
2. 特殊煎药方法

二、应试指南

(一)处方概述

1. 处方指由注册的执业药师和执业助理药师在诊疗活动中为患者开具的、由取得医学专业技术职务任职资格的药学专业技术人员审核、调配、核对,并作为患者用药凭证的医疗文书。

2. 处方的组成

(1)前记:医疗、预防、保健机构名称、处方编号、费别、患者姓名、性别、年龄、门诊或住院病历号、科别或病室和床位号、临床诊断及开具日期,并可添列特殊要求的项目。

(2)正文：药品名称、剂型、规格、数量、用法用量。

(3)后记：医师签名或者加盖专用签章，药品金额及审核、调配、核对、发药的药学专业技术人员签名或加盖专用签章。

3. 与药名有关的术语

(1)炮制类：如酒蒸大黄，能缓和其泻下作用；蜜炙麻黄，能缓和其辛散之气，增强其止咳平喘功效；炒山药，能增强其健脾止泻作用。

(2)修治类：修治是去除杂质和非药用部分，如远志去心、山茱萸去核。

(3)产地类：道地药材，如怀山药、田三七、杭白芍、广藿香。

(4)品质类：如明天麻、子黄芩、左牡蛎、金毛狗脊、九孔石决明。

(5)采时、陈新类：陈佛手、陈皮、鲜芦根、霜桑叶。

(6)颜色、气味类：如紫丹参、香白芷、苦杏仁。

4. 处方的分析要点

(1)要求调剂人员在调配时，能凭着扎实的业务功底及时发现医师处方中的笔误，予以纠正，为安全有效地用药提供保证。

(2)对于一些独特的处方，必须谨慎对待，以免发生差错。如有的医师使用细辛、乌头时常常超过用法用量。

(3)发现"十八反"、"十九畏"、妊娠禁忌之类的用药禁忌，要及时告知处方医师，请确认或重新开具处方。

(二)中药饮片处方的药品名称

1. 常见中药正名和与之相对应的别名：如丁香对应的别名为公丁香。

2. 常见的并开药名：如二门冬是指天冬、麦冬；二母是知母、贝母；炒知柏是盐知柏、盐黄柏；乳没是乳香、没药；谷麦芽是炒谷芽、炒麦芽。

3. 处方应付

(1)常见处方应付实例：如处方直接写药名(或炒)，需调配清炒品，如紫苏子、莱菔子、谷芽、麦芽、王不留行、酸枣仁、苍耳子；处方直接写药名(或煅)需调配煅制品，如花蕊石、钟乳石、自然铜、金礞石、青礞石；处方直接写药名(或炒或炙)需调配盐制品，如补骨脂、益智仁；处方直接写药名(或炒或炙)需调配醋制品，如延胡索。

(2)对处方注明炮制要求的，则按要求调配。如处方药名注焦，需调配炒焦品；处方药名注酒炒品，如酒黄芩、酒当归等；处方药名注姜制，需调配姜制品，如姜半夏；处方药名注霜，需调配霜制品，如柏子仁霜；处方药名注煨，需调配煨制品，如煨木香等。

(三)中药的用药禁忌

1. "十八反"配伍禁忌

(1)甘草反甘遂、京大戟、海藻、芫花。

(2)乌头(川乌、附子、草乌)反半夏、瓜蒌(全瓜蒌、瓜蒌皮、瓜蒌仁、天花粉)、贝母(川贝、浙贝)、白蔹、白及。

(3)藜芦反人参、南沙参、丹参、玄参、苦参、细辛、芍药(白芍、赤芍)。

2. "十九畏"配伍禁忌

(1)硫黄畏朴硝(包括芒硝、玄明粉)

(2)水银畏砒霜,狼毒畏密陀僧

(3)巴豆(包括巴豆霜)畏牵牛子(包括黑丑、白丑)

(4)丁香(包括母丁香)畏郁金,人参畏五灵脂

(5)川乌(包括附子)、草乌畏犀角

(6)芒硝(包括玄明粉)畏三棱,官桂畏石脂

3. 妊娠慎用中药一般包括活血祛瘀、破气行滞、攻下通便、辛热及滑利类中药。《中国药典》(2010版一部)收载的妊娠慎用药有人工牛黄、三七、肉桂、穿山甲、桂枝、益母草、乳香等。

妊娠禁用中药多为剧毒或性能峻猛的中药,凡禁用的中药绝对不能用。《中国药典》(2010版一部)收载的妊娠禁用药有阿魏、附子、巴豆、天仙藤、京大戟、闹羊花、莪术、雄黄、两头尖、蜈蚣、丁公藤、天山雪莲等。

4. 患者在服药期间,不宜与某些食物同时服用,如蜜忌生葱、茯苓忌醋、人参忌白萝卜、地黄、何首乌忌葱、蒜、白萝卜,薄荷忌鳖肉。

5. 证候禁忌,如阳虚里寒者,忌用寒凉药。阴虚内热者,慎用苦寒清热药。阴虚津亏者,忌用淡渗利湿药。脾胃虚寒、大便溏稀者,忌用苦寒或泻下药。

(四)中药的用法用量

1. 汤剂的内服方法

(1)药液温度:一般汤剂应在温而不凉时服用,但热性病者应冷服,而寒性病者应热服。

(2)服药次数:每剂药物一般煎药汁2次,分头煎、二煎,有些滋补药也可煎3次。可将头煎、二煎药汁混合均匀后分服,也可将两次所煎药汁顿服、分数次服,等等,需视病情不同而分别对待。

(3)服药时间:根据病情和药效服用,一般药物以饭后服用,滋补药宜饭前服,驱虫和泻下药宜空腹服,安眠药睡前服,抗疟药发作前1~2h服用,健胃药和对胃肠刺激性较大的药物宜饭后服。且均应有间隔,以免影响疗效。

2. 汤剂的外用方法

(1)熏蒸法:以药物加水煎汤利用蒸汽来"熏蒸"局部或肌体。

(2)洗浸法:用适当煎液或浸液来洗浸。

3. 汤剂的煎出量:一般年轻力壮、病势较轻的患者,可以分两次煎,每次煎得药液250~300ml服用,老弱体衰、久病多年及幼童,药汁宜少。

4. 中成药的内服用法

一般中成药均以温开水服用,有的中成药用配伍适当的"药引"服送,以增强疗效或起协同作用。

5. 中成药的外用方法

(1)调敷患处:常用液体辅料有白酒、醋、香油、茶水等。如治疗跌打损伤的七厘散、五虎丹,用白酒调成糊,敷于患处。紫金锭、蟾酥锭,用醋研磨成糊涂于患处等。

(2)涂患处外用膏药、水剂多用此法。

(3)贴患处多为硬质膏药,如狗皮膏药等。

(4)撒布患处:外用散剂多采用此法,如生肌散、珍珠散等。

(5)吹布患处：散剂多用此法，如吹耳的红棉散、吹咽喉的锡类散等。

6. 特殊剂型的使用

(1)滴丸：应注意仔细看好药物的服法，剂量不能过大；宜以少量温开水送服，有些可直接含于舌下；保存中不宜受热。

(2)软膏剂：涂敷前要将皮肤洗干净且对有破损、溃烂、渗出的部位一般不要涂敷等。

(3)滴眼剂的注意事项：滴药时应距离眼睑 2～3cm，勿使滴管口碰及眼睑或睫毛，以免污染；用手指轻轻压住眼内眦，以防药液分流降低眼内局部用药浓度及药液经鼻泪管进入口腔而引起不适；清洁双手，将头部后仰，眼往上望，用食指轻轻将下眼睑拉开或一钩袋状；将药液从眼角侧滴入眼袋内，一次滴 1～2 滴；滴后轻轻闭眼 1～2min 钟等注意事项。

(4)栓剂：掌握使用方法。

7. 中药注射剂的正确使用

(1)对待中药注射剂必须采取科学的态度，应当高度重视中药注射剂的不良反应。

(2)客观全面地分析产生不良反应的成因。

(3)加强基础研究，全面提高中药注射剂的质量，提倡合理、安全用药，以确保广大患者的用药安全。

8. 关于中药注射剂不合理使用的案例分析。

包括适应证不适宜、用法用量不合理、药物配伍不合理、滴注速度不合理、忽视患者因素，使用不当。

9. 中药注射剂的使用禁忌与注意事项及安全使用管理。

包括保证中药注射剂的质量、规范临床使用(坚持辨证论治、重视配伍禁忌、掌握用法用量、严格控制滴注速度、防止长期用药、注意体质因素)。

10. 毒性中药的用法用量及使用注意事项

毒性中药的品种(如轻粉、生马钱子、生附子等)、药品经营企业和医疗单位在经营和使用毒性中药时必须遵守有关法规法定(《医疗用毒性药品管理办法》)。

11. 罂粟壳的用法用量及使用注意事项

(1)罂粟壳应与其他药物组成复方后使用。

(2)药品经营企业和医疗单位在经营和使用罂粟壳时应注意：指定的中药饮片经营门市部应凭盖有乡镇卫生院以上医疗单位公章的医生处方零售罂粟壳(处方保存 3 年备查)，不准生用，严禁单味零售。

(3)乡镇卫生院以上医疗单位应加强对购进罂粟壳的管理，严格凭医生处方使用。

(4)严禁罂粟壳定点经营单位从非法渠道购进罂粟壳，非指定罂粟壳定点经营单位一律不准从事罂粟壳的批发或零售业务，禁止在中药材市场销售罂粟壳。

(5)研制含有罂粟壳中成药的新品种和仿制国家药品标准收载的品种，研制单位必须提出申请，报国家药品食品监督管理局审查批准后方可进行。

（五）中药的调剂

1. 中药调剂常规组成部分

(1)审方：执业药师对处方所写各项内容进行审阅，包括书写规范及合理用药；审方时更应注意审核是否存在配伍禁忌、超剂量用药等。

(2)调配：是按处方要求（如药味、剂量、炮制、煎法等）调配齐全药物并集于一处的操作。中药饮片调剂人员在调配处方时应当按照《处方管理办法》和中药饮片调剂规程有关规定进行审方和调剂。

(3)复核：又称校对，是指对调配的药品按处方逐项进行全面细致核对，如核对调配好的药品有无错味、漏味、多味、掺杂异物等。

(4)发药：执业药师应首先核对取药凭证，问清楚患者姓名、药剂帖数等，耐心解答患者及家属有关咨询。含毒麻药品的处方要留存，整理登记，备查。

2．斗谱编排原则

(1)经常在配伍中同用的药物，可同放于一个斗中，如麻黄和桂枝。

(2)同一药物的不同炮制品，常同放于一个斗中，如生栀子、炒栀子。

(3)药物性能相类似的同放于一个斗中，如金银花、连翘。

(4)按处方常用的"药材"药物排列，可放于同一斗中。如羌活、独活。

(5)常用药物应放在斗架的中上层，如黄芪、党参与甘草。

(6)质地较轻且量较少的药物，应放在斗架的高层。如月季花、白梅花与佛手花。

(7)质地沉重的矿石、化石、贝壳类药物和易于造成污染的药物（如炭药），多放在斗架的较下层。前者如赭石、磁石与紫石英，后者如大黄炭、黄芩炭、黄柏炭。

(8)质地松泡且用量较大的药物，多放在斗架最底层的大药斗内，如薄荷与桑叶。

3．需特殊存放的品种与方法

(1)属于配伍禁忌的药物，不能装于一斗或上下斗中，如甘草与京大戟。

(2)形状相似而功效各异的药物，不能装于一斗或上下斗中，如山药与天花粉。

(3)为防止灰尘污染，有些药物不宜放在一般的药斗中，而宜存放在加盖的瓷罐中，以保持清洁卫生，如龙眼肉。

(4)有恶劣气味的药物，不能与药物装于同一药斗内，如阿魏。

(5)细贵药物（价格昂贵或稀少的中药）不能存放于一般的药斗内，应设专柜存放，由专人管理每天清点账务，如牛黄、麝香、西红花。

(6)毒性中药和麻醉性中药应按照有关规定存放，绝不能放于一般药斗内，必须专柜、专锁、专账、专人管理、严防意外事故发生。

4．中成药调剂注意事项

(1)遵从调剂工作制度，严格按审方、调配、复核和发药程序进行。

(2)执业药师应熟悉常用中成药的组成、剂型特点、功能主治、用法用量、注意事项等。

(3)注意处方药物与处方上的临床诊断是否相符，是否合理，特别是对孕妇、老人和婴幼儿用的药物更应引起充分的重视。

(4)当患者在药店自行购买非处方中成药时，执业药师应对患者进行指导，帮助患者选用安全有效的药物。

(5)中成药的调剂必须注意药品的有效期，必须在有效期内使用，为防止药品过期失效，确保用药安全，调剂部门应注意药品的有效期，加强管理，定期检查，做到近效期药品先用。

(6)妊娠禁用药有：二十七味定坤丸、九分散、三七片、再造丸、牛黄解毒丸等。

(7)妊娠慎用药有：得生丸、四方胃片、马应龙八宝眼膏等。

（六）中药汤剂的煎煮

1. 煎煮程序

（1）煎药人员收到待煎药时应该核对处方药味、剂量、数量及质量，查看是否需要特殊处理的饮片，如发现可疑及时与药师或调剂人员联系，确认无误后方可加水煎煮。

（2）为便于煎出有效成分，在煎煮前应做先加冷水浸泡等处理。

（3）群药按一般煎煮法煎煮，需特殊煎煮的饮片则直接按特殊方法处理。

（4）煎煮用火应遵循"先武后文"的原则。

（5）煎药时间长短，常与加水量、火力、药物吸水能力，以及治疗作用有关。

（6）每剂药煎好后，应趁热及时滤除煎液。

（7）每剂药的总煎出量 500～600ml，分 2～3 次服用。

（8）煎出液的质量要求：剩余残渣无硬心，无焦化、糊化等。

（9）核对煎药袋内的姓名、取药号、药味、质量及煎煮方法等，复核无误后，即可签字发出。

2. 注意事项

（1）煎药用具一定是以化学性质稳定，不易与所煎之药起化学反应为前提，如沙锅。

（2）煎煮药物应使用自来水、甜井水等无污染的饮用水，忌用反复煮过的水，且煎药前一定要用常温水浸泡片刻再煎。

（3）煎药室的内外环境要保持清洁，保证安全，注意防火、防毒和防煤气中毒等。煎药人员必须严格认真操作。

3. 先煎的药物

（1）矿物、动物骨甲类饮片，如生龙骨、生珍珠母、自然铜等。

（2）某些有毒饮片一般应先煎 1～2h，如生川乌、生草乌等。

4. 后下

（1）气味芳香类饮片，一般在其他药群煎好前 5～10min 入煎即可，如沉香、薄荷、砂仁等。

（2）久煎后有效成分易破坏的饮片，一般在其他药群煎好前 10～15min 入煎即可，如钩藤等。

5. 包煎

（1）含黏液质较多的饮片，如车前子、葶苈子。

（2）富含绒毛的饮片，如枇杷叶、旋复花等。

（3）花粉等微小饮片，如蒲黄、海金沙、六一散等。

6. 烊化（溶化）

胶类等，如阿胶、鳖甲胶、鹿角胶、龟鹿二仙胶等。

7. 另煎一些贵重药材饮片

（1）人参、鹿茸、西红花等质地较疏松者，通常需另煎 30～40min。

（2）羚羊角、水牛角等质地坚硬者，应单独煎 2～3h。

8. 对服

如黄酒、姜汁、梨汁、蜂蜜等。

9. 冲服

如雷丸、羚羊角、三七、琥珀、鹿茸、紫河车等。

10. 煎汤代水

质地松泡、用量较大,或泥土类不易滤净药渣的药物,先煎 15～25min,去渣取汁,再与其他药物同煎,如葫芦壳、灶心土等。

三、考前模拟

(一)A 型题(最佳选择题)

1. 药品名称、剂型、规格、数量、用法、用量属于处方中的哪一部分

A. 前记　　　　B. 前言　　　　C. 正文　　　　D. 后记　　　　E. 附录

2. 处方中可添列特殊要求的项目是

A. 前记　　　　B. 前言　　　　C. 正文　　　　D. 后记　　　　E. 附录

3. 以下选项中属于炮制类的是

A. 蜜炙麻黄　　B. 远志去心　　C. 怀山药　　　D. 子黄芩　　　E. 紫丹参

4. 下列各组中药正名与别名相对应的是

A. 甘草将军　　B. 大黄国老　　C. 肉豆蔻豆蔻　　D. 牛膝怀牛膝

E. 杭山萸山茱萸

5. 下列常见的处方药名与调配对应正确的是

A. 砂蔻、砂仁、豆蔻　　　　B. 二芍、赤芍、白芍　　　　C. 谷麦芽、谷芽、麦芽

D. 知柏、炒知柏、炒知母　　E. 白术芍、白术、白芍

6. 对于紫苏子、莱菔子、王不留行、酸枣仁等,如果在处方中直接写药名(或炒)则需要

A. 调配麸炒品　　B. 调配炮制品　　C. 调配炮制品　　D. 调配盐制品　　E. 调配清炒品

7. 下列关于"十八反"配伍禁忌的选项中,错误的一项是

A. 甘草反芫花　　B. 甘草反半夏　　C. 乌头反半夏　　D. 藜芦反人参　　E. 乌头反贝母

8. 下列关于"十九畏"配伍禁忌的选项中,正确的是

A. 丁香(包括母丁香)畏郁金　　B. 硫磺畏砒霜　　C. 狼毒畏砒霜　　D. 官桂畏五灵脂

E. 人参畏石脂

9. 以下不属于妊娠慎用药的是

A. 活血祛瘀药　　B. 益气补血药　　C. 破气行滞药　　D. 攻下通便药

E. 辛热及滑利类中药

10. 下列关于服药禁忌的选项中错误的是

A. 人参忌白萝卜　　B. 薄荷忌鳖肉　　C. 蜜忌生葱　　D. 茯苓忌醋　　E. 薄荷忌鳖甲

11. 下列关于证候禁忌的选项中错误的是

A. 体虚多汗者,忌用麻黄　　B. 肾病患者,忌用马兜铃　　C. 肝功能障碍者,忌用升麻

D. 高血压及失眠患者,慎用麻黄　　E. 肝功能障碍者,忌用黄药子

12. 外用散剂多采用以下哪种使用方法

A. 调敷患处　　B. 涂患处　　C. 贴患处　　D. 撒布患处　　E. 吹布患处

13. 案例:患者,女,26 岁,妊娠期因羊水过多以香丹注射液 30ml+5% 葡萄糖注射液 250ml 静脉滴注治疗,输液 2h 后出现寒战高热、全身胀痛、头痛乏力、呼吸困难,血压 11.9/

6.6kPa,经吸氧、补液、静脉推注地塞米松 10mg 等对症处理,3 天后症状好转出院。以上案例属于哪类中药注射剂不合理使用

  A. 适应证不适宜　　　B. 用法用量不合理　　　C. 药物配伍不合理

  D. 输液速度不合理　　E. 忽视患者因素,使用不当

  14. 下列不属于毒性中药品种的是

  A. 洋金花　　　B. 金银花　　　C. 生草乌　　　D. 生千金子　　　E. 生巴豆

  15. 在中药调剂的五个部分中,对调配的药品按处方逐项进行全面细致核对的部分是

  A. 审方　　　B. 计价　　　C. 调配　　　D. 复核　　　E. 发药

  16. 按斗谱编排原则,以下放置错误的一项是

  A. 麻黄、桂枝放于同一斗中　　　　　　B. 当归、川芎放于同一斗中

  C. 黄芪、党参与甘草放于斗架的中下层　　D. 薄荷与桑叶多放在斗架最底层的大药斗内

  E. 当归、白芍与川芎放于斗架的中上层

  17. 以下属于妊娠禁用药的是

  A. 三七片　　　B. 木香顺气丸　　C. 华山参片　　D. 益脑宁片　　　E. 附子理中丸

  18. 下列中药在煎煮时需要后下的是

  A. 海金沙　　　B. 薄荷　　　C. 羚羊角　　　D. 鹿角霜　　　E. 车前子

  19. 下列关于药品经营企业和医疗单位在经营和使用罂粟壳时的注意事项说法错误的是

  A. 指定的中药饮片经营门市部应凭盖有乡镇卫生院以上医疗单位公章的医生处方零售罂粟壳(处方保存 1 年备查),不准生用,严禁单味零售

  B. 乡镇卫生院以上医疗单位应加强对购进罂粟壳的管理,严格凭医生处方使用

  C. 严禁罂粟壳定点经营单位从非法渠道购进罂粟壳

  D. 研制含有罂粟壳中成药的新品种和仿制国家药品标准收载的品种,研制单位必须提出申请,报国家药品食品监督管理局审查批准后方可进行

  E. 非指定罂粟壳定点经营单位一律不准从事罂粟壳的批发或零售业务,禁止在中药材市场销售罂粟壳

  20. 下列说法错误的是

  A. 一般汤剂应在温而不凉时服用,但热性病者应冷服,而寒性病者应热服

  B. 每剂药物一般煎药汁 2 次,分头煎、二煎,有些滋补药也可煎 3 次

  C. 一般药物宜饭前服用

  D. 滋补药物宜饭前服用,驱虫和泻下药应空腹服用

  E. 安眠药宜睡前服,抗疟药宜在发作前 1~2h 服用

  21. 下列说法错误的是

  A. 处方直接写药名(或炒),需调配清炒品,如紫苏子、莱菔子、谷芽、麦芽、王不留行、酸枣仁、苍耳子

  B. 处方直接写药名(或煅)需调配煅制品,如花蕊石、钟乳石、自然铜、金礞石、青礞石

  C. 处方不直接写药名(或煅)需调配煅制品,如花蕊石、钟乳石、自然铜、金礞石、青礞石

  D. 处方直接写药名(或炒或炙)需调配盐制品,如补骨脂、益智仁

  E. 处方直接写药名(或炒或炙)需调配醋制品,如益智仁

(二)B 型题(配伍选择题)

A. 青皮　　　　B. 栝楼根　　　　C. 牛蒡子　　　　D. 肉豆蔻　　　　E. 干葛

1. 玉果相对应的正名是

2. 青橘皮相对应的正名是

3. 大力子对应的正名是

A. 盐知母、盐黄柏　　　B. 赤芍、白芍　　　C. 紫苏子、紫苏叶　　　D. 制川乌、制草乌

E. 金银花、金银藤

4. 在处方常见的并开药名中,炒知柏是指

5. 在处方常见的并开药名中,二芍是指

6. 在处方常见的并开药名中,忍冬花藤是指

A. 白术　　　　B. 穿山甲　　　　C. 马兜铃　　　　D. 延胡索　　　　E. 枳壳

7. 处方直接写药名(或炒),需调配麸炒品的是

8. 处方直接写药名(或炒或炙),需调配醋炙品的是

9. 处方直接写药名(或炒或炙),需调配蜜炙品的是

10. 处方直接写药名(或炒或炙),需调配烫制品的是

A. 甘草　　　　B. 乌头　　　　C. 葛根　　　　D. 麻黄　　　　E. 藜芦

11. "十八反"配伍禁忌中,反甘遂、京大戟、海藻、芫花的是

12. "十八反"配伍禁忌中,反丹参、玄参、苦参、细辛的是

A. 甘草　　　　B. 犀角　　　　C. 葛根　　　　D. 五灵脂　　　　E. 石脂

13. "十九畏"配伍禁忌中,人参畏

14. "十九畏"配伍禁忌中,草乌畏

15. "十九畏"配伍禁忌中,官桂畏

A. 附子　　　　B. 犀角　　　　C. 葛根　　　　D. 五灵脂　　　　E. 枳实

16. 属于妊娠禁用药的是

17. 属于妊娠慎用药的是

A. 人参　　　　B. 牛黄　　　　C. 益母草　　　　D. 薄荷　　　　E. 茯苓

18. 服用中药的饮食禁忌中,忌白萝卜的是

19. 中药的饮食禁忌中,忌鳖肉的是

20. 用中药的饮食禁忌中,忌醋的是

A. 甘草　　　　B. 升麻　　　　C. 黄药子　　　　D. 麦芽　　　　E. 麻黄

21. 授乳期妇女不宜大量使用

22. 虚喘、高血压及失眠患者慎用

A. 调敷患处　　　B. 涂患处　　　C. 贴患处　　　D. 撒布患处　　　E. 吹布患处

23. 外用油膏、水剂多采用的方法是

24. 外用散剂多采用

A. 滴丸　　　　B. 软膏剂(乳膏)　　　C. 滴眼剂　　　D. 片剂　　　　E. 栓剂

25. 以上主要供口服,多用于病情急重者,冠心病、心绞痛的剂型是

26. 以上用于腔道的剂型是

A. 审方　　　　B. 计价　　　　C. 调配　　　　D. 复核　　　　E. 发药

27. 按处方要求调配齐全药物并集急于一处的操作过程是

28. 对调配的药品按处方逐项进行全面细致核对的是

A. 月季花、白梅花、佛手花　　B. 薄荷、桑叶　　C. 金银花、连翘、板蓝根

D. 石决明、珍珠母、瓦楞子　　E. 茵陈、金钱草

29. 按斗谱编排原则,多放在斗架较下层的是

30. 按斗谱编排原则,应放在斗架中上层的是

A. 生石决明　　B. 生大黄　　C. 阿胶　　　　D. 三七　　　　E. 车前子

31. 以上中药在煎煮时,需要包煎的是

32. 以上中药在煎煮时,需要先煎的是

33. 以上中药在煎煮时,需要烊化的是

(三)X型题(多项选择题)

1. 下列选项中,属于组成处方的部分的是

A. 前言　　　　B. 前记　　　　C. 正文　　　　D. 后记　　　　E. 附录

2. 下列中药属于处方常用术语中品质类的是

A. 子黄芩　　　B. 鹅枳实　　　C. 陈皮　　　　D. 明天麻　　　E. 香白芷

3. 以下三七别的名是

A. 田三七　　　B. 滇七　　　　C. 金不换　　　D. 参三七　　　E. 旱三七

4. 下列中药饮片的并开药名的处方药名与调配对应错误的是

A. 二决明、石决明、决明子　　B. 谷麦芽、谷芽、麦芽　　　C. 苏子叶、紫苏子、紫苏叶

D. 龙牡、煅龙骨、煅牡蛎　　　E. 知柏、炒知母、炒黄柏

5. 处方直接写药名(或炒或炭),需调配炭制品的是

A. 僵蚕　　　　B. 干漆　　　　C. 补骨脂　　　D. 地榆　　　　E. 蒲黄

6. "十八反"配伍禁忌中,甘草反

A. 甘遂　　　　B. 白及　　　　C. 海藻　　　　D. 芫花　　　　E. 京大戟

7. "十九畏"配伍禁忌中,丁香(包括母丁香)畏

A. 郁金　　　　B. 五灵脂　　　C. 川乌(包括附子)　　D. 巴豆　　　　E. 苏木

8. 下列不属于妊娠禁用的药是

A. 天仙子　　　B. 郁李仁　　　C. 麝香　　　　D. 金铁锁　　　E. 常山

9. 患哮喘、过敏性皮炎、肝炎、疮疖等患者,在服药时不能吃

A. 虾、蟹　　　B. 韭菜　　　　C. 羊肉　　　　D. 发菜　　　　E. 鸡

10. 下列说法正确的是

A. 胸腹胀满、水肿患者,忌用甘草　　　　B. 体虚多汗者,忌用麻黄

C. 肾病患者,忌用麦芽　　　　　　　　　D. 授乳期妇女不宜大量使用麦芽

E. 肾病患者,忌用马兜铃

11. 下列中成药采用撒布患处的使用方法的是

A. 紫金锭　　　B. 七厘散　　　C. 生肌散　　　D. 冰硼散　　　E. 珍珠散

12. 属于服用滴丸时的注意事项的是

A. 仔细看好药物的服法,剂量不能过大

B. 宜以少量温水送服,有些可直接含于舌下

C. 宜以大量温水服用,有些可直接含于舌下

D. 服用时均不可含于舌下,只能口服

E. 滴丸在保存中不宜受热

13. 中药注射剂安全使用管理中,临床使用规范有

A. 坚持辨证论治　　　　B. 重视配伍禁忌以及注意体质因素　　　C. 掌握用法用量

D. 严格控制静滴速度　　E. 防止长期用药

14. 下列中药注射剂的使用禁忌与注意事项正确的是

A. 中药注射剂性质稳定性较差,贮存与使用时需格外注意,许多药物需避光,阴凉处贮存

B. 对药物过敏者或严重不良反应病史者禁用,孕妇、哺乳期妇女及过敏体质者慎用或禁用

C. 使用前必须对光检查,如发现药液浑浊、沉淀、漏气或瓶身细微破裂者,均不能使用

D. 药物经稀释之后出现浑浊或沉淀均不得使用

E. 中药注射剂不能与其他药物在同一容器内混合配伍使用

15. 以下属于毒性中药的品种是

A. 雄黄　　　　B. 雪上一枝蒿　C. 香附　　　　D. 生藤黄　　　　E. 秦艽

16. 不宜存放在一般的药斗内,而宜存放在加盖的瓷罐中的中药是

A. 麦冬　　　　B. 青黛　　　　C. 钩藤　　　　D. 松花粉　　　　E. 血竭末

17. 下列中药需要先煎的是

A. 龟版　　　　B. 鱼腥草　　　C. 羚羊角　　　D. 生川乌　　　　E. 生石膏

18. 中成药调剂的注意事项有

A. 遵从调剂工作制度,严格按审方、调配、复核和发药程序进行

B. 执业药师应熟悉常用中成药的组成、剂型特点、功能主治、用法用量、注意事项等

C. 注意处方药物与处方上的临床诊断是否相符,是否合理,特别是对孕妇、老人和婴幼儿用的药物更应引起充分的重视

D. 当患者在药店自行购买非处方中成药时,执业药师应对患者进行指导,帮助患者选用安全有效的药物

E. 中成药的调剂必须注意药品的有效期,必须在有效期内使用,为防止药品过期失效,确保用药安全,调剂部门应注意药品的有效期,加强管理,定期检查,做到近效期药品先用

19. 药品经营企业和医疗单位在经营和使用罂粟壳时应注意

A. 指定的中药饮片经营门市部应凭盖有乡镇卫生院以上医疗单位公章的医生处方零售罂粟壳(处方保存 3 年备查),不准生用,严禁单味零售

B. 乡镇卫生院以上医疗单位应加强对购进罂粟壳的管理,严格凭医生处方使用

C. 严禁罂粟壳定点经营单位从非法渠道购进罂粟壳

D. 研制含有罂粟壳中成药的新品种和仿制国家药品标准收载的品种,研制单位必须提出申请,报国家药品食品监督管理局审查批准后方可进行

E. 非指定罂粟壳定点经营单位一律不准从事罂粟壳的批发或零售业务,禁止在中药材市场销售罂粟壳

20. 以下关于中药煎煮说法正确的是

A. 为便于煎出有效成分,在煎煮前应做先加冷水浸泡等处理

B. 群药按一般煎煮法煎煮,需特殊煎煮的饮片则直接按特殊方法处理

C. 煎煮用火应遵循"先武后文"的原则

D. 煎药时间长短,常与加水量、火力、药物吸水能力以及治疗作用有关

E. 每剂药煎好后,应趁热及时滤除煎液

21. 下列说法正确的是

A. 药物性能相类似的同放于一个斗中,如金银花、连翘

B. 按处方常用的"药材"药物排列,可放于同一斗中,如羌活、独活

C. 常用药物应放在斗架的中上层,如黄芪、党参与甘草

D. 质地较轻且量较少的药物,应放在斗架的高层,如月季花、白梅花与佛手花

E. 质地沉重的矿石、化石、贝壳类药物和易于造成污染的药物(如炭药),多放在斗架的较下层。前者如赭石、磁石与紫云英,后者如大黄炭、黄芩炭、黄柏炭

四、答　案

(一)A 型题

1. C　2. A　3. A　4. D　5. B　6. E　7. B　8. A　9. B　10. E　11. C　12. D　13. A　14. B　15. D　16. C　17. A　18. B　19. A　20. C　21. E

(二)B 型题

1. D　2. A　3. C　4. A　5. B　6. E　7. A　8. D　9. C　10. B　11. A　12. E　13. D　14. B　15. E　16. A　17. E　18. A　19. D　20. E　21. D　22. E　23. B　24. D　25. A　26. E　27. C　28. D　29. D　30. C　31. E　32. A　33. C

(三)X 型题

1. BCD　2. ABD　3. ABCDE　4. ABE　5. BDE　6. ACDE　7. AC　8. BDE　9. ABCDE　10. ABDE　11. CE　12. ABE　13. ABCDE　14. ABCDE　15. ABD　16. BDE　17. ADE　18. ABCDE　19. ABCDE　20. ABCDE　21. ABCDE

第八章 中药的采购与贮藏、养护

一、考试大纲

(一)中药饮片的采购和验收

中药饮片的采购验收记录

(二)中药的质量变异现象

1. 中药饮片贮存中常见的质量变异现象:虫蛀、霉变、泛油、变色、气味散失、风化、潮解、粘连、腐烂

2. 中成药贮存中常见的质量变异现象:虫蛀、霉变、挥发、沉淀

(三)引起中药质量变异的因素

1. 自身因素对中药质量变异的影响
2. 环境因素对中药质量变异的影响

(四)中药的贮藏与养护

1. 中药材和饮片的贮藏
2. 中药材和饮片的保护
3. 中成药的养护
4. 《中华人民共和国药典》"凡例"贮藏项下对各名词术语的规定

二、应试指南

(一)中药饮片的采购和验收

中药饮片采购验收记录,应记载供货单位、品名、数量、到货日期、规格、批准文号(实施文号管理的中药饮片)、生产厂商、质量状况、验收结论、验收人员签字等内容,保存期限不得少于3年。

(二)中药的质量变异现象

1. 中药饮片贮存中常见的质量变异现象。

(1)虫蛀:含淀粉、糖、脂肪、蛋白质等成分较多的饮片易生虫,如白芷、北沙参、前胡、大黄、桑螵蛸等。

(2)霉变:易发生霉变的如陈皮、独活、前胡、佛手等。

(3)泛油:习称"走油"含挥发油、油脂、糖类多的饮片易发生,如柏子仁、桃仁、杏仁、牛膝、麦冬、黄精等。

(4)变色:某些药物颜色由深变浅,如黄芪、黄柏;某些药物颜色由浅变深,如泽泻、白芷、山药等;某些药物由鲜艳变暗淡,如红花、菊花、金银花。

(5)气味散失:主要是含挥发油成分的药材,如肉桂、沉香等。

(6)风化:某些含结晶水的无机盐类药物,如胆矾、硼砂、芒硝等。

(7)潮解:如青盐、咸秋石、芒硝。

(8)粘连:熔点较低的,如芦荟、没药、鹿角胶、龟版胶等。

(9)腐烂:新鲜的药材或饮片,如鲜生姜、鲜生地、鲜石斛等。

2.中成药贮存中常见的质量变异现象

(1)易虫蛀的剂型有:蜜丸、水丸、散剂、茶曲剂。

(2)易霉变的剂型:蜜丸、膏滋、片剂。

(3)易酸败的剂型:合剂、酒剂、煎膏剂、糖浆剂、软膏剂等。

(4)易挥发的剂型:芳香水剂、酊剂。

(5)易沉淀的剂型:药酒、口服液、针剂。

(三)引起中药质量变异的因素

1.自身因素

(1)水分:水分过高易发生虫蛀、霉变、腐烂、潮解、软化、粘连等;水分过低易发生风化、走油、干裂、脆化等;常用测定饮片含水量的方法有:烘干法、甲苯法、减压干燥法。

(2)淀粉:含淀粉多容易发生虫蛀、霉变。

(3)黏液质:含黏液质较多的饮片易发生虫蛀、霉变。如枸杞子等。

(4)油脂:易发生酸败等。

(5)挥发油、色素

2.环境因素

(1)温度:当温度在25℃以下的常温情况下,贮藏中的中药一般都比较稳定;当温度在35℃以上,会促使药材水分的挥发,导致含水量和重量降低,同时加速氧化、降解等化学反应;挥发油的挥发加快,使芳香气味减弱或消失等不良后果。

(2)湿度:一般炮制品的含水量应控制在7%～13%,贮存环境的相对湿度最好控制在70%以下。

(3)日光:是使中药变色、气味散失、挥发、风化、泛油的因素之一。

(4)空气。

(5)真菌:一般室温在20℃～35℃,相对湿度在75%以上时,真菌极易萌发为菌丝。

(6)害虫:温度为18℃～35℃,药材含水量达13%以上,相对湿度在75%以上时,最有利于常见害虫的繁殖生长。

(7)包装容器:陶瓷容器、玻璃容器、金属容器、木制容器等。

(8)贮存时间:注意中成药的有效期。

(四)中药的贮藏与养护

1.中药材和饮片常见的贮存方法和注意事项

(1)选用适当的贮存容器。

(2)饮片库房应保持干燥通风,避免日光直接照射,室温控制在 25℃ 以下,相对湿度保持在 75% 以下。

(3)饮片的水分应该严格控制在 7%～13% 之间。

(4)含淀粉多的饮片和药材,如葛根、山药、桔梗,应贮存于通风干燥处,以防虫蛀。

(5)含挥发油多的饮片和药材,应置阴凉干燥处贮存。

(6)含糖分及黏液质较多的饮片,应贮存于通风干燥处。

(7)种子类药材因炒制后增加了香气,应密闭贮存。

(8)加酒炮制的当归、常山、大黄等饮片,加醋炮制的芫花、大戟等均应贮存于密闭容器中,置阴凉处。

(9)盐炙的知母、车前子、巴戟天等饮片应贮存于密闭容器内,置通风干燥处。

(10)某些矿物药,如硼砂、芒硝等,应密闭贮存于容器内,置于凉爽干燥处。

(11)少数贵重药材如人参、西红花、麝香等应与一般饮片分开放,设专人管理,并注意防虫、防霉,置阴凉、干燥、通风处贮存。

(12)毒性中药应严格按照有关规定办理,设专人管理负责,切不可与一般饮片混贮。

(13)容易虫蛀、霉变、泛油、变色的植物类药材应尽量防潮,采取防潮隔湿措施,控制潮解。

2. 中药材和饮片的传统养护技术

(1)清洁养护法:此法是防止仓虫入侵的最基本最有效的方法。

(2)除湿养护法:分为通风法、吸湿防潮法(选择条件较好的小仓库密封后,放入干燥剂;选择一定容器,放入适量生石灰,用薄木板隔开,上面放置药物;利用日晒或采用加热烘干,使饮片水分丧失,保持干燥)。

(3)密封(密闭)养护法:分为容器密封、罩帐密封、库房密封。

(4)低温养护法:主要用于贵重药材,低温(2℃～10℃)贮存,梅季前进行。

(5)对抗贮存法:亦称对抗驱虫养护,适用于数量不多的药物。

(6)高温养护法:温度高于 40℃,含挥发油的烘烤温度不宜超过 60℃。

3. 中药材和饮片现代养护技术

(1)干燥养护技术:分为远红外加热干燥养护法、微波干燥养护法。

(2)气调养护技术:人为造成低氧或高二氧化碳状态。

(3)^{60}Co-γ 射线辐射杀虫灭菌养护技术:效率高,不破坏药材外形,无残留放射性物质,但有些会引起成分变化。

(4)包装防霉养护法:要求包装环境无菌、贮存物无菌及包装容器无菌。

(5)气幕防潮养护技术:要求库房结构密封,配合除湿机。

(6)蒸汽加热养护技术:分为低温长时灭菌、亚高温短时灭菌及超高温瞬时灭菌。

(7)气体灭菌养护技术:环氧乙烷防霉技术及混合气体防霉技术。

(8)中药挥发油熏蒸防霉技术:熏蒸破坏真菌结构,使真菌孢子脱落分解。

4. 中成药的养护

(1)丸剂:分为蜜丸、水丸、糊丸、浓缩丸、微丸等。

(2)散剂:充分干燥,包装防潮性能好。

(3)片剂:无色、棕色玻璃瓶或塑料瓶封口加盖密封,塑料袋包装密封。

(4)膏剂:分为煎膏剂、药膏和膏药。

(5)合剂:生产中注意清洁,必要时加入防腐剂,灌装后密封保存。

(6)颗粒剂:制成无糖型,密封,干燥处贮存,防止受潮。

(7)胶囊剂:温度不超过 30℃,置于室内阴凉干燥处,密封贮存。

(8)糖浆剂:灌装后密封保存,防潮热,防污染,密封置阴凉处贮存。

(9)注射剂:密封硬质玻璃安瓿中,遮光,防冻结,防高热,遮光贮存。

(10)胶剂:室内阴凉干燥处密闭保存。

(11)酒剂:密封,置阴凉处贮存。

(12)露剂:密封,置阴凉处贮存。

(13)栓剂:室内阴凉干燥处,30℃下密闭贮存。

(14)其他:锭剂,贴膏剂,滴丸剂,酊剂,流浸膏剂等。

三、考前模拟

(一)A 型题(最佳选择题)

1. 中药饮片采购验收记录保存期限不得少于

A.1 年　　　　B.2 年　　　　C.3 年　　　　D.4 年　　　　E.5 年

2. 下列易于发生走油现象的中药饮片是

A. 牛膝　　　　B. 鹿角胶　　　　C. 地黄　　　　D. 陈皮　　　　E. 黄柏

3. 下列既易发生潮解又易发生风化的中药饮片是

A. 没药　　　　B. 乳香　　　　C. 芒硝　　　　D. 芦荟　　　　E. 青盐

4. 下列中成药的剂型中易发生酸败的是

A. 水丸　　　　B. 蜜丸　　　　C. 膏滋　　　　D. 酊剂　　　　E. 软膏剂

5. 中药在以下哪个温度储存时一般都比较稳定

A.4℃　　　　B.25℃　　　　C.18℃　　　　D.30℃　　　　E.35℃

6. 饮片库房的室温及相对湿度应分别保持为

A.20℃以下 75%以下　　B.25℃以下 75%以下　　C.30℃以下 75%以下

D.25℃以下 60%以下　　E.25℃75%

7. 中药的炮制品的绝对含水量应控制在

A.7%～13%　　B.5%～10%　　C.15%～20%　　D.7%～10%　　E.5%～13%

8. 适用于量少、细贵、易变质的中药品种的贮藏法是

A. 库房密封贮存法　　　B. 小室密封贮藏法　　　C. 容器密封贮藏法

D. 五面罩帐密封法　　　E. 六面罩帐密封法

9. 下列可以采用对抗贮存法,相互克制起到防虫蛀和霉变作用的一组中药是

A. 泽泻与绿豆　　B. 吴茱萸与当归　　C. 灯心草与枸杞子　　D. 土鳖虫与冰片

E. 蛤蚧与花椒

10. 中药材和饮片在传统养护技术中,有些贵重药材多采用下列哪种方法

A. 高温养护法　B. 对抗贮存法　C. 清洁养护法　　D. 除湿养护法　　E. 低温养护法

11. 下列哪项不属于微波干燥养护的优点

A. 干燥迅速　B. 成本低　　C. 产品质量好　　D. 反应灵敏　　E. 加热均匀

12. 在现代养护技术中,中药挥发油熏蒸防霉技术对于下列哪味中药效果最好

A. 荜澄茄 　　B. 桃仁 　　C. 川芎 　　D. 黄芪 　　E. 陈皮

13. 在下列剂型的贮存条件中,除另有规定外,要求在 30℃以下密闭贮存的是

A. 胶剂 　　B. 散剂 　　C. 栓剂 　　D. 滴丸剂 　　E. 片剂

14. 中药贮藏项未规定贮存温度的情况下系指

A. 冷处 　　B. 常温 　　C. 阴凉处 　　D. 凉暗处 　　E. 室温

15.《中华人民共和国药典》"凡例"贮藏项下阴凉处系指

A. 不超过 20℃的环境 　　B. 避光并不超过 20℃的环境 　　C. 2℃～10℃的环境

D. 10℃～30℃的环境 　　E. 避光并处于 2℃～10℃的环境

(二)B 型题(配伍选择题)

A. 变色 　　B. 泛油 　　C. 气味散失 　　D. 潮解 　　E. 粘连

1. 中药饮片麦冬在贮存中易发生的质量变异现象是

2. 中药饮片沉香在贮存中易发生的质量变异现象是

3. 中药饮片阿魏在贮存中易发生的质量变异现象是

A. 蜜丸 　　B. 糖浆剂 　　C. 芳香水剂 　　D. 针剂 　　E. 片剂

4. 贮存过程中易发生虫蛀现象的剂型是

5. 贮存过程中易发生沉淀现象的剂型是

A. 水分 　　B. 淀粉 　　C. 油脂 　　D. 挥发油 　　E. 色素

6. 含哪类成分多的中药易发生酸败

7. 含哪类成分多的中药易发生发霉变色

8. 含哪类成分多的中药易发生虫蛀霉变

A. 7%～13% 　　B. 5%～10% 　　C. 15%～20% 　　D. 7%～10% 　　E. 5%～13%

9. 一般中药炮制品的绝对含水量应控制在

10. 一般中药饮片的水分严格控制在

A. 通风干燥处 　　B. 阴凉干燥处 　　C. 密闭贮藏 　　D. 阴凉通风干燥处

E. 设专人负责管理,且单独存放

11. 含淀粉多的药材和饮片,如山药和葛根应贮存于

12. 含糖分及黏液质较多的药材和饮片,如天冬和党参应贮存于

13. 含挥发油多的药材和饮片,如薄荷和当归应贮存于

14. 毒性中药应贮存于

A. 麝香 　　B. 硫磺 　　C. 牛黄 　　D. 盐炙的知母 　　E. 火硝

15. 宜瓶装,且在梅季时要放入石灰缸中贮存的是

16. 应贮存于密闭容器内,置通风干燥处的是

A. 对抗贮存法 　　B. 除湿养护法 　　C. 容器密封贮藏法 　　D. 低温养护法

E. 仓库密封法或小室密封法

17. 适用于量少细贵易变质的中药品种的方法是

18. 适合于饮片品种单一而数量多,库房面积小的方法是

19. 采用两种或两种以上药物同贮,相互克制起到防虫蛀和霉变的方法是

A. 气体灭菌养护法　　　　B. 密封(密闭)养护法　　　C. 气幕防潮养护法

D. 蒸汽加热养护技术　　　E. 气调养护技术

20. 指环氧乙烷防霉技术及混合气体防霉技术的是

21. 将药材置于密闭容器中,并人为地控制其内气体组成比例而达到目的的方法是

22. 利用蒸汽杀灭中药材及饮片中所含的真菌杂菌及害虫的方法是

A. 酊剂　　　　　B. 凝胶剂　　　　C. 气雾剂、喷雾剂　　　D. 栓剂　　　　E. 片剂

23. 除另有规定外,应避光,密闭贮存,并防冻的剂型是

24. 除另有规定外,均应置凉暗处贮存,并避免曝晒、受热、撞击的剂型是

25. 除另有规定外,应在 30℃下密闭贮存于阴凉干燥处的剂型是

26. 除另有规定外,应置遮光容器内内密封,置阴凉处贮存的剂型是

A. 室温　　　　B. 冷处　　　　C. 阴凉处　　　　D. 凉暗处　　　　E. 常温

27. 10℃～30℃的环境是指

28. 2℃～10℃的环境是指

29. 避光并不超过 20℃的环境是指

(三)X 型题(多项选择题)

1. 以下属于中药饮片采购验收记录应记载的是

A. 供货单位　　　B. 品名　　　　C. 规格　　　　D. 质量状况　　　E. 生产厂商

2. 中药饮片贮存中常见的质量变异现象包括

A. 霉变　　　　　B. 走油　　　　C. 变形　　　　D. 腐烂　　　　E. 潮解

3. 下列中药易于发生泛油现象的有

A. 牛膝　　　　　B. 麦冬　　　　C. 黄精　　　　D. 豆蔻　　　　E. 鲜生姜

4. 中成药贮存中,易发生酸败的剂型有

A. 合剂　　　　　B. 酒剂　　　　C. 糖浆剂　　　　D. 煎膏剂　　　E. 软膏剂

5. 含有下列哪几种成分的中药易于发生虫蛀和霉变

A. 油脂　　　　　B. 淀粉　　　　C. 色素　　　　D. 挥发油　　　E. 黏液质

6. 对中药质量变异的影响因素中属于环境因素的有

A. 水分　　　　　B. 真菌　　　　C. 湿度　　　　D. 挥发油　　　E. 贮存时间

7. 中药材和饮片的养护技术中,属于传统养护技术的有

A. 除湿养护法　　B. 包装防霉养护法　　C. 密封(密闭)养护法　　D. 低温养护法

E. 气调养护技术

8. 以下各组中药中,可采用对抗贮存法的有

A. 牡丹皮与泽泻、山药　　　B. 冰片与灯心草　　　C. 人参与细辛

D. 藏红花与冬虫夏草　　　E. 土鳖虫与花椒

9. 下列属于微波干燥养护优点的是

A. 干燥迅速　　B. 产品质量好　　C. 加热均匀　　D. 热效率高　　E. 反应灵敏

10. 在中成药的养护中,注射剂(针剂)的贮藏条件为

A. 遮光　　B. 防冻结　　C. 密封于弱酸性硬质玻璃安瓿中　　　D. 防高热

E. 遵循说明书规定的条件

11. 以下剂型中,除另有规定外,密封贮存即可的是

A. 颗粒剂 　　　　 B. 滴丸剂 　　　　 C. 片剂 　　　　　　 D. 栓剂 　　　　　　 E. 糖浆剂

12. 下列选项中错误的是

A. 阴凉处系指不超过 20℃ 的环境 　　　 B. 阴凉处系指避光不超过 20℃ 的环境

C. 冷处系指 2℃～10℃ 的环境 　　　　　 D. 常温系指 10℃～30℃ 的环境

E. 常温系指 25℃ 的环境

四、答　案

(一)A 型题

1. C　2. A　3. C　4. E　5. B　6. B　7. A　8. C　9. E　10. E　11. B　12. A　13. C　14. B
15. A

(二)B 型题

1. B　2. C　3. E　4. A　5. D　6. C　7. E　8. B　9. A　10. A　11. A　12. A　13. B　14. E
15. C　16. D　17. C　18. E　19. A　20. A　21. E　22. D　23. B　24. C　25. D　26. A
27. E　28. B　29. D

(三)X 型题

1. ABCDE　2. ABDE　3. ABC　4. ABCDE　5. BE　6. BCE　7. ACD　8. ABCD　9. ABCDE
10. ABDE　11. BC　12. BE

第九章　非处方药

一、考试大纲

常用非处方中成药介绍
(1)各类药的选用要点
(2)300种常用中成药的功能主治和使用注意事项(具体品种见附注)

二、应试指南

1. 非处方药是指国家食品药品监督管理局批准,不需要凭执业医师或职业助理医师处方,消费者按药品说明书即可自行判断和使用的安全有效的药品。

2. 非处方药的遴选原则是应用安全,疗效确切,质量稳定,使用方便。正确使用非处方药的注意事项:正确自我判断、选用药物;查看外包装;详细阅读药品说明书;严格按药品说明书用药;防止滥用;妥善保管药物。

3. 各类常用非处方中成药简介

(1)解表剂:感冒清热颗粒、正柴胡饮颗粒、荆防颗粒、九味羌活丸、银翘解毒丸(片)、感冒退热颗粒、羚羊感冒片、桑菊感冒片、防风通圣丸、葛根芩连丸、玉屏风颗粒、参苏丸。

(2)祛暑剂:保济丸、藿香正气水(片、软胶囊)、暑热感冒颗粒、清暑解毒颗粒、十滴水(软胶囊)、六和定中丸、甘露消毒丸、清暑益气丸。

(3)泻下剂:复方芦荟胶囊、当归龙荟丸、清新宁胶囊、清宁丸、一清胶囊、苁蓉通便口服液、麻仁润肠丸、麻仁丸、麻仁滋脾丸、通便灵胶囊、通乐颗粒。

(4)清热剂:牛黄解毒丸(片)、黄连上清丸、牛黄上清丸、清胃黄连片、双黄连口服液(颗粒)、板蓝根颗粒、银黄片、抗病毒颗粒、茵栀黄口服液、利胆片、茵陈五芩丸、复方黄连素片、香连丸。

(5)温里剂:附子理中丸、香砂养胃丸、良附丸、温胃舒胶囊、小建中颗粒。

(6)止咳平喘剂:通宣理肺丸、半夏露糖浆、杏仁止咳糖浆、蛇胆川贝液、蛇胆川贝枇杷膏、橘红片(丸)、养阴清肺丸、参贝北瓜膏、蛤蚧定喘丸、桂龙咳喘宁胶囊、固本咳喘片、苏子降气丸。

(7)化痰剂:二陈丸、急支糖浆、复方鲜竹沥液、清气化痰丸、强力枇杷露、克咳胶囊、牛黄蛇胆川贝散、蛇胆陈皮胶囊、止咳橘红丸、川贝止咳露、二母宁嗽丸、清肺抑火丸、治咳川贝枇杷露、蜜炼川贝枇杷膏、枇杷止咳颗粒、小青龙合剂、祛痰止咳颗粒、杏苏止咳糖浆、镇咳宁糖浆。

(8)开窍剂:清开灵颗粒(口服液)、安宫牛黄片、紫雪散、牛黄清心丸(局方)、苏合香丸、礞石滚痰丸。

(9)固涩剂:缩泉丸、金锁固精丸、锁阳固精丸、固本益肠片、固肠止泻丸、涩肠止泻散、四神丸。

(10)补虚剂:补中益气丸、参苓白术散、参芪片、香砂六君丸、薯蓣丸、当归补血口服液、八珍颗粒、人参养荣丸、人参归脾丸、归脾丸、十全大补膏(丸)、六味地黄丸、知柏地黄丸、左归丸、大补阴丸、麦味地黄丸、杞菊地黄丸、河车大造丸、金匮肾气丸、四神丸、桂附地黄丸、五子衍宗丸、济生肾气丸、消渴丸、生脉饮。

(11)安神剂:天王补心丸、柏子养心丸、养血安神丸、安神健脑液、安神补脑液、安神补心丸、枣仁安神丸、解郁安神颗粒、朱砂安神丸、泻肝安神丸。

(12)和解剂:小柴胡颗粒、逍遥丸、加味逍遥丸、柴胡舒肝丸、护肝片、左金丸、加味左金丸、舒肝和胃口服液。

(13)理气剂:气滞胃痛颗粒、胃苏颗粒、越鞠丸、胃逆康胶囊、木香顺气丸、舒肝平胃丸、沉香舒气丸、元胡止痛片、三九胃康颗粒。

(14)理血剂:复方丹参片、血府逐瘀丸、麝香保心丸、冠心苏合丸、速效救心丸、地奥心血康胶囊、通心络胶囊、槐角丸、三七胶囊。

(15)消导化积剂:保和丸、枳实导滞丸、香砂枳术丸、六味安消散、沉香化滞丸、槟榔四消丸、健脾丸、开胃山楂丸、健胃消食片、加味保和丸、开胃健脾丸。

(16)治风剂:川芎茶调散(颗粒)、正天丸、通天口服液、大活络丸、都梁丸、芎菊上清丸、清眩丸、天麻钩藤颗粒、牛黄降压片、脑立清丸、全天麻胶囊、脑血栓片、华佗再造丸、天麻头痛片、眩晕宁片。

(17)祛湿剂:五苓散、复方金钱草颗粒、排石颗粒、萆薢分清丸、癃闭舒胶囊、野菊花栓、复方金钱草颗粒、热淋清颗粒、石淋通片、血脂康胶囊。

4. 妇科用药

(1)理血剂:妇科十味片、加味逍遥丸、妇科得生丸、益母草膏(颗粒)、复方益母草膏(安坤益母草膏)、调经活血片、调经片、七制香附丸、固经丸、痛经丸、妇女痛经丸、调经止痛丸。

(2)清热剂:妇科千金片、抗妇炎胶囊、妇炎康片、经带宁胶囊、白带丸、三金片、千金止带丸。

(3)扶正剂:艾附暖宫丸、女金丸、定坤丸、四物合剂、妇康宁片、八珍益母丸(胶囊)、乌鸡白凤丸、当归养血丸、更年安片、更年宁心胶囊。

(4)散结剂:乳癖消片。

5. 眼科用药

(1)清热剂:明目上清片、明目蒺藜丸、拨云退翳丸、麝珠明目滴眼液、珍视明滴眼液。

(2)扶正剂:明目地黄丸 杞菊地黄丸 石斛夜光丸。

6. 耳鼻喉科用药

(1)耳病:耳聋左慈丸。

(2)鼻病:鼻炎康片、藿丹片(丸)、鼻炎滴剂、辛夷鼻炎丸、鼻炎片、鼻窦炎口服液。

(3)咽喉病:黄氏响声丸、桂林西瓜霜(胶囊、含片)、西瓜霜润喉片、复方草珊瑚含片、利咽解毒颗粒、复方板蓝根颗粒、清咽丸、铁笛丸、金果含片。

7. 骨伤科用药

接骨七厘片、伤科接骨片、云南白药胶囊、云南白药酊、云南白药膏、云南白药气雾剂、活血止痛散、舒筋活血丸、经舒颗粒、跌打丸、狗皮膏、红药气雾剂、麝香壮骨膏、仙灵骨葆胶囊、养血荣筋丸、强力天麻杜仲丸、尪痹颗粒、益肾蠲痹丸、追风透骨丸、独活寄生丸、天麻片、二妙丸。

8. 儿科用药

(1)治感冒类药:小儿感冒颗粒、小儿感冒宁糖浆、小儿退热口服液、小二热速清口服液、金银花露。

(2)治咳嗽类药:健儿清解液、小儿肺热咳喘口服液、儿童清肺口服液(丸)、小儿止咳糖浆。

(3)治积滞类药:小儿消食片、健儿消食口服液、健脾消食丸。

(4)治厌食症类药:小儿化食口服液、肥儿宝颗粒、健儿口服液。

(5)治脾虚泄泻类药:启脾丸、龙牡壮骨颗粒。

三、考前模拟

(一)A型题(最佳选择题)

1. 感冒清热颗粒的药物组成有

A. 荆芥穗、薄荷、防风、柴胡、紫苏叶、葛根、桔梗、苦杏仁、白芷、苦地丁、芦根

B. 荆芥穗、薄荷、防风、柴胡、紫苏叶、葛根、桔梗、苦杏仁、白芷、苦地丁、大青叶

C. 荆芥穗、薄荷、防风、柴胡、紫苏叶、葛根、桔梗、苦杏仁、白芷、苦地丁、青皮

D. 荆芥穗、薄荷、防风、柴胡、紫苏叶、葛根、桔梗、苦杏仁、白芷、苦地丁、甘草

E. 荆芥穗、薄荷、防风、柴胡、紫苏叶、葛根、桔梗、苦杏仁、白芷、苦地丁、山药

2. 感冒清热颗粒的功能主治是

A. 疏风散寒,解表清热　　　B. 发汗解表,散风祛湿　　　C. 发散风寒,解热止痛

D. 疏风解表,散寒祛湿　　　E. 疏风解表,清热解毒

3. 强力枇杷露的功能主治是

A. 养阴敛肺,止咳祛痰　　　B. 止嗽定喘祛痰　　　C. 清热化痰止咳

D. 理气化痰,祛风和胃　　　E 祛风和胃

4. 正柴胡饮颗粒的药物组成有

A. 柴胡、陈皮、防风、甘草、赤芍、生姜　　　B. 柴胡、陈皮、防风、葛根、赤芍、生姜

C. 柴胡、陈皮、防风、当归、赤芍、生姜　　　D. 柴胡、陈皮、防风、桔梗、赤芍、生姜

E. 柴胡、陈皮、防风、山药、赤芍、生姜

5. 正柴胡饮颗粒的功能主治是

A. 疏风散寒,解表清热　　　B. 发汗解表,散风祛湿　　　C. 发散风寒,解热止痛

D. 疏风解表,散寒祛湿　　　E. 疏风解表,清热解毒

6. 防风通圣丸的功能主治是

A. 清热解毒,疏风解表　　　B. 清热解表　　　C. 疏风清热,宣肺止咳

D. 解表通里,清热解毒　　　E. 解肌,清热,止泻,止痢

7. 荆防颗粒的药物组成有

A. 荆芥、防风、羌活、独活、柴胡、前胡、川芎、枳壳、茯苓、桔梗、甘草

B. 荆芥、防风、羌活、独活、柴胡、前胡、川芎、枳壳、茯苓、桔梗、生姜

C. 荆芥、防风、羌活、独活、柴胡、前胡、川芎、枳壳、茯苓、桔梗、当归

D. 荆芥、防风、羌活、独活、柴胡、前胡、川芎、枳壳、茯苓、桔梗、茯苓

E. 荆芥、防风、羌活、独活、柴胡、前胡、川芎、枳壳、茯苓、桔梗、益智仁

8. 荆防颗粒的功能主治是

A. 疏风散寒,解表清热　　　B. 发汗解表,散风祛湿　　　C. 发散风寒,解热止痛

D. 疏风解表,散寒祛湿　　　E. 疏风解表,清热解毒

9. 地奥心血康胶囊的功能主治是

A. 活血化瘀,行气止痛　　　B. 疏肝理气,健脾消食　　　C. 行气化湿,健脾和胃

D. 消炎止痛,理气健胃　　　E. 活血化瘀,理气止痛

10. 九味羌活丸的药物组成有

A. 羌活、防风、苍术、细辛、川芎、白芷、黄芩、甘草、地黄

B. 羌活、防风、苍术、细辛、川芎、白芷、黄芩、甘草、薄荷

C. 羌活、防风、苍术、细辛、川芎、白芷、黄芩、甘草、人参

D. 羌活、防风、苍术、细辛、川芎、白芷、黄芩、甘草、丹参

E. 羌活、防风、苍术、细辛、川芎、白芷、黄芩、甘草、天麻

11. 九味羌活丸的功能主治是

A. 疏风散寒,解表清热　　　B. 发汗解表,散风祛湿　　　C. 发散风寒,解热止痛

D. 疏风解表,散寒祛湿　　　E. 疏风解表,清热解毒

12. 速效救心丸的功能主治是

A. 行气活血,祛瘀止痛　　　B. 疏肝理气,健脾消食　　　C. 行气化湿,健脾和胃

D. 消炎止痛,理气健胃　　　E. 活血化瘀,理气止痛

13. 银翘解毒丸的药物组成有

A. 金银花、连翘、薄荷、荆芥、淡豆豉、牛蒡子(炒)、桔梗、淡竹叶、甘草

B. 金银花、连翘、薄荷、荆芥、淡豆豉、牛蒡子(炒)、桔梗、淡竹叶、黄芪

C. 金银花、连翘、薄荷、荆芥、淡豆豉、牛蒡子(炒)、桔梗、淡竹叶、当归

D. 金银花、连翘、薄荷、荆芥、淡豆豉、牛蒡子(炒)、桔梗、淡竹叶、独活

E. 金银花、连翘、薄荷、荆芥、淡豆豉、牛蒡子(炒)、桔梗、淡竹叶、川芎

14. 银翘解毒丸的功能主治是

A. 疏风散寒,解表清热　　　B. 发汗解表,散风祛湿　　　C. 发散风寒,解热止痛

D. 疏风解表,散寒祛湿　　　E. 疏风解表,清热解毒

15. 复方丹参片的功能主治是

A. 疏肝理气,消胀止痛　　　B. 疏肝理气,健脾消食　　　C. 行气化湿,健脾和胃

D. 消炎止痛,理气健胃　　　E. 活血化瘀,理气止痛

16. 三九胃泰颗粒的功能主治是

A. 疏肝理气,消胀止痛　　　B. 疏肝理气,健脾消食　　　C. 行气化湿,健脾和胃

D. 消炎止痛,理气健胃　　　E. 活血化瘀,理气止痛

17. 不属于感冒退热颗粒的有

A. 大青叶　　　B. 板蓝根　　　C. 连翘　　　D. 拳参　　　E. 甘草

18. 感冒退热颗粒的功能主治是

A. 清热解毒,疏风解表　　　B. 清热解表　　　C. 疏风清热,宣肺止咳

D. 解表通里,清热解毒　　　E. 解肌,清热,止泻,止痢

19. 羚羊感冒片的药物组成有

A. 羚羊角、牛蒡子、淡豆豉、金银花、荆芥、连翘、淡竹叶、桔梗、薄荷油、甘草

B. 羚羊角、牛蒡子、淡豆豉、金银花、荆芥、连翘、淡竹叶、桔梗、薄荷油、甘草

C. 羚羊角、牛蒡子、淡豆豉、金银花、荆芥、连翘、淡竹叶、丹参、薄荷油、甘草

D. 羚羊角、牛蒡子、淡豆豉、金银花、荆芥、连翘、淡竹叶、大青叶、薄荷油、甘草

E. 羚羊角、牛蒡子、淡豆豉、金银花、荆芥、酸枣仁、淡竹叶、桔梗、薄荷油、甘草

20. 羚羊感冒片的功能主治是

A. 清热解毒,疏风解表　　B. 清热解表　　C. 疏风清热,宣肺止咳

D. 解表通里,清热解毒　　E. 解肌,清热,止泻,止痢

21. 桑菊感冒片的药物组成有

A. 桑叶、菊花、连翘、薄荷油、苦杏仁、桔梗、甘草、芦根

B. 桑叶、菊花、连翘、薄荷油、苦杏仁、桔梗、甘草、金银花

C. 桑叶、菊花、连翘、薄荷油、苦杏仁、桔梗、甘草、麻黄

D. 桑叶、菊花、连翘、薄荷油、苦杏仁、桔梗、甘草、黄连

E. 桑叶、菊花、连翘、薄荷油、苦杏仁、桔梗、甘草、牛蒡子

22. 桑菊感冒片的功能主治是

A. 清热解毒,疏风解表　　B. 清热解表　　C. 疏风清热,宣肺止咳

D. 解表通里,清热解毒　　E. 解肌,清热,止泻,止痢

23. 防风通圣丸的药物组成有

A. 防风、荆芥、薄荷、麻黄、大黄、芒硝、栀子、滑石、桔梗、石膏、川芎、当归、白芍、黄芩、连翘、甘草、白术(炒)

B. 防风、荆芥、薄荷、麻黄、黄连、芒硝、栀子、滑石、桔梗、石膏、川芎、当归、白芍、黄芩、连翘、甘草、白术(炒)

C. 防风、荆芥、薄荷、麻黄、大黄、芒硝、栀子、大青叶、桔梗、石膏、川芎、当归、白芍、黄芩、连翘、甘草、白术(炒)

D. 防风、荆芥、薄荷、麻黄、大黄、芒硝、栀子、桔梗、石膏、川芎、当归、白芍、黄芩、连翘、甘草、白术(炒)

E. 防风、荆芥、薄荷、麻黄、大黄、芒硝、青蒿、滑石、桔梗、石膏、川芎、当归、白芍、黄芩、连翘、甘草、白术(炒)

24. 葛根芩连丸的药物组成有

A. 葛根、黄芩、黄连、炙甘草　　　B. 葛根、黄芩、黄连、青蒿

C. 防风、荆芥、薄荷、麻黄　　　　D. 滑石、桔梗、石膏、川芎

E. 桑叶、菊花、连翘、薄荷油

25. 葛根芩连丸的功能主治是

A. 清热解毒,疏风解表　　B. 清热解表　　C. 疏风清热,宣肺止咳

D. 解表通里,清热解毒　　E. 解肌,清热,止泻,止痢

26. 木香顺气丸的功能主治是

A. 疏肝理气,消胀止痛　　B. 疏肝理气,健脾消食　　C. 行气化湿,健脾和胃

D. 消炎止痛,理气健胃　　E. 活血化瘀,理气止痛

27. 玉屏风颗粒的药物组成有

A. 黄芪、白术(炒)、防风　　B. 防风、荆芥、薄荷　　C. 麻黄、大黄、芒硝

D. 青蒿、滑石、桔梗　　E. 黄芪、石膏、川芎

28. 玉屏风颗粒的功能主治是

A. 益气,固表,止汗　　B. 清热解表　　C. 疏风清热,宣肺止咳

D. 解表通里,清热解毒　　E. 解肌,清热,止泻,止痢

29. 参苏丸的药物组成有

A. 党参、紫苏叶、葛根、前胡、茯苓、半夏(制)、陈皮、枳壳(炒)、桔梗、木香、甘草

B. 党参、紫苏叶、葛根、前胡、茯苓、半夏(制)、陈皮、枳壳(炒)、甘草

C. 党参、紫苏叶、葛根、前胡、茯苓、半夏(制)、陈皮、枳壳(炒)、防风、荆芥

D. 党参、紫苏叶、葛根、前胡、茯苓、半夏(制)、大黄、芒硝、桔梗、木香、甘草

E. 党参、紫苏叶、茯苓、半夏(制)、陈皮、枳壳(炒)、桔梗、木香、甘草、青蒿

30. 参苏丸的功能主治是

A. 益气解表,疏风散寒,祛痰止咳　　B. 清热解表　　C. 疏风清热,宣肺止咳

D. 解表通里,清热解毒　　E. 解肌,清热,止泻,止痢

31. 保济丸的药物组成有

A. 钩藤、菊花、厚朴、苍术、广藿香、茯苓、橘红、白芷、薏苡仁

B. 党参、紫苏叶、茯苓、半夏(制)、陈皮、枳壳(炒)、桔梗、木香、甘草、青蒿

C. 防风、荆芥、薄荷、麻黄、大黄、芒硝、青蒿、滑石、桔梗、石膏

D. 川芎、当归、白芍、黄芩、连翘、甘草、白术(炒)

E. 黄芪、白术(炒)、防风

32. 保济丸的功能主治是

A. 解表,祛湿,和中　　B. 清热解表　　C. 疏风清热,宣肺止咳

D. 解表通里,清热解毒　　E. 解肌,清热,止泻,止痢

33. 藿香正气水的药物组成有

A. 藿香、苍术、陈皮、厚朴、白芷、茯苓、大腹皮、半夏、甘草、紫苏

B. 藿香、苍术、陈皮、厚朴、白芷、茯苓、大腹皮、半夏、甘草

C. 藿香、苍术、陈皮、川芎、当归、白芍、黄芩、连翘、甘草

D. 藿香、防风、荆芥、薄荷、麻黄、大黄、芒硝、青蒿、滑石

E. 藿香、苍术、陈皮、厚朴、白芷、大黄、芒硝、青蒿、滑石

34. 藿香正气水的功能主治是

A. 解表化湿,理气和中　　B. 清热解表　　C. 疏风清热,宣肺止咳

D. 解表通里,清热解毒　　E. 解肌,清热,止泻,止痢

35. 暑热感冒颗粒的药物组成有

A. 连翘、竹叶、北沙参、竹茹、荷叶、生石膏、知母、佩兰、丝瓜络、香薷、菊花

B. 连翘、竹叶、北沙参、竹茹、荷叶、生石膏、白芷、佩兰、丝瓜络、香薷、菊花

C. 连翘、竹叶、北沙参、竹茹、生石膏、知母、佩兰、丝瓜络、香薷、菊花

D. 连翘、竹叶、北沙参、竹茹、荷叶、生石膏、知母、佩兰、丝瓜络、香薷、菊花

E. 连翘、竹叶、丹参、竹茹、荷叶、生石膏、当归、佩兰、丝瓜络、香薷、菊花

36. 暑热感冒颗粒的功能主治是

A. 祛暑解表,清热,生津　　　B. 解表化湿,理气和中　　　C. 疏风清热,宣肺止咳

D. 解表通里,清热解毒　　　E. 解肌,清热,止泻,止痢

37. 六和定中丸的药物组成有

A. 广藿香,紫苏叶,香薷,木香,白扁豆(去皮),檀香,茯苓,桔梗,枳壳(去心,麸炒),木瓜,陈皮,山楂(炒),厚朴(姜炙),甘草,麦芽(炒),谷芽(炒),六神曲(麸炒)

B. 广藿香,香薷,木香,白扁豆(去皮),檀香,茯苓,桔梗,枳壳(去心,麸炒),木瓜,陈皮,山楂(炒),厚朴(姜炙),甘草,麦芽(炒),谷芽(炒),六神曲(麸炒)

C. 广藿香,紫苏叶,木香,白扁豆(去皮),檀香,茯苓,桔梗,枳壳(去心,麸炒),木瓜,陈皮,山楂(炒),厚朴(姜炙),甘草,麦芽(炒),谷芽(炒),六神曲(麸炒)

D. 广藿香,紫苏叶,香薷,木香,白扁豆(去皮),檀香,茯苓,桔梗,枳壳(去心,麸炒),木瓜,陈皮,山楂(炒),甘草,麦芽(炒),谷芽(炒),六神曲(麸炒)

E. 广藿香,紫苏叶,香薷,木香,白扁豆(去皮),檀香,茯苓,桔梗,枳壳(去心,麸炒),木瓜,陈皮,山楂(炒),厚朴(姜炙),麦芽(炒),谷芽(炒),六神曲(麸炒)

38. 六和定中丸的功能主治是

A. 祛暑除湿,和中消食　　　B. 解表化湿,理气和中　　　C. 疏风清热,宣肺止咳

D. 解表通里,清热解毒　　　E. 解肌,清热,止泻,止痢

39. 甘露消毒丸的药物组成有

A. 石菖蒲、黄芩、茵陈蒿、豆蔻、木通、川贝母、薄荷、藿香、连翘、滑石、射干

B. 薄荷、黄芩、茵陈蒿、豆蔻、木通、石菖蒲、藿香、连翘、滑石、射干

C. 黄芩、石菖蒲、茵陈蒿、豆蔻、木通、川贝母、藿香、连翘、滑石、射干

D. 黄芩、茵陈蒿、木通、川贝母、薄荷、藿香、连翘、滑石、射干

E. 石菖蒲、黄芩、茵陈蒿、豆蔻、木通、川贝母、薄荷、藿香、连翘、射干

40. 甘露消毒丸的功能主治是

A. 利湿化浊,清热解毒　　　B. 解表化湿,理气和中　　　C. 疏风清热,宣肺止咳

D. 解表通里,清热解毒　　　E. 解肌,清热,止泻,止痢

41. 清暑益气丸的药物组成有

A. 黄芪、人参、白术、当归、麦冬、五味子、升麻、葛根、泽泻、黄柏、苍术、陈皮、青皮、神曲、甘草

B. 黄芪、白术、当归、麦冬、五味子、升麻、葛根、泽泻、黄柏、苍术、陈皮、青皮、神曲、甘草

C. 黄芪、人参、白术、当归、麦冬、升麻、葛根、泽泻、黄柏、苍术、陈皮、青皮、神曲、甘草

D. 黄芪、人参、白术、当归、麦冬、五味子、升麻、泽泻、黄柏、苍术、陈皮、青皮、神曲、甘草

E. 黄芪、人参、白术、当归、麦冬、五味子、升麻、葛根、泽泻、黄柏、苍术、陈皮、神曲、甘草

42. 清暑益气丸的功能主治是

A. 清暑益气,健脾燥湿　　　B. 解表化湿,理气和中　　　C. 疏风清热,宣肺止咳

D. 解表通里,清热解毒　　　E. 解肌,清热,止泻,止痢

43. 复方芦荟胶囊的功能主治是

A. 清肝泻热,润肠通便,宁心安神　　　B. 泻火通便　　　C 清热解毒,泻火通便

D. 清热解毒,泻火通便　　　E. 清热泻火,通便

44. 当归龙荟丸的功能主治是

A. 清肝泻热,润肠通便,宁心安神　　　B. 泻火通便　　　C. 清热解毒,泻火通便

D. 清热解毒,泻火通便　　　E. 清热泻火,通便

45. 新清宁胶囊的功能主治是

A. 清肝泻热,润肠通便,宁心安神　　　B. 泻火通便　　　C. 清热解毒,泻火通便

D. 清热解毒,泻火通便　　　E. 清热泻火,通便

46. 清宁丸的功能主治是

A. 清肝泻热,润肠通便,宁心安神　　　B. 泻火通便　　　C. 清热解毒,泻火通便

D. 清热解毒,泻火通便　　　E. 清热泻火,通便

47. 一清胶囊的功能主治是

A. 清肝泻热,润肠通便,宁心安神　　　B. 泻火通便　　　C. 清热解毒,泻火通便

D. 清热解毒,泻火通便　　　E. 清热泻火,通便

48. 麻仁润肠丸的功能主治是

A. 清肝泻热,润肠通便,宁心安神　　　B. 泻火通便　　　C. 清热解毒,泻火通便

D. 清热解毒,泻火通便　　　E. 润肠通便

49. 麻仁丸的功能主治是

A. 润肠通便　　　B. 润肠通便,健胃消食　　　C. 泻热导滞,润肠通便

D. 滋阴补肾,润肠通便　　　E. 清热解毒,泻火通便

50. 麻仁滋脾丸的功能主治是

A. 润肠通便　　　B. 润肠通便,健胃消食　　　C. 泻热导滞,润肠通便

D. 滋阴补肾,润肠通便　　　E. 清热解毒,泻火通便

51. 通便灵胶囊的功能主治是

A. 润肠通便　　　B. 润肠通便,健胃消食　　　C. 泻热导滞,润肠通便

D. 滋阴补肾,润肠通便　　　E. 清热解毒,泻火通便

52. 通乐颗粒的功能主治是

A. 润肠通便　　　B. 润肠通便,健胃消食　　　C. 泻热导滞,润肠通便

D. 滋阴补肾,润肠通便　　　E. 清热解毒,泻火通便

53. 牛黄解毒丸的功能主治是

A. 苦寒辛凉,清热解毒　　　B. 清热通便,散风止痛　　　C. 清热泻火,散风止痛

D. 清胃泻火,解毒消肿　　　E. 清热泻火,散风止痛

54. 黄连上清丸的功能主治是

A. 苦寒辛凉,清热解毒　　　B. 清热通便,散风止痛　　　C. 清热泻火,散风止痛

D. 清胃泻火,解毒消肿　　　E. 清热泻火,散风止痛

55. 牛黄上清丸的功能主治是

A. 苦寒辛凉,清热解毒　　　B. 清热通便,散风止痛　　　C. 清热泻火,散风止痛

D. 清胃泻火,解毒消肿　　　E. 清热泻火,散风止痛

56. 清胃黄连片的功能主治是

A. 清胃泻火,解毒消肿　　　B. 清热解毒　　　C. 清热解毒,凉血利咽

D. 清热疏风,利咽解毒　　　E. 清热解毒

57. 双黄连口服液的功能主治是

A. 清胃泻火,解毒消肿　　　B. 清热解毒　　　C. 清热解毒,凉血利咽

D. 清热疏风,利咽解毒　　　E. 清热解毒

58. 板蓝根颗粒的功能主治是

A. 清胃泻火,解毒消肿　　　B. 清热解毒　　　C. 清热解毒,凉血利咽

D. 清热疏风,利咽解毒　　　E. 清热解毒

59. 银黄片的功能主治是

A. 清胃泻火,解毒消肿　　　B. 清热解毒　　　C. 清热解毒,凉血利咽

D. 清热疏风,利咽解毒　　　E. 清热解毒

60. 抗病毒颗粒的功能主治是

A. 清胃泻火,解毒消肿　　　B. 清热解毒　　　C. 清热解毒,凉血利咽

D. 清热疏风,利咽解毒　　　E. 清热解毒

61. 茵栀黄口服液的功能主治是

A. 清热解毒,利湿退黄　　　B. 清热,祛湿,利胆　　　C. 清热利湿,健脾消肿

D. 清热燥湿,行气止痛,止痢止泻　　　E. 清热燥湿,行气止痛

62. 利胆片的功能主治是

A. 清热解毒,利湿退黄　　　B. 清热止痛　　　C. 清热利湿,健脾消肿

D. 清热燥湿,行气止痛,止痢止泻　　　E. 清热燥湿,行气止痛

63. 茵陈五苓丸的功能主治是

A. 清热解毒,利湿退黄　　　B. 清热,祛湿,利胆　　　C. 清湿热,利小便

D. 清热燥湿,行气止痛,止痢止泻　　　E. 清热燥湿,行气止痛

64. 复方黄连素片的功能主治是

A. 清热解毒,利湿退黄　　　B. 清热,祛湿,利胆　　　C. 清热利湿,健脾消肿

D. 清热燥湿,行气止痛,止痢止泻　　　E. 清热燥湿,行气止痛

65. 香连片的功能主治是

A. 清热解毒,利湿退黄　　　B. 清热,祛湿,利胆　　　C. 清热利湿,健脾消肿

D. 清热燥湿,行气止痛,止痢止泻　　　E. 清热燥湿,行气止痛

66. 附子理中丸的功能主治是

A. 温中健脾　　　B. 温中和胃　　　C. 温胃理气

D. 扶正固本,温胃养胃,行气止痛,助阳暖中　　　E. 温中补虚,缓急止痛

67. 香砂养胃丸的功能主治是

A. 温中健脾　　　B. 温中和胃　　　C. 温胃理气

D. 扶正固本,温胃养胃,行气止痛,助阳暖中　　　E. 温中补虚,缓急止痛

68. 良附丸的功能主治是

A. 温中健脾　　　B. 温中和胃　　　C. 温胃理气

D. 扶正固本,温胃养胃,行气止痛,助阳暖中　　　E. 温中补虚,缓急止痛

69. 温胃舒胶囊的功能主治是

A. 温中健脾　　　B. 温中和胃　　　C. 温胃理气

D. 扶正固本,温胃养胃,行气止痛,助阳暖中　　　E. 温中补虚,缓急止痛

70. 小建中颗粒的功能主治是

A. 温中健脾　　　B. 温中和胃　　　C. 温胃理气

D. 扶正固本,温胃养胃,行气止痛,助阳暖中　　　E. 温中补虚,缓急止痛

71. 通宣理肺丸的功能主治是

A. 解表散寒,宣肺止嗽　　　B. 止咳化痰　　　C. 化痰止咳

D. 清肺,止咳,除痰　　　E. 清肺止咳,去痰定喘

72. 半夏露糖浆的功能主治是

A. 解表散寒,宣肺止嗽　　　B. 止咳化痰　　　C. 化痰止咳

D. 清肺,止咳,除痰　　　E. 清肺止咳,祛痰定喘

73. 杏仁止咳糖浆的功能主治是

A. 解表散寒,宣肺止嗽　　　B. 止咳化痰　　　C. 化痰止咳

D. 清肺,止咳,除痰　　　E. 清肺止咳,去痰定喘

74. 蛇胆川贝液的功能主治是

A. 解表散寒,宣肺止嗽　　　B. 止咳化痰　　　C. 化痰止咳　　　D. 清肺止咳除痰

E. 清肺止咳,去痰定喘

75. 蛇胆川贝枇杷膏的功能主治是

A. 解表散寒,宣肺止嗽　　　B. 止咳化痰　　　C. 化痰止咳　　　D. 清肺止咳除痰

E. 清肺止咳,去痰定喘

76. 橘红片的功能主治是

A. 清肺,止咳,除痰　　　B. 养阴润燥,清肺利咽　　　C. 平喘化痰,润肺止咳,补中益气

D. 滋阴清肺,止咳平喘　　　E. 止咳化痰,降气平喘

77. 养阴清肺丸的功能主治是

A. 清肺,止咳,除痰　　　B. 养阴润燥,清肺利咽　　　C. 平喘化痰,润肺止咳,补中益气

D. 滋阴清肺,止咳平喘　　　E. 止咳化痰,降气平喘

78. 参贝北瓜膏的功能主治是

A. 清肺,止咳,除痰　　　B. 养阴润燥,清肺利咽　　　C. 平喘化痰,润肺止咳,补中益气

D. 滋阴清肺,止咳平喘　　　E. 止咳化痰,降气平喘

79. 蛤蚧定喘丸的功能主治是

A. 清肺,止咳,除痰　　　B. 养阴润燥,清肺利咽　　　C. 平喘化痰,润肺止咳,补中益气

D. 滋阴清肺,止咳平喘　　　E. 止咳化痰,降气平喘

80. 桂龙咳喘宁胶囊的功能主治是

A. 清肺,止咳,除痰　　　B. 养阴润燥,清肺利咽　　　C. 平川化痰,润肺止咳,补中益气

D. 滋阴清肺,止咳平喘　　　E. 止咳化痰,降气平喘

81. 固本咳喘片的功能主治是

A. 益气固表,健脾补肾　　　B. 降气化痰　　　C. 燥湿化痰,理气和胃

D. 清热化痰止咳　　　E. 清肺化痰

82. 苏子降气丸的功能主治是

A. 益气固表,健脾补肾　　　B. 降气化痰　　　C. 燥湿化痰,理气和胃

D. 清热,化痰,止咳　　　E. 清肺化痰

83. 二陈丸的功能主治是

A. 益气固表,健脾补肾　　　　B. 降气化痰　　　C. 燥湿化痰,理气和胃

D. 清热,化痰,止咳　　　E. 清肺化痰

84. 复方鲜竹沥液的功能主治是

A. 益气固表健脾补肾　　　　B. 降气化痰　　　C. 燥湿化痰,理气和胃

D. 清热,化痰,止咳　　　E. 清肺化痰

85. 清气化痰丸的功能主治是

A. 益气固表健脾补肾　　　　B. 降气化痰　　　C. 燥湿化痰,理气和胃

D. 清热,化痰,止咳　　　E. 清肺化痰

86. 克咳胶囊的功能主治是

A. 养阴敛肺,止咳祛痰　　　　B. 止嗽,定喘,祛痰　　　C. 清热,化痰,止咳

D. 理气化痰,祛风和胃　　　E. 祛风和胃

87. 牛黄蛇胆川贝散的功能主治是

A. 养阴敛肺,止咳祛痰　　　　B. 止嗽,定喘,祛痰　　　C. 清热,化痰,止咳

D. 理气化痰,祛风和胃　　　E. 祛风和胃

88. 蛇胆陈皮胶囊的功能主治是

A. 养阴敛肺,止咳祛痰　　　　B. 止嗽,定喘,祛痰　　　C. 清热,化痰,止咳

D. 理气化痰,祛风和胃　　　E. 祛风和胃

89. 止咳橘红丸的功能主治是

A. 清肺,止咳,化痰　　　　B. 止嗽祛痰　　　C. 清肺润燥,化痰止咳

D. 清肺止咳化痰通便　　　E. 镇咳祛痰

90. 川贝止咳露的功能主治是

A. 清肺,止咳,化痰　　　　B. 止嗽祛痰　　　C. 清肺润燥,化痰止咳

D. 清肺,止咳,化痰,通便　　　E. 镇咳祛痰

91. 二母宁嗽丸的功能主治是

A. 清肺止咳化痰　　　　B. 止嗽祛痰　　　C. 清肺润燥,化痰止咳

D. 清肺,止咳,化痰,通便　　　E. 镇咳祛痰

92. 清肺抑火丸的功能主治是

A. 清肺,止咳,化痰　　　　B. 止嗽祛痰　　　C. 清肺润燥,化痰止咳

D. 清肺,止咳,化痰,通便　　　E. 镇咳祛痰

93. 止咳川贝枇杷露的功能主治是

A. 清肺,止咳,化痰　　　　B. 止嗽祛痰　　　C. 清肺润燥,化痰止咳

D. 清肺,止咳,化痰,通便　　　E. 镇咳祛痰

94. 炼蜜川贝枇杷膏的功能主治是

A. 清热润肺,止咳平喘,理气化痰　　　　B. 止嗽化痰　　　C. 解表化饮,止咳平喘

D. 健脾燥湿,祛痰止咳　　　E. 宣肺气,散风寒,镇咳祛痰

95. 枇杷止咳颗粒的功能主治是

A. 清热润肺,止咳平喘,理气化痰　　　　B. 止嗽化痰　　　C. 解表化饮,止咳平喘

D. 健脾燥湿祛痰止咳　　　E. 宣肺气,散风寒,镇咳祛痰

96. 小青龙合剂的功能主治是

A. 清热润,肺止咳平,喘理气化痰　　B. 止嗽化痰　　C. 解表化饮,止咳平喘

D. 健脾燥湿,祛痰止咳　　E. 宣肺气,散风寒,镇咳祛痰

97. 祛痰止咳颗粒的功能主治是

A. 清热润肺,止咳平喘,理气化痰　　B. 止嗽化痰　　C. 解表化饮,止咳平喘

D. 健脾燥湿,祛痰止咳　　E. 宣肺气,散风寒,镇咳祛痰

98. 杏苏止咳糖浆的功能主治是

A. 清热润肺,止咳平喘,理气化痰　　B. 止嗽化痰　　C. 解表化饮,止咳平喘

D. 健脾燥湿,祛痰止咳　　E. 宣肺气,散风寒,镇咳祛痰

99. 镇咳宁糖浆的功能主治是

A. 止咳,平喘,祛痰　　B. 清热解毒,镇静安神　　C. 清热解毒,镇静开窍

D. 清热开窍,止痉安神　　E. 清心化痰,镇惊祛风

100. 清开灵颗粒的功能主治是

A. 止咳,平喘,祛痰　　B. 清热解毒,镇静安神　　C. 清热解毒,镇静开窍

D. 清热开窍,止痉安神　　E. 清心化痰,镇惊祛风

101. 安宫牛黄丸的功能主治是

A. 止咳,平喘,祛痰　　B. 清热解毒,镇静安神　　C. 清热解毒,镇静开窍

D. 清热开窍,止痉安神　　E. 清心化痰,镇惊祛风

102. 紫雪散的功能主治是

A. 止咳,平喘,祛痰　　B. 清热解毒,镇静安神　　C. 清热解毒,镇静开窍

D. 清热开窍,止痉安神　　E. 清心化痰,镇惊祛风

103. 牛黄安清丸的功能主治是

A. 止咳,平喘,祛痰　　B. 清热解毒,镇静安神　　C. 清热解毒,镇静开窍

D. 清热开窍,止痉安神　　E. 清心化痰,镇惊祛风

104. 苏合香丸的功能主治是

A. 芳香开窍,行气止痛　　B. 补肾缩尿　　C. 固肾涩精　　D. 温肾固精

E. 健脾温肾,涩肠止泻

105. 缩泉丸的功能主治是

A. 芳香开窍,行气止痛　　B. 补肾缩尿　　C. 固肾涩精　　D. 温肾固精

E. 健脾温肾涩肠止泻

106. 金锁固金丸的功能主治是

A. 芳香开窍,行气止痛　　B. 补肾缩尿　　C. 固肾涩精　　D. 温肾固精

E. 健脾温肾,涩肠止泻

107. 锁阳固精丸的功能主治是

A. 芳香开窍,行气止痛　　B. 补肾缩尿　　C. 固肾涩精　　D. 温肾固精

E. 健脾温肾,涩肠止泻

108. 固本益肠片的功能主治是

A. 芳香开窍行气止痛　　B. 补肾缩尿　　C. 固肾涩精　　D. 温肾固精

E. 健脾温肾涩肠止泻

109. 固肠止泻丸的功能主治是

A. 调和肝脾,涩肠止泻　　　　B. 收敛止泻,健脾和胃　　　　C. 温肾散寒,涩肠止泻

D. 健脾胃益肺气　　　　E. 补益元气

110. 涩肠止泻散的功能主治是

A. 调和肝脾,涩肠止泻　　　　B. 收敛止泻,健脾和胃　　　　C. 温肾散寒,涩肠止泻

D. 健脾胃,益肺气　　　　E. 补益元气

111. 四神丸的功能主治是

A. 调和肝脾,涩肠止泻　　　　B. 收敛止泻,健脾和胃　　　　C. 温肾散寒,涩肠止泻

D. 健脾胃,益肺气　　　　E. 补益元气

112. 补中益气丸的功能主治是

A. 调和肝脾,涩肠止泻　　　　B. 收敛止泻,健脾和胃　　　　C. 温肾散寒,涩肠止泻

D. 健脾胃,益肺气　　　　E. 补益元气

113. 湿热痹病骨伤科慎用的药是

A. 天麻片　　　B. 追风透骨片　　C. 独活寄生丸　　　D. 二妙丸　　　　E. 仙灵骨葆胶囊

114. 参芪片的功能主治是

A. 调和肝脾,涩肠止泻　　　　B. 收敛止泻,健脾和胃　　　　C. 温肾散寒,涩肠止泻

D. 健脾胃,益肺气　　　　E. 补益元气

115. 香砂六君丸的功能主治是

A. 益气,健脾,和胃　　　B. 调理脾胃,益气和营　　　C. 补养气血　　　D. 补气益血

E. 温补气血

116. 薯蓣丸的功能主治是

A. 益气,健脾,和胃　　　B. 调理脾胃,益气和营　　　C. 补养气血　　　D. 补气益血

E. 温补气血

117. 当归补血口服液的功能主治是

A. 益气,健脾,和胃　　　B. 调理脾胃,益气和营　　　C. 补养气血　　　D. 补气益血

E. 温补气血

118. 八珍颗粒的功能主治是

A. 益气,健脾,和胃　　　B. 调理脾胃,益气和营　　　C. 补养气血　　　D. 补气益血

E. 温补气血

119. 人参养荣丸的功能主治是

A. 益气,健脾,和胃　　　B. 调理脾胃,益气和营　　　C. 补养气血　　　D. 补气益血

E. 温补气血

120. 人参归脾丸的功能主治是

A. 益气补血,健脾养心　　　B. 益气健脾,养血安神　　　C. 温补血气

D. 滋阴补肾　　　E. 滋肾补阴

121. 归脾丸的功能主治是

A. 益气补血,健脾养心　　　B. 益气健脾,养血安神　　　C. 温补气血　　　D. 滋阴补肾

E. 滋肾补阴

122. 十全大补丸的功能主治是

A. 益气补血,健脾养心　　　B. 益气健脾,养血安神　　　C. 温补气血　　　D. 滋阴补肾

E. 滋肾补阴

123. 六味地黄丸的功能主治是

A. 益气补血,健脾养心　　B. 益气健脾,养血安神　　　C. 温补气血　　　D. 滋阴补肾

E. 滋肾补阴

124. 知柏地黄丸的功能主治是

A. 益气补血,健脾养心　　B. 益气健脾养血安神　　　C. 温补血气　　　D. 滋阴补肾

E. 滋肾补阴

125. 大补阴丸的功能主治是

A. 滋阴降火　　B. 滋肾养肺　　C. 滋阴养肝　　　D. 滋阴清热,补肾益肺

E. 温补肾阳,化气行水

126. 麦味地黄丸的功能主治是

A. 滋阴降火　　B. 滋肾养肺　　C. 滋阴养肝　　　D. 滋阴清热,补肾益肺

E. 温补肾阳,化气行水

127. 杞菊地黄丸的功能主治是

A. 滋阴降火　　B. 滋肾养肺　　C. 滋阴养肝　　　D. 滋阴清热,补肾益肺

E. 温补肾阳,化气行水

128. 河车大造丸的功能主治是

A. 滋阴降火　　B. 滋肾养肺　　C. 滋阴养肝　　　D. 滋阴清热,补肾益肺

E. 温补肾阳,化气行水

129. 金匮肾气丸的功能主治是

A. 滋阴降火　　B. 滋肾养肺　　C. 滋阴养肝　　　D. 滋阴清热,补肾益肺

E. 温补肾阳,化气行水

130. 四神丸的功能主治是

A. 温肾散寒,涩肠止泻　　　B. 益气复脉,养阴生津　　　C. 滋阴养血,补心安神

D. 补气,养血,安神　　　E. 养血安神

131. 生脉饮的功能主治是

A. 温肾散寒,涩肠止泻　　　B. 益气复脉,养阴生津　　　C. 滋阴养血,补心安神

D. 补气,养血,安神　　　E. 养血安神

132. 天王补心丹的功能主治是

A. 温肾散寒,涩肠止泻　　　B. 益气复脉,养阴生津　　　C. 滋阴养血,补心安神

D. 补气,养血,安神　　　E. 养血安神

133. 柏子养心丸的功能主治是

A. 温肾散寒,涩肠止泻　　　B. 益气复脉,养阴生津　　　C. 滋阴养血,补心安神

D. 补气,养血,安神　　　E. 养血安神

134. 养血安神丸的功能主治是

A. 温肾散寒,涩肠止泻　　　B. 益气复脉,养阴生津　　　C. 滋阴养血,补心安神

D. 补气,养血,安神　　　E. 养血安神

135. 安神健脑液的功能主治是

A. 益气养血　　B. 生津补髓,益气养血,强脑安神　　　C. 养心安神　　　D. 养血安神

E. 疏肝解郁,安神定志

136. 安神补脑液的功能主治是

A. 益气养血　　B. 生津补髓,强脑安神　　C. 养心安神　　D. 养血安神

E. 疏肝解郁,安神定志

137. 安神补心丸的功能主治是

A. 益气养血　　B. 生津补髓,强脑安神　　C. 养心安神　　D. 养血安神

E. 疏肝解郁,安神定志

138. 枣仁安神液的功能主治是

A. 益气养血　　B. 生津补髓,强脑安神　　C. 养心安神　　D. 养血安神

E. 疏肝解郁,安神定志

139. 解郁安神颗粒的功能主治是

A. 益气养血　　B. 生津补髓,强脑安神　　C. 养心安神　　D. 养血安神

E. 疏肝解郁,安神定志

140. 朱砂安神丸的功能主治是

A. 清心养血,镇静安神　　　　B. 清肝泻火,重镇安神　　　　C. 解表散热,疏肝和胃

D. 疏肝健脾,养血调经　　　　E. 疏肝清热,健脾养血

141. 泻肝安神丸的功能主治是

A. 清心养血,镇静安神　　　　B. 清肝泻火,重镇安神　　　　C. 解表散热,疏肝和胃

D. 疏肝健脾,养血调经　　　　E. 疏肝清热,健脾养血

142. 小柴胡颗粒的功能主治是

A. 清心养血,镇静安神　　　　B. 清肝泻火,重镇安神　　　　C. 解表散热,疏肝和胃

D. 疏肝健脾,养血调经　　　　E. 疏肝清热,健脾养血

143. 逍遥丸的功能主治是

A. 清心养血,镇静安神　　　　B. 清肝泻火,重镇安神　　　　C. 解表散热,疏肝和胃

D. 疏肝健脾,养血调经　　　　E. 疏肝清热,健脾养血

144. 加味逍遥丸的功能主治是

A. 清心养血,镇静安神　　　　B. 清肝泻火,重镇安神　　　　C. 解表散热,疏肝和胃

D. 疏肝健脾,养血调经　　　　E. 疏肝清热,健脾养血

145. 柴胡舒肝丸的功能主治是

A. 疏肝理气,消胀止痛　　　　B. 疏肝理气,健脾消食　　　　C. 行气化湿,健脾和胃

D. 消炎止痛,理气健胃　　　　E. 活血化瘀,理气止痛

146. 护肝片的功能主治是

A. 疏肝理气,消胀止痛　　　　B. 疏肝理气,健脾消食　　　　C. 行气化湿,健脾和胃

D. 消炎止痛,理气健胃　　　　E. 活血化瘀,理气止痛

147. 槐角丸药物组成中,除槐角(炒)、地榆(炭)、黄芩、当归、防风外,还有

A. 枳壳　　B. 枳壳(炒)　　C. 枳壳(炭)　　D. 枳实　　E. 枳实(炒)

148. 关于槐角丸的功能主治中以下说法正确的是

A. 清肠疏风,凉血止血　　　　B. 散瘀止血,消肿止痛　　　　C. 消极导滞,清利湿热

D. 益气活血,通络止痛　　　　E. 用于吐血,便血,外伤出血

149. 关于三七胶囊,下列说法错误的是

A. 药物组成为三七　　　B. 主要功能是散瘀止血,消肿止痛

C. 口服,一次3～5粒,一日1～2次　　　D. 肝、肾功能异常者禁用

E. 主要功能是清肠疏风,凉血止血

150. 下列关于说法错误的是

A. 消导化积类中成药具有行气宽中、消食导滞、消痞化积的作用,恢复脾胃正常功能

B. 消导化积剂类方药中多配伍行气、健脾药

C. 消食导滞类中成药主要用于食积停滞,代表方有保和丸、枳实导滞丸

D. 保和丸主要用于食积停滞,脘腹胀满,嗳腐吞酸,不欲饮食

E. 枳实导滞丸主要用于食积停滞,脘腹胀满,嗳腐吞酸,不欲饮食

151. 以下关于服用保和丸的注意事项中,说法错误的是

A. 不适于因肝病或心、肾功能不全所致的饮食不消化、不欲饮食、脘腹胀满者

B. 身体虚弱者或老年人不宜长期服用

C. 孕妇忌服,儿童、哺乳期妇女慎用,糖尿病患者慎用颗粒剂

D. 忌烟、酒及辛辣、生冷、鱼腥、油腻食物

E. 适用于因肝病或心、肾功能不全所致的饮食不消化、不欲饮食、脘腹胀满者

152. 枳实导滞丸药物组成中黄连的炮制方法是

A. 姜汁炙　　　B. 炒　　　C. 焦　　　D. 醋炙　　　E. 炭制

153. 保和丸和枳实导滞丸的药物组成中共有的药物是

A. 山楂(焦)、大黄　　　B. 六神曲(炒)、茯苓　　　C. 半夏(制)、黄芩　　　D. 大黄、黄芩

E. 莱菔子(炒)、白术(炒)

154. 关于香砂枳术丸的说法错误的是

A. 其药物组成中,白术和枳实的炮制方法为麦麸

B. 主要用于脾虚气滞,脘腹胀闷,食欲不振,大便溏软

C. 湿热中阻胃痛、痞满者慎用

D. 主要用于脾胃不和、积滞内停所致的胃痛涨满,消化不良

E. 胃脘灼热,便秘口苦者不宜使用

155. 六味安消丸功能主治是

A. 和胃健脾,消积导滞,活血止痛　　　B. 健脾开胃,行气消痞　　　C. 健脾开胃

D. 健胃消食　　　E. 健胃理气,利湿和中

156. 用于治疗食积气滞所致胃痛,症见脘腹胀闷不舒、恶心、嗳气、食欲缺乏的药物是

A. 槟榔四消丸　　B. 沉香化滞丸　　C. 六味安消散　　　D. 健脾丸　　　E. 加味保和丸

157. 关于健脾丸说法错误的是

A. 药物组成中,香附为醋炙

B. 用于脾胃虚弱,脘腹胀满,食少便溏

C. 不适用于口干津少,或手足心热、脘腹作胀者

D. 服药期间忌烟酒及辛辣、生冷、鱼腥、油腻、不易消化食物

E. 药物组成中,有麦芽(炒)

158. 含有鸡内金(炒)的药物有

A. 开胃山楂丸 B. 槟榔四消丸 C. 健胃消食片 D. 加味保和丸 E. 香砂枳术丸

159. 胃阴虚者不宜使用

A. 健胃消食片 B. 加味保和丸 C. 枳实导滞丸 D. 香砂枳术丸 E. 健脾丸

160. 以下不属于治风剂的是

A. 川芎茶调散(颗粒) B. 通天口服液 C. 天麻钩藤颗粒 D. 牛黄降压片

E. 香砂枳术丸

161. 都梁丸的药物组成为有

A. 白芷(黄酒浸蒸)、川芎 B. 白芷(黄酒浸蒸)、羌活 C. 川芎、制草乌

D. 白芷、川芎 E. 香附(醋炙)、贯众

162. 不良反应为个别患者服药后丙氨酸氨基转移酶可轻度升高;偶有口干、口苦、腹痛及腹泻的药物是

A. 正天丸 B. 大活络丸 C. 芎菊上清丸 D. 松龄血脉康胶囊 E. 脑立清丸

163. 肝火上攻、风阳上扰头痛者慎用的是

A. 芎菊上清片 B. 清眩丸 C. 天麻钩藤颗粒 D. 松龄血脉康胶囊

E. 脑立清丸

164. 华佗再造丸的药物组成有

A. 川芎、吴茱萸、冰片等 B. 当归、吴茱萸、冰片等 C. 当归、吴茱萸、荆芥等

D. 川芎、吴茱萸、荆芥等 E. 天麻、白芷、当归等

165. 下列不属于去湿的类中成药是

A. 五苓散 B. 排石颗粒 C. 野菊花栓 D. 复方金钱草颗粒

E. 松龄血脉康胶囊

166. 由单味药组成的去湿类药是

A. 萆薢分清丸 B. 热淋清颗粒 C. 复方金钱草颗粒 D. 五苓散

E. 排石颗粒

167. 用药期间需要定期检查血脂、血清氨基转移酶和肌酸磷脂激酶的中成药是

A. 血脂康胶囊 B. 复方金钱草颗粒 C. 热淋清颗粒 D. 五苓散

E. 排石颗粒

168. 用于肝胆湿热引起的口苦、胁痛和急性胆囊炎、胆管炎的中成药是

A. 消炎利胆片 B. 地榆槐角丸 C. 连翘败毒丸 D. 当归苦参丸

E. 如意金黄散

169. 失血过多、身体虚弱者禁用;脾胃虚寒者慎用的中成药是

A. 消痔软膏 B. 地榆槐角丸 C. 金花消痤丸 D. 湿毒清胶囊 E. 口腔溃疡散

170. 益母草膏(颗粒)属于

A. 清热剂 B. 化湿剂 C. 理血剂 D. 扶正剂 E. 散结剂

171. 下列用于调经活血,行气止痛的中成药是

A. 固经丸 B. 复方益母草膏 C. 七制香附丸 D. 调经丸 E. 调经活血片

172. 脾肾阳虚腹痛、带下量多者不宜使用的中成药是

A. 盆炎净颗粒 B. 妇炎康片 C. 经带宁胶囊 D. 白带丸 E. 抗妇炎胶囊

173. 用于血虚所致的面色萎黄,头晕眼花,心悸气短,月经不调的中成药是

A. 四物合剂　　B. 女金丸　　C. 妇康宁片　　D. 八珍益母丸　　E. 定坤丹

174. 不宜于藜芦、五灵脂、皂荚及其制剂同时服用的中成药是

A. 女金丸　　B. 妇康宁片　　C. 更年宁心片　　D. 当归养血丸　　E. 乌鸡白凤丸

175. 用于暴发火眼，红肿作痛，头晕目眩，眼睑刺痒，大便燥结，小便赤黄的中成药是

A. 明目上清片　　B. 明目蒺藜丸　　C. 拨云退翳丸　　D. 珍视明滴眼液

E. 麝珠明目滴眼液

176. 属于眼科用扶正剂的中成药是

A. 杞菊地黄丸　　B. 明目蒺藜丸　　C. 拨云退翳丸　　D. 珍视明滴眼液

E. 明目上清片

177. 用于风热蕴肺型急、慢性鼻炎的中成药是

A. 辛夷鼻炎丸　　B. 鼻炎滴剂　　C. 鼻窦炎口服液　　D. 藿胆片　　E. 鼻炎康片

178. 由肿节风浸膏、薄荷脑、薄荷油组成的中成药是

A. 复方草珊瑚含片　　B. 桂林西瓜霜　　C. 西瓜霜润喉片　　D. 黄氏响声丸

E. 清咽丸

179. 用于阴虚肺热津亏所致的咽干声哑，咽喉疼痛，口渴烦躁的中成药是

A. 清咽丸　　B. 利咽解毒颗粒　　C. 铁笛丸　　D. 金果含片

E. 复方板蓝根颗粒

180. 用于跌打损伤，闪腰岔气，筋断骨折，瘀血疼痛的中成药是

A. 云南白药酊　　B. 云南白药膏　　C. 活血止痛散　　D. 舒筋活络丸

E. 接骨七厘片

181. 药物组成中含有重楼的中成药是

A. 云南白药气雾剂　　B. 云南白药酊　　C. 颈舒颗粒　　D. 跌打丸　　E. 狗皮膏

182. 使用时需用生姜擦净患处皮肤的中成药是

A. 狗皮膏　　B. 跌打丸　　C. 活血止痛散　　D. 舒筋活络丸　　E. 接骨七厘片

183. 服用后可引起肾脏损害等不良反应的中成药是

A. 仙灵骨葆胶囊　　B. 养血荣筋丸　　C. 强力天麻杜仲丸　　D. 益肾蠲痹丸

E. 麝香壮骨膏

184. 儿科用药中，不属于治感冒的类中成药药是

A. 小儿退热口服液　　B. 小儿速热清口服液　　C. 金银花露　　D. 小儿感冒宁糖浆

E. 健儿清解液

185. 用于小儿暑热口渴、痱毒的中成药是

A. 金银花露　　B. 小儿速热清口服液　　C. 健儿清解液　　D. 小儿感冒宁糖浆

E. 小儿感冒颗粒

186. 小儿风寒感冒、风寒闭肺咳喘、肺肾亏虚咳喘禁用的中成药是

A. 小儿肺热咳喘口服液　　B. 儿童清肺口服液（丸）　　C. 小儿止咳糖浆

D. 小儿速热清口服液　　E. 金银花露

187. 由山楂、鸡内金、淮山药、焦神曲组成的中成药是

A. 健儿口服液　　B. 小儿化食口服液　　C. 肥儿宝颗粒　　D. 启脾丸

E. 健胃消食丸

188. 用于治疗小儿胃热停食,肚腹胀满,恶心呕吐,烦躁,口渴,大便干燥的中成药是
A. 健胃消食丸　　　B. 小儿化食口服液　　　C. 龙牡壮骨颗粒　　　D. 小儿消食片
E. 健儿口服液

(二)B 型题(配伍选择题)

A. 疏风散寒,解表清热　　　B. 发汗解表,散风祛湿　　　C. 发散风寒,解热止痛
D. 疏风解表,散寒祛湿　　　E. 疏风解表,清热解毒
1. 感冒清热颗粒的功能主治是
2. 正柴胡饮颗粒的功能主治是
3. 荆防颗粒的功能主治是
4. 九味羌活丸的功能主治是
5. 银翘解毒丸的功能主治是

A. 清热解毒,疏风解表　　　B. 清热解表　　　C. 疏风清热,宣肺止咳
D. 解表通里,清热解毒　　　E. 解肌,清热,止泻,止痢
6. 感冒退热颗粒的功能主治是
7. 羚羊感冒片的功能主治是
8. 桑菊感冒片的功能主治是
9. 葛根芩连丸的功能主治是
10. 防风通圣丸的功能主治是

A. 清肝泻热,润肠通便,宁心安神　　　B. 泻火通便　　　C. 清热解毒,泻火通便
D. 清热解毒,泻火通便　　　E. 清热泻火,通便
11. 复方芦荟胶囊的功能主治是
12. 当归龙荟丸的功能主治是
13. 新清宁胶囊的功能主治是
14. 清宁丸的功能主治是
15. 一清胶囊的功能主治是

A. 润肠通便　　　B. 润肠通便,健胃消食　　　C. 泻热导滞,润肠通便
D. 滋阴补肾,润肠通便　　　E. 清热解毒,泻火通便
16. 麻仁丸的功能主治是
17. 麻仁滋脾丸的功能主治是
18. 通便灵胶囊的功能主治是
19. 通乐颗粒的功能主治是

A. 苦寒辛凉,清热解毒　　　B. 清热通便,散风止痛　　　C. 清热泻火,散风止痛
D. 清胃泻火,解毒消肿　　　E. 清热泻火,散风止痛
20. 牛黄解毒丸的功能主治是
21. 黄连上清丸的功能主治是
22. 牛黄上清丸的功能主治是
23. 清胃黄连片的功能主治是
24. 牛黄上清丸的功能主治是

A. 清胃泻火,解毒消肿　　B. 清热解毒　　C. 清热解毒,凉血利咽

D. 清热疏风,利咽解毒　　E. 清热解毒

25. 清胃黄连片的功能主治是

26. 双黄连口服液的功能主治是

27. 板蓝根颗粒的功能主治是

28. 银黄片的功能主治是

29. 抗病毒颗粒的功能主治是

A. 清热解毒,利湿退黄　　B. 清热,祛湿,利胆　　C. 清热利湿,健脾消肿

D. 清热燥湿,行气止痛,止痢止泻　　E. 清热燥湿,行气止痛

30. 茵栀黄口服液的功能主治是

31. 利胆片的功能主治是

32. 茵陈五苓丸的功能主治是

33. 复方黄连素片的功能主治是

34. 香连片的功能主治是

A. 香砂枳术丸　　B. 六味安消散　　C. 沉香化滞丸　　D. 槟榔四消丸

E. 健脾丸

35. 消食导滞,行气泻水的中成药是

36. 和胃健脾,消积导滞,活血止痛的中成药是

37. 健脾开胃,行气消痞的中成药是

38. 理气化滞的中成药是

A. 开胃健脾丸　B. 加味保和丸　C. 沉香化滞丸　　D. 健胃消食片　　E. 健脾丸

39. 湿热痞满泄泻者不宜使用

40. 湿热中阻者忌用

41. 胃阴虚者不宜用

A. 大活络丸　　　B. 松龄血脉康胶囊　　　C. 脑立清丸　　　D. 华佗再造丸

E. 天麻头痛片

42. 由鲜松叶、葛根、珍珠层粉组成的中成药是

43. 活血化瘀,化痰通络,行气止痛的中成药是

44. 肝肾阴虚者慎用的中成药是

A. 五苓散　　　B. 复方金钱草颗粒　　　C. 脑立清丸　　　D. 石淋通片

E. 野菊花栓

45. 清热利湿,利尿排石,消炎止痛的中成药是

46. 用于前列腺炎及慢性盆腔炎的中成药是

47. 阴虚津液不足之口渴、小便不利者不宜服用的中成药是

A. 消痔软膏　B. 地榆槐角丸　C. 连翘败毒丸　　D. 金花消痤丸　　E. 消炎利胆片

48. 疏风润燥,凉血泻热的中成药是

49. 清热解毒,消肿止痛的中成药是

50. 熊胆粉、地榆、冰片组成的中成药是

A. 凉血、去湿　　B. 软坚散结　　　C. 消溃止痛　　　D. 疏肝清热,健脾养血

E. 养血润燥,化湿解毒,祛风止痒

51. 口腔溃疡散的功能主治是

52. 湿毒清胶囊的功能主治是

53. 当归苦参丸的功能主治是

A. 清热剂   B. 化湿剂   C. 理血剂   D. 扶正剂   E. 散结剂

54. 益母草膏(颗粒)属于

55. 妇科千金片属于

56. 艾附暖宫丸属于

57. 乳癖消片属于

A. 三金片   B. 千金止带丸   C. 女金丸   D. 八珍益母丸   E. 艾附暖宫丸

58. 肝郁血瘀证、湿热证、病毒证者忌用的中成药是

59. 清热解毒,利湿通淋的中成药是

60. 孕妇、热证、实证者忌用;月经先期量多,色鲜红或紫,行经腹痛,疼痛不减或更甚,伴有心中烦热、口渴、大便干结、小便短赤,不宜服用的中成药是

A. 消翳明目   B. 清热解痉,去翳明目   C. 滋肾、养肝、明目

D. 滋阴补肾、清肝明目   E. 滋肾养肝

61. 麝珠明目滴眼液的功能主治是

62. 明目地黄丸的功能主治是

63. 杞菊地黄丸的功能主治是

64. 石斛夜光丸的功能主治是

A. 明目上清片   B. 明目蒺藜丸   C. 明目地黄丸   D. 麝珠明目滴眼液

E. 珍视明滴眼液

65. 脾胃虚寒、孕妇、年老体弱及白内障患者忌用

66. 阴虚火旺及脾虚便溏者慎用

67. 用药后偶见球结膜充血,轻度水肿的中成药是

68. 肝经风热、肝火上扰者不宜使用

A. 鼻炎康片   B. 藿胆片   C. 鼻炎滴剂   D. 辛夷鼻炎丸   E. 鼻炎片

69. 清热解毒,宣肺通窍,消肿止痛的中成药是

70. 外感风寒、肺脾气虚、气滞血瘀及过敏性鼻炎属于虚寒证者慎用

71. 风寒袭肺所致不宜使用

A. 西瓜霜润喉片   B. 利咽解毒颗粒   C. 清咽丸   D. 铁笛丸   E. 金果含片

72. 用于清音利咽,消肿止痛的中成药是

73. 用于清肺利咽,清热解毒的中成药是

74. 用于阴虚肺热津亏所致的咽干声哑,咽喉疼痛,口渴烦躁的中成药是

A. 接骨七厘片   B. 云南白药胶囊   C. 活血止痛散   D. 舒筋活血丸

E. 云南白药酊

75. 用药后一日内,忌食蚕豆、鱼类、酸冷食物的中成药是

76. 含有剧毒马钱子,应严格按规定剂量服用,不可过量的中成药是

77. 用于跌打损伤,续筋接骨,血瘀疼痛的中成药是

A. 狗皮膏 　　　B. 麝香壮骨膏 　C. 颈舒颗粒 　　　　D. 养血荣筋丸 　　　E. 仙灵骨葆胶囊

78. 祛风散寒，活血止痛的中成药是

79. 用于风湿痛、关节痛、腰痛、神经痛、肌肉酸痛、扭伤、挫伤的中成药是

80. 滋肝补肾，活血通络，强筋壮骨的中成药是

A. 小儿退热口服液 　　　B. 金银花露 　　　　C. 健儿清解液 　　　　D. 小儿止咳糖浆

E. 小儿消食片

81. 风寒感冒者不适用；脾虚易腹泻者慎用的中成药是

82. 用于暑热口渴，小儿痱毒的中成药是

83. 清热解毒，祛痰止咳，消滞和中的中成药是

84. 脾胃虚弱者慎用，且不宜与滋补性或温热性中药同时服用的中成药是

A. 健脾消食丸 　　　B. 小儿化食口服液 　　　C. 肥儿宝颗粒 　　　　D. 启脾丸

E. 健儿口服液

85. 脾胃虚弱无积滞者慎用的中成药是

86. 利湿消积，驱虫消食，健脾益气的中成药是

87. 用于脾胃虚弱，消化不良，腹胀便稀的中成药是

(三)X型题(多项选择题)

1. 属于荆防颗粒的有
A. 荆芥 　　　B. 防风 　　　C. 羌活 　　　D. 独活 　　　E. 柴胡

2. 属于九味羌活丸的有
A. 羌活 　　　B. 防风 　　　C. 苍术 　　　D. 细辛 　　　E. 川芎

3. 属于银翘解毒丸的有
A. 金银花 　　　B. 连翘 　　　C. 薄荷 　　　D. 荆芥 　　　E. 淡豆豉

4. 属于正柴胡饮颗粒的有
A. 柴胡 　　　B. 陈皮 　　　C. 防风 　　　D. 甘草 　　　E. 赤芍

5. 属于感冒清热颗粒的有
A. 荆芥穗 　　　B. 薄荷 　　　C. 防风 　　　D. 柴胡 　　　E. 紫苏叶

6. 消导化积剂中，药物组成中含有六神曲(炒)的是
A. 保和丸 　　　B. 枳实导滞丸 　C. 香砂枳术丸 　　　D. 六味安消散 　　　E. 健脾丸

7. 下列说法正确的是
A. 槟榔四消丸不适用于肝病或心、肾功能不全所致的饮食不消化、脘腹胀满
B. 健脾开胃，行气消痞的是香砂枳术丸
C. 脾胃虚寒胃痛、腹痛者慎用沉香化滞丸
D. 健脾丸不适用于急性肠炎腹泻
E. 健脾丸适用于急性肠炎腹泻

8. 以下属于治风剂的是
A. 芎菊上清丸 　　　B. 清眩丸 　　　C. 松龄血脉康胶囊 　　　D. 天麻钩藤颗粒
E. 牛黄降压片

9. 以下均由单味药组成的是

A. 石淋通片　　　B. 热淋清颗粒　　　C. 血脂康胶囊　　　D. 脑血栓片

E. 天麻头痛片

10. 主要用于无名肿毒、肝胆湿热、痔疮肛裂、泌尿系统结石等的外科用中成药有

A. 消炎利胆片　　　B. 马应龙麝香痔疮膏　　　C. 地榆槐角丸　　　D. 季德胜蛇药片

E. 消痔软膏

11. 妇科用药可分为

A. 理血剂　　　B. 扶正剂　　　C. 散结剂　　　D. 清热剂　　　E. 化湿剂

12. 下列属于清热剂的是

A. 固经丸　　　B. 妇科千金片　　C. 经带宁胶囊　　　D. 妇炎康片　　　E. 调经止痛片

13. 眼科用药中,属于清热剂的是

A. 明目上清片　　　B. 明目蒺藜丸　　　C. 拨云退翳丸　　　D. 麝珠明目滴眼液

E. 珍视明滴眼液

14. 主要用于肝肾阴虚所致的各种目疾,症见视物模糊,伴有眩晕耳鸣、迎风流泪的是

A. 明目地黄丸　　　B. 明目上清片　　　C. 杞菊地黄丸　　　D. 石斛夜光丸

E. 珍视明滴眼液

15. 耳聋左慈丸的药物组成中含有

A. 磁石(煅)　　　B. 熟地黄、牡丹皮　　　C. 山药、茯苓　　　D. 山茱萸、柴胡

E. 泽泻、竹叶

16. 肺脾气虚及气滞血瘀者慎用的是

A. 鼻炎滴剂　　　B. 辛夷鼻炎丸　　　C. 鼻炎片　　　D. 鼻窦炎口服液

E. 藿胆片(丸)

17. 服药期间忌烟、酒、辛辣、鱼腥等刺激性食物的是

A. 利咽解毒颗粒　　　B. 复方板蓝根颗粒　　　C. 清咽丸　　　D. 铁笛丸

E. 金果含片

18. 骨伤科用药中,属于活血化瘀类中成药的有

A. 接骨七厘片　　　B. 伤科接骨片　　　C. 云南白药胶囊　　　D. 仙灵骨葆胶囊

E. 益肾蠲痹丸

19. 以下关于儿科用药,说法正确的是

A. 风寒感冒者,大便稀且次数多者慎用小儿感冒颗粒

B. 金银花露不宜与滋补性或温热性中药同时服用

C. 正气未虚及脾虚夹积者慎用小儿化食口服液,且需中病即止,不宜久服

D. 久贮后可能会有少量沉淀,但不影响疗效的是健儿口服液

E. 用于治疗和预防小儿佝偻病、软骨病的是龙牡壮骨颗粒

四、答　案

(一)A 型题

1. A　2. A　3. A　4. A　5. C　6. D　7. A　8. B　9. B　10. A　11. D　12. A　13. A　14. E
15. E　16. D　17. E　18. A　19. A　20. B　21. A　22. C　23. A　24. A　25. E　26. C

27. A 28. A 29. A 30. A 31. A 32. A 33. A 34. A 35. A 36. A 37. A 38. A
39. A 40. A 41. A 42. A 43. A 44. B 45. C 46. D 47. E 48. E 49. A 50. B
51. C 52. D 53. A 54. B 55. C 56. D 57. B 58. C 59. D 60. E 61. A 62. B
63. C 64. D 65. E 66. A 67. B 68. C 69. D 70. E 71. A 72. B 73. C 74. D
75. E 76. A 77. B 78. C 79. D 80. E 81. A 82. B 83. C 84. D 85. E 86. B
87. C 88. D 89. A 90. B 91. C 92. D 93. E 94. A 95. B 96. C 97. D 98. E
99. A 100. B 101. C 102. D 103. E 104. A 105. B 106. C 107. D 108. E
109. A 110. B 111. C 112. D 113. A 114. E 115. A 116. B 117. C 118. D 119. E
120. A 121. B 122. C 123. D 124. E 125. A 126. B 127. C 128. D 129. E 130. A
131. B 132. C 133. D 134. E 135. A 136. B 137. C 138. D 139. E 140. A 141. B
142. C 143. D 144. E 145. A 146. B 147. B 148. A 149. E 150. E 151. E 152. A
153. B 154. D 155. A 156. B 157. A 158. A 159. A 160. E 161. A 162. A 163. A
164. A 165. E 166. B 167. A 168. A 169. B 170. C 171. E 172. A 173. A 174. E
175. A 176. A 177. B 178. A 179. C 180. D 181. A 182. A 183. D 184. E 185. A
186. A 187. A 188. B

(二)B 型题

1. A 2. C 3. B 4. D 5. E 6. A 7. B 8. C 9. E 10. D 11. A 12. B 13. C 14. D
15. E 16. A 17. B 18. C 19. D 11. 20. A 21. B 22. C 23. D 24. E 25. D 26. B
27. C 28. D 29. E 30. A 31. B 32. C 33. D 34. E 35. D 36. B 37. A 38. C
39. D 40. B 41. D 42. B 43. D 44. A 45. B 46. E 47. A 48. B 49. C 50. A
51. C 52. E 53. A 54. C 55. A 56. D 57. E 58. B 59. A 60. E 61. A 62. C
63. E 64. D 65. A 66. B 67. D 68. C 69. A 70. C 71. E 72. A 73. B 74. D
75. E 76. D 77. A 78. A 79. B 80. D 81. A 82. B 83. C 84. B 85. A 86. C
87. D

(三)X 型题

1. ABCDE 2. ABCDE 3. ABCDE 4. ABCDE 5. ABCDE 6. AB 7. ABCDE
8. ABCDE 9. ABC 10. ABCDE 11. ABCD 12. BCD 13. ABCDE 14. ACD 15. ABCE
16. AB 17. ABCDE 18. ABC 19. ABCDE

第十章　中药的合理应用

一、考前模拟

(一)合理用药概述

1. 合理用药的基本原则
2. 主要措施

(二)中成药的联合应用

1. 中成药的合理联用
2. 中成药联用的配伍禁忌

(三)中西药的联合应用

1. 中西药联用的特点
2. 中西药联用的相互作用

二、应试指南

(一)合理用药概述

1. 基本概念

合理使用中药:是指运用中医药学综合知识及管理学知识指导临床用药。

2. 目的与意义

(1)目的:最大限度发挥药物治疗效能,不良反应降低到最低限度,甚至于零。其次是患者支出最少,疗效最好;最有效地利用卫生资源,减少浪费;方便患者使用。

(2)意义:广大群众切身利益,用药安全、有效、方便、经济,保障经济、有效。

3. 基本原则

安全、有效、简便、经济。

4. 执业药师的作用

指导临床合理用药,与医护人员密切合作,为广大患者和药品的使患者,提供更直接的药学服务。

5. 不合理用药的主要表现

(1)辨析病证不准确,用药指征不明确。

(2)给药剂量失准,用量过大或过小。

(3)疗程长短失宜,用药时间过长或过短。

(4)给药途径不适,未选择最佳给药途径。

(5)服用时间不当,不利于药物的药效发挥。

(6)违反用药禁忌,有悖于明令规定的配伍禁忌、妊娠禁忌、服药时的饮食禁忌及证候禁忌。

(7)中药之间或中西药之间不合理配伍,造成药效降低甚至失效,而毒性增加。

(8)乱用贵重药品,因盲目自行购用,或追求经济效益,导致滥用贵重药品。

6. 不合理用药的后果

(1)浪费医药资源:如重复给药、无病用药、无必要的合并用药、处置药物的不良反应等。

(2)延误疾病的治疗:如用药错误或给药不足、不适当的合并用药等。

(3)引发药物不良反应及药源性疾病:如药物因素(品种混淆、炮制不当)、患者因素(过敏性体质、个体差异、特殊人群)等。

(4)造成医疗事故和医疗纠纷:坚持合理用药的重要性。

7. 保证合理用药的主要措施

(1)努力研习中医药学:熟练地掌握中医药理论和基本知识,是合理用药的先决条件。

(2)准确辨析患者的病证。

(3)参辨患者的身体状况:儿童、老人因对药物代谢能力不全或衰退,机体对某些药物的耐受性下降,易发生积蓄,引起不良反应,在应用作用强烈或有毒的药物时要有所避忌等。

确认有无药物过敏史

(4)选择质优的饮片、配伍用药要得当、严格遵守用药禁忌。

(5)选择适宜的给药途径及剂型、正确掌握剂量及用法。

(6)制定合理的用药时间和疗程。

(7)认真审方堵漏、详细嘱告用药宜忌、按患者的经济条件斟酌选药。

(二)中成药的联合应用

1. 中成药的合理联用

(1)中成药的联用:功能相似的中成药联用,可增强药物疗效;功能不同的中成药联用,互补治疗兼证。如阳虚者可用附子理中丸加参茸卫生丸。

(2)中成药与中药汤剂联用:在汤剂基础上加用中成药。如血府逐瘀汤送服七厘散治疗冠心病属气滞血瘀型者,疗效卓著。

(3)中成药与药引的联用:根据中药的归经理论,以药引引药物到达病所,从而增强疗效。如对外感风寒或脾胃虚寒之呕吐泄泻等病证,常用生姜、大枣煎汤送服中成药,以增强散风寒、和脾胃之功效。

(4)中成药与西药联用:降低毒性,提高疗效。如补中益气丸、贞芪扶正冲剂与环磷酰胺合用,可大大降低环磷酰胺的毒性等。

2. 中成药联用的配伍禁忌

(1)含"十八反","十九畏"药味中成药的配伍禁忌:"十八反","十九畏"中的药物属配伍禁忌,原则上禁止应用。

(2)含有毒药物中成药的联用:数种功效相似的中成药联用,在各自制剂的组成中,往往有一种或几种相同药味,联用将会增加某一味或几味药的剂量,加大不良反应的危险性。

(3)不同功效药物联用的禁忌:如附子理中丸与牛黄解毒片联用。

(4)某些药物的相互作用:如含麻黄的中成药忌与降血压的中成药联用。

（三）中西药的联合应用

1. 中西药联用的特点

（1）协同增效：如黄连、黄柏与四环素、呋喃唑酮、磺胺甲基异噁唑联用治疗痢疾、细菌性腹泻。

（2）降低毒副作用：主要用于减轻激素反馈抑制作用；防治撤停激素后的反跳现象；防治化疗的毒副反应；防止一些药物在服用时产生胃肠或神经系统的不良反应。

（3）降低用药剂量：如地西泮有嗜睡等不良反应，若与苓桂术甘汤合用，地西泮用量只需常规用量的 1/3，嗜睡等不良反应也因为并用中药而消除。

2. 中西药联用的相互作用

（1）影响吸收：影响药物通过生物膜吸收（如六味地黄丸、人参归脾丸与林可霉素同服），影响药物在胃肠道的稳定（如含生物碱的中药与洋地黄类强心苷）。

（2）影响分布：中西药联用相互作用后，血药浓度有所变化影响药物与血浆蛋白组织结合（如碱性中药硼砂、红灵散与氨基糖苷类抗生素）。

（3）影响代谢：酶促反应（如中药酒剂、酊剂与苯巴比妥、苯妥英钠、安乃近同服），酶抑反应（如大黄、山茱萸、五倍子等与淀粉酶、蛋白酶合用）。

（4）影响排泄：增加排泄（如碱性中药与尿液酸化药物合用），减少排泄（如乌梅、陈皮、川芎、山楂等与磺胺类等合用）。

3. 中西药合理联用的举例

（1）协同增效：如逍遥散或三黄泻心汤等与西药催眠镇静药联用，既可提高对失眠症的疗效，又可逐渐摆脱对西药的依赖性等。

（2）降低西药的不良反应：如芍药甘草汤与解痉药联用，在提高疗效的同时，还能消除腹胀、便秘等不良反应等。

4. 中西药不合理联用举例

（1）降低药物疗效：如含鞣质较多的中药不可与西药索米痛片、克感敏片等同服，同服后可产生沉淀而不易被机体吸收。

（2）产生或增加不良反应：如含钙较多的中药或中成药不可与洋地黄类药物合用，否则会增强洋地黄类药物的毒性。

（3）毒性增加或相加：如发汗解表药荆芥、麻黄、生姜等及其制剂与解热镇痛药等合用会导致发汗太过，产生虚脱。

5. 含西药组分中成药的品种及使用注意事项

（1）熟悉部分含西药的中成药中所含的西药成分：如菊兰抗流感片中含有乙酰水杨酸、化痰平喘片含盐酸异丙嗪等。

（2）含西药组分中成药的使用注意事项：含格列本脲成分中成药（磺胺过敏、白细胞减少的患者禁用；孕妇及哺乳期妇女不宜使用，肝肾功能不全、体虚高热、甲状腺功能亢进者慎用，服用过量易导致低血糖）；含西药成分感冒中成药（含安乃近、对乙酰氨基酚、阿司匹林、马来酸氯苯那敏、盐酸吗啉胍的成分）；含盐酸麻黄碱中成药（甲状腺功能亢进、高血压病、动脉硬化、心绞痛患者应禁用）；含吲哚美辛中成药（不良反应较多，溃疡病、哮喘、帕金森病、精神病患者、孕妇、哺乳期患者禁用，老年患者、心功能不全、高血压病、肝肾功能不全、出血性疾病患者慎用，且不宜与阿司匹林、丙磺舒、钾盐、氨苯蝶啶合用,十四岁以下儿童一般不用);含氢氯噻嗪中成药使用时相应的注意事项(肝肾疾病、糖尿病患者、孕妇及哺乳期妇女不宜使用,避免重复用药)。

三、考前模拟

(一)A 型题(最佳选择题)

1. 合理使用中药是指

A. 最有效地利用卫生资源　　　　　　B. 将中药和中成药的不良反应降低到最低限度

C. 最大限度地发挥中药治疗效能　　　D. 促使中药学科日益完善

E. 运用中医药学综合知识及管理学知识指导临床用药

2. 以下不属于合理用药的基本原则的是

A. 安全　　　　B. 有效　　　　C. 简便　　　　D. 可控　　　　E. 经济

3. 以下说法错误的是

A. 阳虚者可用附子理中丸加参茸卫生丸

B. 气阴两虚证可用六味地黄丸加补中益气丸

C. 阳虚者可用附子理中丸加补中益气丸

D. 中气下陷而又肾阳虚者可用补气益中丸加金匮肾气丸

E. 肾阴虚证可用六味地黄丸加益肾补骨液

4. 以下说法错误的是

A. 含麻黄的中成药忌与降血压的中成药如复方罗布麻衣、降压片等并用

B. 含麻黄的中成药可与降血压的中成药如复方罗布麻衣、降压片等并用

C. 含麻黄的中成药忌与扩张冠脉的中成药如速效救心丸、山海丹等并用

D. 含朱砂成分较多的中成药,如磁朱丸不可与消瘿五海丸等长期同服

E. 将附子理中丸与黄连上清丸、金匮肾气丸与牛黄解毒片等合用,均属不合理用药

5. 以下中西药联用可降低用药剂量的是

A. 黄连、黄柏与四环素　　B. 丙谷胺与甘草、白芍、冰片　　C. 地西泮与苓桂术甘汤合用

D. 丹参注射液与多巴胺　　E. 川芎嗪注射液与低分子右旋糖酐

6. 以下中西药联用,影响吸收的是

A. 牛黄解毒片与口服的红霉素　　B. 硼砂与氨基糖苷类抗生素　　C. 酒剂与苯巴比妥

D. 煅牡蛎与吲哚美辛　　E. 山茱萸与阿司匹林

7. 下列说法中错误的是

A. 石菖蒲、地龙与苯妥英钠等抗癫痫药联用,能提高抗癫痫的效果

B. 芍药甘草汤等与西药解痉药联用,可提高疗效

C. 桂枝汤类、人参类方剂与皮质激素类药联用,可减少激素类药的用量和不良反应

D. 黄精、骨碎补、甘草等与链霉素联用,可消除或减少链霉素引发的耳聋等不良反应

E. 小柴胡汤、人参汤等与丝裂霉素 C 联用,会加重丝裂霉素对机体的不良反应

8. 以下中西药联用中,会产生或增加不良反应的是

A. 石膏、龙骨、牡蛎与洋地黄类药物合用　　　B. 炭类中药与多酶片、蛋白酶联用

C. 山楂、五味子与磺胺类药物同用　　　　　　D. 含鞣质较多的中药与克感敏片合用

E. 含雄黄类中药与硫酸盐类药物合用

9. 以下说法错误的是

A. 扑感片所含的西药成分是对乙酰氨基酚、马来酸氯苯那敏

B. 贯防感冒片所含的西药成分是安乃近、马来酸氯苯那敏

C. 维血康糖浆所含的西药成分是硫酸亚铁

D. 活胃胶囊(散)所含的西药成分是碳酸氢钠、碳酸镁

E. 脂降宁片所含西药成分为维生素 C、氯贝酸铝

10. 磺胺过敏、白细胞减少患者禁用的是

A. 含格列本脲成分的中成药　　　　　B. 含西药成分的感冒中成药

C. 含盐酸麻黄碱的中成药　　　　　　D. 含吲哚美辛的中成药

E. 含氢氯噻嗪的中成药

11. 服药期间不能饮酒,不能与碱性药物合用,不能与非甾体抗感染药布洛芬等合用的是

A. 含阿司匹林中成药　　 B. 含氯苯那敏成分中成药　　 C. 含盐酸吗啉胍成分的中成药

D. 含安乃近成分的中成药　　 E. 含对乙酰氨基酚成分的中成药

(二)B 型题(配伍选择题)

A. 最大限度发挥药物治疗效能　　　 B. 给药剂量失准　　　 C. 确保用药有效

D. 引发药物不良反应及药源性疾病　　　 E. 用药经济实用

1. 属于不合理用药表现的是

2. 属于不合理用药后果的是

3. 属于合理用药目的的是

A. 参茸卫生丸　 B. 补中益气丸　 C. 益肾补骨液　　 D. 知柏地黄丸　　 E. 麻子仁丸

4. 阳虚者可用附子理中丸加

5. 中气下陷而又肾阳虚者可用金匮肾气丸合

6. 气阴两虚证可用六味地黄丸加

7. 肾阴虚证可用六味地黄丸加

A. 甘草　　　　 B. 石麦汤　　　 C. 苓桂术甘汤　　 D. 氯氮平　　　　 E. 珍菊降压片

8. 与氢化可的松在抗炎、抗变态反应方面有协同作用的是

9. 合用后,可减少地西泮用量的是

10. 与呋喃唑酮合用后,既可防止其胃肠道反应,又可保留呋喃唑酮杀菌作用的是

A. 影响吸收　　 B. 影响分布　　 C. 影响代谢　　　 D. 增加排泄　　　 E. 减少排泄

11. 牛黄解毒丸、麻仁丸、七厘散与口服红霉素、士的宁、利福平同用会

12. 中药酒剂、酊剂与苯妥英钠、安乃近、利福平合用时会

13. 碱性中药如煅龙骨与尿液酸化药物诺氟沙星联用时会

14. 碱性中药如硼砂、红灵散与氨基糖苷类抗生素联用会

A. 小青龙汤、柴朴汤　　 B. 丹参注射液　　 C. 芍药甘草汤　　 D. 木防己汤

E. 真武汤

15. 与氨茶碱、色甘酸钠等联用,可提高对支气管哮喘疗效的中药是

16. 与解痉药联用,在提高疗效的同时,还能消除腹胀、便秘的中药是

17. 与泼尼松合用,治结节性多动脉炎,有协同作用的是

A. 石膏、瓦楞子　　　　B. 龙骨、牡蛎　　　　C. 黄连、黄柏　　　　D. 荆芥、麻黄

E. 海藻、昆布

18. 与四环素类抗生素联用后,会降低疗效的是

19. 与氨基糖苷类抗生素联用后,会产生或增加不良反应的是

20. 与生物碱类西药合用后,导致毒性相加或增加的是

(三)X 型题(多项选择题)

1. 合理用药的目的与意义是

A. 最大限度发挥药物治疗效能

B. 将中药和中成药的不良反应降低到最低限度,甚至于零

C. 使患者用最少的支出,冒最小的风险,得到最好的治疗效果

D. 最有效地利用卫生资源,减少浪费,减轻患者的经济负担

E. 方便患者使用所选药物

2. 合理用药的基本原则是

A. 安全　　　　B. 有效　　　　C. 简便　　　　D. 经济　　　　E. 实用

3. 以下属于不合理用用药的要表现的是

A. 辨析病证不准确,用药指征不明确

B. 违反用药禁忌,有悖于名伶规定的配伍禁忌、妊娠禁忌、服药时的饮食禁忌及证候禁忌

C. 服用时间不当,不利于药物的药效挥发

D. 中药之间或中西药之间不合理配伍,造成药效降低甚至失效,而毒性增加

E. 乱用贵重药品,因盲目自行购用,或追求经济效益,导致滥用贵重药品

4. 不合理用药的后果有

A. 浪费医药资源　　　　B. 延误疾病治疗　　　　C. 造成医疗事故和医疗纠纷

D. 引发药物不良反应　　　　E. 引发药源性疾病

5. 以下是保证合理用药的措施是

A. 努力研习中医药学,熟练掌握中医药理论和基本知识

B. 准确辨析患者病证

C. 制定合理的用药时间和疗程,严格遵守用药禁忌

D. 按患者的经济条件斟酌选药,尽可能使用价廉质优的中药,不到非用不可时,不使用价格昂贵的中药

E. 协助医护人员制定和实施药物治疗方案并定期对药物的使用和管理进行科学评估

6. 以下中成药联用合理的是

A. 附子理中丸加参茸卫生丸治疗阳虚者

B. 肾阴虚证用六味地黄丸加益肾补骨液

C. 血府逐瘀汤送服七厘散治疗冠心病

D. 黄酒或白酒送服三七粉、云南白药、三七伤药片、腰痛宁等

E. 香连丸与广谱抗菌增效剂甲氧苄氨嘧啶联用

7. 下列说法正确的是

A. 含麻黄成分的中成药忌与降压的中成药如牛黄降压丸等并用

B. 含麻黄成分的中成药忌与降压的中成药如牛黄降压丸等并用

C. 治疗风寒湿痹症的大活络丹、天麻丸等忌与止咳化痰的川贝枇杷露等联用

D. 利胆中成药利胆排石片、胆乐胶囊与苏合香丸、纯阳正气丸等同时使用要注意"十九畏"药物禁忌

E. 朱砂安神丸与天王补心丹合用时,要考虑药物"增量"的因素

8. 下列说法正确的是

A. 四环素类与石膏、海螵蛸、自然铜、滑石、明矾等或牛黄解毒片同服时,会降低四环素在胃肠道的吸收

B. 含生物碱的中药如麻黄、颠茄、洋金花、曼陀罗等可延长红霉素、洋地黄类强心苷药物在胃内的滞留时间,引起洋地黄类药物中毒

C. 中药酒剂、酊剂与三环类抗抑郁药盐酸氯米帕明、丙咪嗪配伍使用时,会增加不良反应

D. 含有机酸成分的中药如乌梅、陈皮、木瓜等与碱性药物如氢氧化铝、枸橼酸镁等合用时,会发生酸碱中和而降低或失去药效

E. 大黄、山茱萸、五倍子、地榆与淀粉酶、蛋白酶、乳酶生等含酶制剂联用时,会影响药物代谢

9. 以下可起到协同增效的是

A. 补中益气汤、葛根汤等具有免疫调节作用的中药与抗胆碱酶药联用,治疗肌无力疗效好

B. 具有保护肝脏和利胆作用的茵陈蒿汤、茵陈五苓散、大柴胡汤等与西药利胆药联用

C. 钩藤散、柴胡加龙骨牡蛎汤等与抗高血压药甲基多巴等联用

D. 小柴胡汤、人参汤与丝裂霉素 C 联用

E. 逍遥散有保肝作用,与西药抗结核药联用

10. 下列选项中正确的是

A. 蜂蜜、饴糖等含糖较多的中药及制剂,不可与格列本脲等治疗糖尿病的西药同用

B. 含汞的中药及制剂,不能长期与含苯甲酸钠的咖溴合剂,或以苯甲酸钠作为防腐剂的制剂同服,因为同服后会产生可溶性苯汞盐,引起药源性汞中毒

C. 含皂苷类成分的中药,可与含有金属离子的盐类药物如硫酸亚铁等同服

D. 含鞣质较多的中药或中成药,不可与西药索米痛片、克感敏片等同服

E. 含鞣质成分较多的中药或中成药,不可与四环素类抗生素及红霉素、利福平等同时服用

11. 以下药物同用会导致毒性相加或增加的是

A. 黄连、黄柏、川乌与阿托品、麻黄碱等合用

B. 桃仁、苦杏仁、白果、枇杷仁与可待因、地西泮等合用

C. 泽泻、白茅根、金钱草等及其制剂与氯化钾注射液同用

D. 荆芥、麻黄、生姜及其制剂,如防风通圣丸与解热镇痛药等合用

E. 罗布麻、夹竹桃、羊角拗等与强心苷类西药合用

12. 以下含西药组分的中成药,与之所对应的所含西药成分正确的是

A. 复方猴头冲剂所含西药成分是硫酸铝、次硝酸铋、三硅酸镁

B. 珍菊降压片所含西药成分为盐酸可乐定

C. 珍菊降压片所含西药成分为盐酸可乐定、氢氯噻嗪

D. 正胃片所含的西药成分为次硝酸铋、氧化镁、氢氧化铝

E. 正胃片所含的西药成分为次硝酸铋、氢氧化铝

13. 只含有对乙酰氨基酚的是

A. 强力感冒片　　　B. 力加寿片　　　C. 贯黄感冒颗粒　　　D. 复方小儿退热栓

E. 强力康颗粒

14. 含吲哚美辛中成药的不良反应有

A. 胃肠道反应如恶心、呕吐、厌食、消化不良、胃炎、腹泻,偶有胃溃疡、穿孔、出血

B. 中枢神经系统反应头痛、眩晕、困倦,偶有惊厥、周围神经痛、晕厥、精神错乱等

C. 造血系统损害可有粒细胞、血小板减少,偶有再生障碍性贫血

D. 过敏反应常见为皮疹、哮喘、呼吸抑制、血压下降等

E. 可引起肝肾损害

15. 下列说法正确的是

A. 服用含阿司匹林成分的中成药时,服药期间不能饮酒,不能与碱性药物合用。不能与非甾体抗感染药布洛芬等合用

B. 甲状腺功能亢进症、高血压病、动脉硬化、心绞痛患者应禁用含盐酸麻黄碱的中成药

C. 服用含马来酸氯苯那敏成分中成药期间不得驾驶车船、登高作业或操作危险的机器

D. 含盐酸吗啉胍成分的中成药用于流感、呼吸道感染、流行性腮腺炎

E. 含吲哚美辛中成药不宜于阿司匹林、丙磺舒、钾盐、氨苯蝶啶合用

四、答　案

(一)A 型题

1. E　2. D　3. C　4. B　5. C　6. A　7. E　8. A　9. B　10. A　11. A

(二)B 型题

1. B　2. D　3. A　4. A　5. B　6. B　7. C　8. A　9. C　10. A　11. A　12. C　13. D　14. B　15. A　16. C　17. B　18. A　19. B　20. C

(三)X 型题

1. ABCDE　2. ABCD　3. ABCDE　4. ABCDE　5. ABCD　6. ABCDE　7. ACDE　8. ABCDE　9. ABC　10. ABDE　11. ABCDE　12. ACD　13. AD　14. ABCDE　15. ABCDE

第十一章　特殊人群的中药应用

一、考试大纲

(一)老年人的中药应用

1. 老年人合理应用中药的原则
2. 老年人合理服用滋补药

(二)妊娠期患者和哺乳期患者的中药应用

1. 妊娠期患者的中药应用:根据风险慎重选择用药
2. 哺乳期患者的中药应用:哺乳期用药对新生儿的影响

(三)婴幼儿患者的中药应用

1. 婴幼儿患者合理应用中药的原则
2. 婴儿幼儿患者合理应用补益药

(四)肾功能不全者的中药应用

1. 肾功能不全者用药基本原则和注意事项
2. 常见对肾功能有影响的中药
3. 中药引起肾损伤的防治原则

(五)肝功能不全者的中药应用

1. 肝功能不全者用药基本原则和注意事项
2. 引起肝损伤的中药及主要化学物质

二、应试指南

(一)确保老年患者用药安全的对策及注意事项

1. 确保老年患者用药安全的对策

(1)医师的治疗方案要简单明了:简化用药方法,选择便于老年人服用的剂型,尽量选用适合老年人简便、有效的给药途径。一般合用药物以 3~4 种为宜。尽量避免长期用药,重复用药,注意用量个体化,防止药物蓄积中毒。

(2)药师更要关注老年患者:对有特殊注意事项的药物,在发药时要重点解说,使患者明确用法。瓶签和药袋的标记要清楚。嘱咐家属帮助督促检查,提高用药的安全性和有效性。告知老年患者最忌滥用的药物:如糖皮质激素类药物、解热镇痛药物、抗生素、维生素、泻药、安眠药物等都应避免滥用。

(3)老年人自己要合理应用保健药品:老年患者不要随意自行使用广告药品。不能滥用偏方和秘方、滋补药或抗衰老药。服用补药要"辨证施补",应坚持不虚不补及缺啥补啥,才有益于健康。

2. 老年人用药注意事项

(1)要认识老年人常患有多种慢性病及症状不典型的特点:老年人疾病诊断的最大困难在于:症状不典型,体征不明显,对各种检查反应不灵敏。诊治老年人疾病,要抓住主要矛盾,避免不良反应。

(2)要切记老年人多种功能减退:要特别注意合理选择药物。①抗菌药。由于致病微生物不受人体衰老的影响,因此抗生素的剂量一般不必调整,但需注意老年人生理特点,其体内水分少,肾功能差,容易在与年轻人的相同剂量下造成高血药浓度与毒性反应,对肾或中枢神经有毒性的抗生素,如链霉素、庆大霉素,应尽量不用,此类药更不可联合应用。②肾上腺皮质激素。应尽量不用,更不能长期大剂量治疗,如必须用,需加入钙剂及维生素 D。③解热镇痛药。如吲哚美辛(消炎痛)、保泰松、安乃近等,容易损害肾脏;而出汗过多又易造成老年人虚脱。④利尿降压药。不可利尿过猛,噻嗪类利尿剂不宜用于糖尿病和痛风病人。老年人利尿降压宜选用吲达帕胺(寿比山)。

(3)要结合老年人的具体条件开展药物治疗:①尽量减少用药品种,尽可能用最小的有效剂量。②药物治疗要适可而止。③在家庭用药要及时注意观察疗效和反应,凡有新的症状或体征出现,或原有的症状加重,都应首先检查是否与药物治疗有关。④应考虑老年人用药的药品价格,优先选用疗效相近而价格便宜的药品。⑤控制老年人的输液量,一般每天输液量控制在 1500ml 以内为宜,输生理盐水每天不得超过 500ml。在输葡萄糖注射液时要警惕病人有无糖尿病,如有糖尿病应加适量胰岛素及钾盐。

(二)小儿发育不同阶段的用药特点

1. 新生儿用药特点

(1)给药途径的影响:局部用药方面:新生儿体表面积相对较成人大,皮肤角化层薄,局部用药透皮吸收快而多,外敷于婴儿皮肤上可引起中毒的药物有硼酸、六氯酚、萘、聚烯吡酮和水杨酸,要防止透皮吸收中毒。口服用药胃肠道吸收个体差异大。一般新生儿不采用皮下或肌内注射。静脉给药较为安全、有效,但应用作用剧烈的药物较一般药物更易引起危险时要更慎重。

(2)体液分布的影响:新生儿总体液量占体重的 80%(成人为 60%),相对较成人高,因此水溶性药物排出较慢。

(3)血浆蛋白结合率的影响:新生儿的血浆蛋白结合力低,主要是药物不易与血浆蛋白结合。不易与新生儿血浆蛋白结合的药物有氨苄青霉素、地高辛、吲哚美辛、苯巴比妥、保泰松、苯妥英钠、水杨酸盐等,安钠咖、氯丙嗪、维生素 K_1、维生素 K_3、萘啶酸、呋喃啶、新生霉素、伯氨喹、磺胺类药物都可促进新生儿黄疸或核黄疸的发生。

(4)酶的影响:新生儿的酶系统尚不成熟和完备,如新生儿应用氯霉素,造成氯霉素中毒,使新生儿皮肤呈灰色,引起灰婴综合征;新生霉素也有抑制葡萄糖醛酸转移酶的作用而引起高胆红素血症。

(5)肾功能影响:新生儿肾脏有效循环血量及肾小球滤过率较成人低 30%~40%,新生儿肾功能的成熟过程需要 8～12 个月才能达到成人水平。新生儿用氨基苷类、地高辛、呋塞米、吲哚美辛、青霉素和呋喃类药物时,用量要少,间隔应适当延长。

2. 婴幼儿期用药特点

(1)口服给药:口服时以糖浆剂为宜;油类药应注意,绝不能给睡熟、哭吵或挣扎的婴儿喂药,以免引起油脂吸入性肺炎;混悬剂在使用前应充分摇匀。

(2)注射给药:在必要时或对垂危病儿采用注射方法,但肌内注射可因局部血液循环不足而影响药物吸收,故常用静脉注射和静脉点滴。

(3)服用肠溶片或控释片时,不能压碎,否则其疗效下降,造成刺激,引起恶心、呕吐。

(4)对镇静药的用量,年龄愈小,耐受力愈大,剂量可相对偏大。但是,婴幼儿对吗啡、哌替啶等麻醉药品易引起呼吸抑制,不宜应用。氨茶碱虽然不属于兴奋剂,但却有兴奋神经系统的作用,使用时也应谨慎。

3. 儿童期用药特点

(1)儿童正处在生长发育阶段,新陈代谢旺盛,对一般药物的排泄比较快。

(2)注意预防水电解质平衡紊乱:儿童对水及电解质的代谢功能还较差,如长期或大量应用酸碱类药物,更易引起平衡失调,应用利尿药后也易出现低钠、低钾现象,故应间歇给药,且剂量不宜过大。

(3)激素类药物应慎用:一般情况下尽量避免使用肾上腺皮质激素如可的松、泼尼松(强的松)等;雄激素的长期应用常使骨骺闭合过早,影响小儿生长和发育。

(4)骨和牙齿发育易受药物影响:例如,四环素可引起牙釉质发育不良和牙齿着色变黄。孕妇、授乳妇女及 8 岁以下儿童禁用四环素类抗生素。

(三)儿科用药中常见的一些问题

小儿特别是新生儿的生理特点,决定了药物在体内的过程与成人不同。错误地把小儿用药看成是成人的缩影,造成小儿用药成人化,出现的问题包括:

1. 抗菌药物滥用现象较突出

对非感染性疾病如肠痉挛、单纯性腹泻,以及一般感冒发热患儿不究其因,先用抗生素。对于急诊患儿,有的首先给予庆大霉素,导致了肾毒性和耳聋的严重后果。

2. 解热镇痛药滥用

含吡唑酮类的复方制剂(如氨非咖片、安乃近、索米痛片、撒利痛片等)仍有销售,其解热镇痛效果肯定,但不宜长期使用,尤其儿童使用很易出现再生障碍性贫血和紫癜,应在用药前后检查血象;新生儿使用含阿司匹林的制剂,易在胃内形成黏膜糜烂;上述药物均不宜作为治疗感冒的常用药。

对乙酰氨基酚是目前应用最广的解热镇痛药,其疗效好,不良反应小,口服吸收迅速、完全,但应注意剂量不宜加大,3 岁以下的儿童应慎用。

3. 把微量元素及维生素当作绝对安全的营养药

滥用和过量长期服用微量元素与维生素会产生毒副作用,出现慢性中毒症状。

4. 长期大量输注葡萄糖注射液

葡萄糖注射液有营养、解毒、强心、利尿四大作用。新生儿肾小管对葡萄糖的最大回吸收量仅为成人的 1/5,对糖耐受力低,胰岛细胞功能不全,胰岛素的活性低,因而过快或持久地静脉滴注可造成医源性高血糖症,甚至颅内血管扩张而致颅内出血。

三、考前模拟

(一)A 型题(单项选择题)

1. 下列中药可以导致肾衰竭的是

A. 雷公藤　　　　B. 鹿茸　　　　C. 土茯苓　　　　D. 人参　　　　E. 当归

2. 下列中药可以导致肾衰竭的是

A. 鹿茸　　　　B. 草乌头　　　　C. 土茯苓　　　　D. 人参　　　　E. 当归

3. 下列中药可以导致肾衰竭的是

A. 土茯苓　　　　B. 鹿茸　　　　C. 益母草　　　　D. 人参　　　　E. 当归

4. 老年人合理使用中药的原则是

A. 辨证论治,严格掌握适应证,选择合适的用药剂量　　　B. 忌用有肾毒性的药物。

C. 注意药物相互作用,避免产生新的肾损害　　　D. 坚持少而精的用药原则。

E. 定期检查,及时调整治疗方案

(二)B 型题(配伍选择题)

A. 蜈蚣　　　　B. 鱼胆　　　　C. 蟾蜍　　　　D. 猪胆　　　　E. 乌梢蛇

1. 含有类似蜂毒的毒性成分,即组胺样物质及溶血蛋白质,可引起溶血作用及过敏反应,对肝脏和肾脏造成损害的是

2. 含胆汁毒素,能损害人体肝、肾,使其变性坏死。可损伤脑细胞和心肌,造成神经系统和心血管系统的病变,肝细胞普遍水肿,部分水样变性的是

3. 毒腺分泌的白色黏稠毒液。一直用作治疗慢性心脏病的强心药的是

4. 含有组胺类成分,可引起变态反应,其中胆盐及氰化物也可引起肝损害的是

(三)X 型题(多项选择题)

1. 婴幼儿合理使用中药的原则有

A. 用药及时,用量宜轻　　　B. 宜用轻清之品　　　C. 宜佐健脾和胃之品

D. 宜佐凉肝定惊之品　　　E. 不宜滥用滋补之品

2. 肾功能不全者用药基本原则和注意事项是

A. 明确疾病诊断和治疗目标　　　B. 忌用有肾毒性的药物

C. 注意药物相互作用,避免产生新的肾损害　　　D. 坚持少而精的用药原则

E. 定期检查,及时调整治疗方案

3. 下列中药哪些可以导致肾衰竭

A. 雷公藤　　　　B. 草乌　　　　C. 益母草　　　　D. 蓖麻子　　　　E. 麻黄

4. 下列中药哪些可以可致肾小管坏死

A. 马兜铃　　　　B. 天仙藤　　　　C. 寻骨风　　　　D. 麻黄　　　　E. 山豆根

5. 下列哪些矿物可以导致肾衰竭

A. 砒石　　　　B. 砒霜　　　　C. 雄黄　　　　D. 红矾　　　　E. 朱砂

6. 关于老年人合理使用中药的原则正确的是
A. 辨证论治,严格掌握适应证
B. 选择合适的用药剂量
C. 用药宜从最小剂量开始
D. 甘草小量益气养心,大量可出现水肿、低血钾、血压升高
E. 大黄 1～5g 泻下,小剂量 0.05～0.3g 收敛而便秘

7. 以下说法正确的是
A. 苏木小量和血,大量破血
B. 天王补心丹、朱砂安神丸、紫雪丹、至宝丹—慢性汞中毒
C. 马兜铃酸制剂—慢性肾功能衰竭
D. 黄花夹竹桃制剂—洋地黄样蓄积中毒
E. 胖大海——大便溏泻、饮食减少、脘腹胀闷、消瘦

8. 能引起肝损伤的中药及化学物质有
A. 生物碱　　B. 苷类　　　C. 毒蛋白类　　D. 多肽类　　　E. 鞣酸类

9. 可致肝细胞损害的中药主要有
A. 黄药子(又名黄独)　　B. 苍耳子　　C. 千里光　　D. 鱼胆　　E. 雷公藤

10. 可致胆汁淤积型肝炎或混合型肝损害的中药主要有
A. 苍耳子　　B. 绵马贯众　　C. 黑面叶　　　D. 蓖麻子　　　E. 油桐子

四、答　案

(一)A 型题

1. A　2. B　3. C　4. A

(二)B 型题

1. A　2. B　3. C　4D

(三)X 型题

1. ABCDE　2. ABCDE　3. ABCDE　4. ABC　5. ABCDE　6. ABCDE　7. ABCDE
8. ABCDE　9. ABCDE　10. ABCDE

第十二章　中药不良反应

一、考试大纲

（一）药物不良反应

1. 中药不良反应：中药不良反应的界定
2. 不良反应的分类
(1)病因学分类
(2)病理学分类

（二）中药不良反应常见的临床表现

1. 皮肤症状各种类型药疹
2. 全身症状
(1)各系统常见中毒表现
(2)肝肾损害的中毒表现

（三）引起中药不良反应发生的原因

1. 药物和使用的因素：炮制不当、剂量过大、疗程过长、辨证不准、配伍失度等引发不良反应的因素
2. 机体因素：体质、性别、年龄、种属引发不良反应的因素

（四）常用有毒中药的中毒反应和基本救治原则

1. 乌头类药物
(1)乌头类药物和含乌头类药物的中成药
(2)中毒表现、原因、解救
2. 马钱子及含马钱子的中成药
(1)含马钱子的常见中成药
(2)中毒表现、原因、解救
3. 蟾酥及含蟾酥的中成药
(1)含蟾酥的常见中成药
(2)中毒表现、原因、解救
4. 雄黄及含雄黄的中成药
(1)含雄黄的常见中成药
(2)中毒表现、原因、解救
5. 含朱砂、轻粉、红粉的中成药
(1)相关品种

（2）中毒表现、原因、解救

6. 含雷公藤、昆明山海棠的中成药

（1）相关品种

（2）中毒表现、原因、解救

7. 黄药子、中毒表现、原因、解救

（五）中药不良反应监测与报告

1. 药品不良反应监测方法和报告

（1）自愿呈报和集中监测

（2）监管系统

（3）报告范围和程序

2. 药品不良反应事件的报告表

（1）填写内容

（2）注意事项

二、应试指南

药物不良反应是指合格药品在正常用法用量下出现与用药目的无关的或意外的有害反应

1. 药物不良反应分类

与药物剂量有关的中药不良反应；药物剂量无关的中药不良反应；与中药配伍有关的中药不良反应；药物依赖性；病理学分类；功能性改变；器质性改变。

2. 中药不良反应常见的临床表现

（1）皮肤症状：各种皮肤症状如荨麻疹、血管性水肿、水疱等。

（2）全身症状：各种系统常见的中毒表现；肝肾损害的中毒表现。

3. 药物不良反应发生的因素

炮制不当，剂量过大，疗程过长，药不对证，配伍失度，中西药不合理联用，剂型和给药途径的改变，煎服不合理。

4. 常用有毒中药的中毒反应和基本救治原则

（1）乌头类：①乌头类药物和含乌头类药物的中成药；②中毒表现；③中毒原因；④中毒解救。

（2）马钱子及含马钱子的中成药：①含马钱子的常见中成药；②中毒表现；③中毒原因；④中毒解救。

（3）蟾酥及含蟾酥的中成药：①含蟾酥的常见中成药；②中毒表现；③中毒原因；④中毒解救

（4）雄黄及含雄黄的中成药：①含雄黄的常见中成药；②中毒表现；③中毒原因；④中毒解救。

（5）含朱砂、轻粉、红粉的中成药：①品种；②中毒表现；③中毒原因；④中毒解救。

（6）含雷公藤、昆明山海棠的中成药：①品种；②中毒表现；③中毒原因；④中毒解救。

（7）黄药子：①中毒表现；②中毒原因；③中毒解救。

三、考前模拟

（一）A 型题（最佳选择题）

1. 药物不良反应是指
A. 人接受正常剂量的药物就出现的任何有伤害的反应
B. 合格药品在正常用法用量下出现与用药目的无关的或意外的有害反应
C. 人接受正常剂量的药物出现的与用药目的无关的反应
D. 在诊断、治疗疾病过程中，人接受正常剂量药物时出现的与用药目的无关的反应
E. 在调节药物生理功能过程中，人接受正常剂量药物时出现的任何有伤害的反应

2. 不含马钱子的中成药有
A. 小金丸　　B. 九分散　　C. 山药丸　　D. 疏风定痛丸　　E. 伤科七味片

3. 不含蟾酥的中成药有
A. 山药丸　　B. 六神丸　　C. 六应丸　　D. 喉症丸　　E. 蟾酥丸

（二）B 型题（配伍选择题）

A. 上市后药品的再审查　　B. 上市后药品的再评价　　C. 非预期药物作用
D. 药物警戒　　E. 药物临床评价

1. 药物使用过程中伴随发生的并非期望的有益或无益的治疗效果为
2. 根据医药学最新学术水平对老药进行的再评价为
3. 新药获得批准后，在上市的最初 4～6 年内进行有效性和安全性调查是
4. 对常见的药品误用与严重的药物滥用信息的收集属于

（三）X 型题（多项选择题）

1. 引起中药不良反应发生的因素有
A. 炮制不当　　B. 剂量过大　　C. 疗程过长　　D. 药不对症
E. 中西药不合理联用

2. 药物不良反应监测的意义是
A. 有助于提高医疗质量和医疗水平
B. 有助于药品生产经营企业及时发现药品质量问题
C. 有助于推动医疗单位的科研发展
D. 有助于减少医疗纠纷的发生
E. 有助于加强医务人员间的合作

3. 我国规定药物不良反应的报告范围包括
A. 所有上市后的药品的所有可疑不良反应均需报告
B. 上市 5 年以上的药品，主要报告严重的、罕见的或新的不良反应
C. 只报告药品使用说明书或有关文献资料上未记载的不良反应
D. 只报告严重的、罕见的或新的不良反应
E. 上市 5 年以内的药品和列为国家重点监测的药品，报告可能引起的所有可疑不良反应

4. 药物不良反应专家咨询委员会的主要任务有

A. 向有关行政部门提出全国药物不良反应监测工作规划建议

B. 向国家药品不良反应监测中心提供技术指导和咨询

C. 对不良反应危害严重的药品提出管理措施的方案和建议

D. 对全国药物不良反应资料进行收集、管理和上报工作

E. 编辑、出版全国药物不良反应信息刊物

5. 下列关于药品不良反应报表的填写正确的是

A. "引起不良反应的药品"主要填写报告人认为可能是不良反应原因的药品

B. "并用药品"指患者所有使用的其他药品

C. "不良反应结果"指采取医疗措施后患者不良反应及疾病的后果

D. "用药起止时间"指使用该药的时间,无须具体指明剂量是否改变

E. 紧急情况应以最快的通讯方式报告国家不良反应监测中心

6. 药物不良反应咨询应坚持的原则是

A. 咨询对象应面对病人及医、药、护人员

B. 在回答药物反应异常时可针对病人的疑虑、恐惧心理加以疏导、解释,适当提出处理办法

C. 按厂家说明书以及权威著作已有记载的该药不良反应部分进行解释

D. 确定或排除药物不良反应是否由该药引起

E. 根据患者的致病药物及所引起的临床病理类型,作出正确的判断;应及时填写药物不良反应报表上报,以求进一步证实

四、答　案

一、A 型题

1. B　2. B　3. E

二、B 型题

1. C　2. B　3. A　4. D

三、X 型题

1. ABCDE　2. ADE　3. ACDE　4. ABC　5. AE　6. ABCDE

第十三章 中医药文献与信息

一、考试大纲

1. 传统中医药典籍
(1)主要的医学典籍
(2)主要的本草典籍
(3)主要的方书典籍
2. 现代中医药信息
(1)药品标准
(2)常用中医药期刊
(3)常用中医药工具书与文摘
(4)常用的药品集和专著
(5)互联网资源

二、应试指南

1. 中医药信息的概念:信息是一个十分广泛的概念,它是在自然界、人类社会,以及人类思想活动中普遍存在着的,是物质的本质属性。药学信息是指通过印刷品、光盘或网络等载体传递的有关药学方面的各种知识。中医药信息作为药学信息的重要组成部分,涉及中医药的研究、生产、流通和使用领域的各个方面。

2. 中医药信息特点

(1)历史与现代并重:在漫长的发展过程中,中医药学积累了大量的文献信息。由于这些信息高度的经验性和实用性,得到了人们普遍的重视和尊崇。它既是教科书的重要内容,又常用作指导临床和科研的权威资料。

(2)多学科相互交融:现代医学技术虽然发展到了细胞分子学理论,但对人类的一些疑难病症,如自身免疫系统疾病、病毒感染、恶性肿瘤等,仍没有特异性的治疗方法,而中医学治病以其更接近自然的疗法,而正被全世界同行所注视。

(3)数量迅速递增:中医药经过千百年的发展,为我们留下了巨大的知识宝库,现代中医药在传统理论的基础上更大大丰富和发展了原有的内涵,开创了如中西医结合学、中药药理学、中药制剂学、中医时间医学、中医心理学、中医药信息学等,进一步拓展了中医药知识信息容量。

(4)质量良莠不齐:在市场经济的条件下,多种利益群体的博弈,使得中医药信息也受到影响,广播电视、报纸杂志和网络宣传等的无序宣传,对一般人来说可谓是鱼龙混杂、真伪难辨。

3. 中医药信息来源于图书、专业期刊、报纸、会议文献、学位论文、专利文献、产品样本。

4. 传统中医药典籍:《黄帝内经》《伤寒论》《温病论》《神农本草经》《本草经集注》《本草纲目》等。

5. 现代中医药信息:《中华人民共和国药典》(2011 版)、《中华人民共和国卫生部药品标准》《国家食品药品监督管理局标准》等。

三、考前模拟

(一)A 型题(最佳选择题)

1. 我国现存最早的本草学专著是

A.《本草纲目》　　B.《本草备要》　　C.《本草经集注》　　D.《神农本草经》

E.《重修政和经史证类备急本草》

2. 首创按药物自然属性分类的本草是

A.《本草纲目》　　B.《中华本草》　　C.《本草经集注》　　D.《神农本草经》

E.《重修政和经史证类备急本草》

3.《神农本草经》共载药

A. 365 种　　　　B. 386 种　　　　C. 856 种　　　　D. 381 种　　　　E. 2230 种

4.《本草纲目》成书于

A. 公元 1658 年　　B. 公元 1558 年　　C. 公元 1578 年　　D. 公元 1789 年　　E. 公元 1432 年

5. 第一次全面系统的整理补充《神农本草经》的本草著作是

A.《本草纲目》　　B.《本草备要》　　C.《本草经集注》　　D.《重修政和经史证类备急本草》

E.《神农本草经》

6.《本草纲目》的作者是

A. 陶弘景　　B. 赵学敏　　C. 李时珍　　D. 唐慎微　　E. 苏敬

7.《本草经集注》的作者是

A. 陶弘景　　B. 赵学敏　　C. 李时珍　　D. 唐慎微　　E. 苏敬

8.《重修政和经史证类备急本草》刻板人是

A. 陶弘景　　B. 赵学敏　　C. 李时珍　　D. 唐慎微　　E. 张存惠

9.《本草纲目》共几卷

A. 52　　　　B. 48　　　　C. 36　　　　D. 56　　　　E. 78

10.《黄帝内经》又称为

A.《伤寒论》　　B.《内经》　　C.《温病论》　　D.《素问》　　E.《灵枢》

11. 中国最早的一部中医典籍是

A.《伤寒论》　　B.《温病论》　　C.《素问》　　D.《灵枢》　　E.《黄帝内经》

12.《伤寒论》的作者是

A. 陶弘景　　B. 赵学敏　　C. 李时珍　　D. 唐慎微　　E. 张仲景

13.《金匮要略》的作者是

A. 陶弘景　　B. 赵学敏　　C. 李时珍　　D. 唐慎微　　E. 张仲景

14.《巢氏诸病源候论》的作者是

A. 巢元方　　B. 赵学敏　　C. 李时珍　　D. 唐慎微　　E. 张仲景

15.《温疫论》的作者是

A. 吴又可　　　B. 赵学敏　　　　C. 李时珍　　　　D. 唐慎微　　　　E. 张仲景

16.《肘后备急方》的作者是

A. 葛洪　　　　B. 赵学敏　　　　C. 李时珍　　　　D. 唐慎微　　　　E. 张仲景

17.《备急千金要方》的作者是

A. 孙思邈　　　B. 赵学敏　　　　C. 李时珍　　　　D. 唐慎微　　　　E. 张仲景

18.《备急千金要方》的续方是

A.《肘后备急方》　　　B.《备急千金药方》　　　C.《千金翼方》　　　D.《外台秘要》

E.《素女经》

19.《外台秘要》的作者是

A. 孙思邈　　　B. 赵学敏　　　　C. 李时珍　　　　D. 唐慎微　　　　E. 张仲景

20.《太平圣惠方》的作者是

A. 孙思邈　　　B. 赵学敏　　　　C. 李时珍　　　　D. 唐慎微　　　　E. 张仲景

21. 我国宋代官方编纂的第一部成药典是

A.《千金翼方》　　　B.《太平惠民和剂局方》　　　C.《外台秘要》　　　D.《素女经》

E.《金匮要略》

(二)B 型题(配伍选择题)

A.《本草纲目》　　B.《本草备要》　　　C.《本草经集注》　　　D.《神农本草经》

E.《重修政和经史证类备急本草》

1. 我国现存最早的本草学专著是

2. 首创按药物自然属性分类的本草是

A. 365 种　　　B. 386 种　　　C. 公元 1578 年　　　D. 公元 1789 年　　　E. 公元 1432 年

3.《神农本草经》共载药

4.《本草纲目》成书于

A. 巢元方　　　B. 吴又可　　　C. 葛洪　　　　D. 孙思邈　　　　E. 张仲景

5.《巢氏诸病源候论》的作者是

6.《温疫论》的作者是

7.《肘后备急方》的作者是

8.《备急千金要方》的作者是

A.《肘后备急方》　　B.《备急千金要方》　　C.《千金翼方》　　　D.《外台秘要》

E.《太平惠民和剂局方》

9. 简称《肘后方》8 卷,73 篇,东晋葛洪著的是

10. 是我国唐代著名医学家孙思邈的代表性著作,被誉为我国历史上第一部临床医学百科全书是

11. 唐孙思邈撰,约成书于永淳二年(682)。作者集晚年近三十年之经验,共 30 卷,以补早塞年巨著《备急千金要方》之不足的是

12. 中国唐代由文献辑录而成的综合性医书,由王焘撰成于天宝十一载(752),汇集了初唐及唐以前的医学著作的是

12. 一名《和剂局方》，十卷，宋太医局编，初刊于 1078 年，以后是宋代太医局所属药局的一种成药处方配本的是

A.《本草纲目》　　　B.《本草备要》　　　C.《本草经集注》

D.《重修政和经史证类备急本草》　　　E.《神农本草经》

14. 药学著作，五十二卷，明代李时珍撰，刊于 1590 年，全书共 190 多万字，载有药物 1892 种，收集医方 11096 个，精美插图 1160 幅的是

15. 公元 1694 年，清康熙三十三年，安汪昂编著的是

16. 梁．陶弘景(隐居)注，共七卷，原书已佚，内容尚散见于《经史证类备急本草》中的是

17. 药学著作，简称《政和本草》，于 1116 年(政和六年)由北宋政府重新修订刊行的是

18. 简称《本草经》或《本经》，乃我国现存最早的药物学专著是

(三)X 型题(配伍选择题)

1. 中医药信息特点有

A. 历史与现代并重　　　B. 多学科相互交融　　　C. 数量迅速递增　　　D. 质量良莠不齐

E. 信息真实可靠

2. 中医药信息来源于

A. 图书　　　B. 专业期刊　　　C. 报纸　　　D. 会议文献　　　E. 学位论文

3. 医学典籍有

A.《伤寒论》　　　B.《内经》　　　C.《温病论》　　　D.《素问》　　　E.《灵枢》

4. 药学典籍有

A.《本草纲目》　　　B.《本草备要》　　　C.《本草经集注》

D.《重修政和经史证类备急本草》　　　E.《神农本草经》

5. 下面说法正确的是

A. 原名《肘后备急方》，简称《肘后方》8 卷，73 篇，东晋葛洪著

B.《备急千金要方》是我国唐代著名医学家孙思邈的代表性著作，被誉为我国历史上第一部临床医学百科全书

C.《千金翼方》，唐孙思邈撰，约成书于永淳二年(682)，作者集晚年近三十年之经验，以补早年巨著《备急千金要方》之不足，故名翼方，此书共 30 卷

D.《外台秘要》，中国唐代由文献辑录而成的综合性医书。又名《外台秘要方》。40 卷。王焘撰成于天宝十一年(752)，本书汇集了初唐及唐以前的医学著作

E.《太平惠民和剂局方》一名《和剂局方》，十卷。宋太医局编，初刊于 1078 年以后，本书是宋代太医局所属药局的一种成药处方配本

6. 下面说法正确的是

A.《本草纲目》，药学著作，五十二卷，明·李时珍撰，刊于 1590 年，全书共 190 多万字，载有药物 1892 种，收集医方 11096 个，绘制精美插图 1160 幅

B.《本草备要》公元 1694 年，清康熙三十三年，汪昂编著。《本草备要》主要取材于《本草纲目》和《神农本草经疏》

C.《本草经集注》梁．陶弘景(隐居)注，七卷，原书已佚，内容尚散见于《重修政和经史证类备急本草》中

D.《重修政和经史证类备急本草》药学著作,简称《政和本草》,本书是在 1116 年(政和六年)由北宋政府重新修订刊行的《经史证类备急本草》

E.《神农本草经》简称《本草经》或《本经》,是我国现存最早的药物学专著,《神农本草经》成书于东汉,并非出自一时一人之手,而是秦汉时期众多医学家共同写成

7. 下面说法正确的是

A. 东汉张仲景著述的《金匮要略》是中医经典古籍之一,撰于 3 世纪初

B.《本草纲目》,药学著作,五十二卷,明·李时珍撰,刊于 1590 年,全书共 190 多万字,载有药物 1892 种,收集医方 11096 个,绘制精美插图 1160 幅

C.《黄帝内经》是中国传统医学四大经典著作之一(《黄帝内经》《难经》《伤寒杂病论》《神农本草经》),是我国医学宝库中现存成书最早的一部医学典籍,它是研究人的生理学、病理学、诊断学、治疗原则和药物学的医学巨著

D.《神农本草经》简称《本草经》或《本经》,是我国现存最早的药物学专著

E.《伤寒论》

四、答 案

(一)A 型题

1. D 2. C 3. A 4. C 5. C 6. C 7. A 8. E 9. A 10. B 11. E 12. E 13. E 14. A 15. A 16. A 17. A 18. C 19. B 20. B 21. B

(二)B 型题

1. D 2. C 3. A 4. C 5. A 6. B 7. C 8. D 9. A 10. B 11. C 12. D 13. E 14. A 15. B 16. .C 17. D 18. E

(三)X 型题

1. ABCD 2. ABCDE 3. ABCDE 4. ABCDE 5. ABCDE 6. ABCDE 7. ABCDE

第十四章　医疗器械基本知识

一、考试大纲

（一）医疗器械

1. 基本质量特性：安全性与有效性
2. 产品的分类：分类原则及各类产品的主要品种

（二）家庭常用医疗器械

1. 卫生材料及敷料

(1)医用纱布、医用棉花、医用绷带、医用橡皮膏、创可贴的选购和使用注意事项。

(2)医用绷带的分类及用途。

2. 一次性使用无菌医疗器械：一次性使用无菌医疗器械注射针、一次性使用输液器的基本质量要求、选购和使用注意事项。

3. 体温计

(1)水银体温计的分类及测量范围。

(2)水银体温计、电子体温计的选购和使用注意事项。

4. 血压计

(1)电子血压计的特点和适用范围。

(2)水银血压计、电子血压计的基本质量要求及选购和使用注意事项。

5. 手持式家用血糖分析仪

(1)基本质量要求。

(2)选购和使用注意事项。

6. 制氧机及氧气瓶

(1)不同类型制氧机的特点。

(2)选购和使用注意事项。

7. 助听器选购和使用注意事项。

8. 避孕套选购和使用注意事项。

9. 拔罐器

(1)常用拔罐器具的种类及特点。

(2)拔罐法的禁忌。

10. 针具

(1)针具的种类

(2)各种针具的材质、结构、规格、选购和使用注意事项、常用消毒方法

11. 灸具

(1)灸法的种类。

(2)艾灸的材料、制品及其规格。

二、应试指南

1. 医疗器械的定义

医疗器械是指单独或者组合使用于人体的仪器、设备、器具、材料或者其他物品,包括所需要的软件。

2. 使用医疗器械的目的

(1)对疾病的预防、诊断、治疗、监护、缓解。

(2)对损伤或者残疾的诊断、治疗、监护、缓解、补偿。

(3)对解剖或者生理过程的研究、替代、调节。

(4)妊娠控制。

药物与医疗器械的概念有所区别。两者的区别一般可以从产品的预期目的和主要的预期作用与方法去界定。器械的功能是通过物理的方式完成的。药物一般是通过药理学、免疫学、药物化学、药剂学等手段达到预期目的的。

医疗器械的基本质量特性与药品相同,即安全性、有效性。

3. 医疗器械的基本质量特性

根据产品质量法的解释,产品质量是指产品满足需要的有效性、安全性、适用性、可靠性、维修性、经济性和环境等所具有的特征和特性的总和。不同产品的质量特性,其侧重点也不相同。医疗器械是关系人民生命健康的特殊产品,它的基本质量特性就是安全性和有效性。

(1)医疗器械的安全性

①医用电气设备的安全要求,即指对使用电源驱动(交流电源或直流电源)的医疗器械。

②对无电源驱动的医疗器械,如包括植入人体的医疗器械和一次性医疗用品等。

(2)医疗器械的有效性

任何商品都有其相应的使用性能。医疗器械作为使用于人体的特殊商品,重要的是:它是否真如使用说明书所示能达到有效诊治、防病的目的。医疗器械的使用性能也就是临床上使用的有效性。

4. 医疗器械的分类:

(1)第一类:通过常规管理足以保证其安全性、有效性的医疗器械。如手术器械的大部分、听诊器、医用X线胶片、医用X线防护装置、全自动电泳仪、医用离心机、切片机、牙科椅、煮沸消毒器、纱布绷带、创可贴、手术衣、手术帽、口罩、集尿袋等。

(2)第二类:对其安全性、有效性应当加以控制的医疗器械。如体温计、血压计、心电诊断仪器、光学内镜、牙科综合治疗仪、医用脱脂棉等。

(3)第三类:植入人体;用于支持维持生命;对人体具有潜在危险,对其安全性、有效性必须严格控制的医疗器械。如植入式心脏起搏器、体外震波碎石机、有创内镜、超声手术刀、激光手术设备、输血器、一次性使用输液器、一次性使用无菌注射器、CT设备等。

5. 医疗器械的监督管理

(1)医疗器械的产品注册

①一类产品实行申报备案制度,由设区的市级政府药品监督管理局审查批准后发给产品注册证书。

②二类、三类产品履行产品注册,程序中多为实质性审查,执行中把二类、三类产品注册分为试产品和准产品注册制度。

③三类产品的产品注册由省、直辖市药品监督管理局审查批准发给产品注册证书,三类产品的产品注册由国家药品监督管理局审查批准并发给产品注册证书。

进口医疗器械由国家药品监督管理局审查批准并发给进口医疗器械产品注册证书。

(2)医疗器械产品的监督抽查

①评价性监督抽查。对同一品种或同类产品进行质量考核和综合评价。

②针对性监督抽查。对有质量投诉、举报或质量监督抽查检验中有不合格记录等的医疗器械进行的监督抽查。

三、考前模拟

(一)A 型题(最佳选择题)

1. 医用橡皮膏氧化锌含量不低于
A. 10% 　　B. 12% 　　C. 16% 　　D. 18% 　　E. 20%

2. 医用橡皮膏剥离强度是
A. 1.1N/cm 　B. 2.1N/cm 　C. 1.9N/cm 　D. 3.1N/cm 　E. 4.1N/cm

3. 一次性使用无菌医疗器械酸碱度 pH 值之差不超过
A. 1.0 　　B. 2.1 　　C. 1.5 　　D. 3.0 　　E. 4.0

4. 一次性使用无菌医疗器械环氧乙烷残留量应小于或等于
A. 10μg/g 　B. 20μg/g 　C. 15μg/g 　D. 30μg/g 　E. 40μg/g

5. 一次性使用无菌医疗器械注射针部分镉含量应小于等于
A. 0.1μg/g 　B. 0.2μg/g 　C. 0.5μg/g 　D. 1μg/g 　E. 4μg/g

6. 关于一次性使用无菌注射器和注射针以下选项中错误的是
A. 生物性能:无菌、无热源、无溶血反应、无急性全身毒性
B. 注射针针管:要有良好的刚性、韧性、耐腐蚀性
C. 注射针针座与针管的连接牢固
D. 注射针针尖的锋利度:0.3～0.6 规格,刺穿力≤0.9N
E. 生物性能:无菌、无热原

7. 关于一次性使用输液器以下选项中错误的是
A. 微粒污染:200ml 洗脱液中,15～25μm 微粒数不超过 1 个/ml,>25μm 微粒数 B 不超过 0.5 个/ml
C. 输液流速:在 1M 静压头下,10 分钟内输出氯化钠(9g/L)不少于 1000ml
D. 酸碱度:pH 值之差不超过 1.0
E. 环氧乙烷残留量≤20μg/g

8. 关于电子体温计以下选项中错误的是
A. 测温误差±0.1℃(36.0℃～39.0℃),±0.2℃(<36.0℃或>39.0℃)。
B. 精密度±0.05℃(35.00℃～39.00℃),±0.2℃(<35.00℃或>39.00℃)。
C. 分辨力 0.1℃(精密 0.01℃)。

D. 当体温计离开被测体时,显示屏上显示值能保留到自动断电。

E. 自动断电不小于 15 分钟。

9. 关于手持式家用血糖分析以下选项中错误的是

A. 手持式家用血糖分析基本质量要求仪器测试范围:2.2~27.8mml/L(40~500)

B. 仪器重复性:标准偏差 SD≤3

C. 满量程测量绝对误差:≤±1%F.S

D. 测试条重复性:相对标准偏差 CV≤9.5%

E. 测试条准确性:相关系数 γ≥0.4

10. 关于手持式家用血糖分析以下选项中错误的是

A. 应选择经过药品监督管理部门注册批准的产品

B. 血糖试条必须和其适配的血糖仪一起使用,患者购买时要注意一定要购买和自己的血糖仪相适应的试条

C. 更换新批号试条时,一定要先用制造商提供的校准试条或质控液进行校准后再测血糖

D. 血糖试条有使用期限,患者购买和使用时一定要注意标签上的有效期,并注意按规定温度保存。使用前应仔细阅读使用说明书,需在专业人员指导下使用

E. 定期对仪器进行校正,检查血糖仪的准确性。由于家用血糖分析仪由非专业人员使用,制造商一般都通过设置校准代码、提供校准试片等方式方便患者进行血糖仪的校准。患者不需通过血糖仪输入校准代码,或通过测试校准试片,即可将制造商为每个批次的试纸条所设置的校准参数等信息输入到血糖仪中,从而实现血糖检测的校准

11. 制氧机氧浓度大于或等于

A. 90%　　　B. 80%　　　C. 75%　　　D. 70%　　　E. 65%

(二)B 型题(配伍选择题)

A. 芒针　　　B. 缇针　　　C. 皮内针　　　D. 三棱针

1. 何种针法一般适用于普通毫针难以取得显著疗效,必须用长针深刺的疾病。

2. 何种针法用按压经脉、腧穴,有疏导经络气血、补虚泻实的作用。既可用以治疗,又可用以经络腧穴按压辅助诊断。

3. 何种针法是行较长时间刺激以治疗疾病的方法。本法适用于需要持续留针的慢性疾病以及经常发作的疼痛性疾病。

4. 何种针法是刺破血络或腧穴,放出适量血液,或挤出少量液体,或挑断皮下纤维组织,以治疗疾病的方法。该法有点刺法、散刺法和挑刺法几种,多用于瘀血证、实热证和急症等。其中放出适量血液以治疗疾病的方法属刺络法或刺血法,又称放血疗法。

(三)X 型题(多项选择题)

1. 使用医疗器械的目的是

A. 对疾病的预防、诊断、治疗、监护、缓解

B. 对损伤或者残疾的诊断、治疗、监护、缓解、补偿

C. 对解剖或者生理过程的研究、替代、调节　　　D. 妊娠控制　　　E. 使用仪器更方便

2. 以下说法正确的是

A. 医疗器械是指单独或者组合使用于人体的仪器、设备、器具、材料或者其他物品,包括所需要的软件

B. 药物与医疗器械的概念有所区别。两者的区别一般可以从产品的预期目的和主要的预期作用与方法去界定。器械的功能是通过物理的方式完成的。药物一般是通过药理学、免疫学、药物化学、药剂学等手段达到预期目的的

C. 根据产品质量法的解释,产品质量是指产品满足需要的有效性、安全性、适用性、可靠性、维修性、经济性和环境等所具有的特征和特性的总和。不同产品的质量特性,其侧重点也不相同。医疗器械是关系人民生命健康的特殊产品,它的基本质量特性就是安全性和有效性

D. 医疗器械的安全性。最基本的安全性要求有两大类:①医用电气设备的安全要求,即指对使用电源驱动(交流电源或直流电源)的医疗器械。②对无电源驱动的医疗器械,如包括植入人体的医疗器械和一次性医疗用品等

E. 医疗器械的有效性。任何商品都有其相应的使用性能。医疗器械作为使用于人体的特殊商品,重要的是:它是否真如使用说明书所示能达到有效诊治、防病的目的。医疗器械的使用性能也就是临床上使用的有效性

3. 以下说法正确的是

A. 通过常规管理足以保证其安全性、有效性的医疗器械。如手术器械的大部分、听诊器、医用 X 线胶片、医用 X 线防护装置、全自动电泳仪、医用离心机、切片机、牙科椅、煮沸消毒器、纱布绷带、创可贴、手术衣、手术帽、口罩、集尿袋等

B. 医疗器械对其安全性、有效性应当加以控制的医疗器械。如体温计、血压计、心电诊断仪器、光学内镜、牙科综合治疗仪、医用脱脂棉等

C. 植入人体;用于支持维持生命;对人体具有潜在危险,对其安全性、有效性必须严格控制的医疗器械。如植入式心脏起搏器、体外震波碎石机、有创内镜、超声手术刀、激光手术设备、输血器、一次性使用输液器、一次性使用无菌注射器、CT 设备等

D. 医疗器械作为使用于人体的特殊商品,重要的是:它是否真如使用说明书所示能达到有效诊治、防病的目的。医疗器械的使用性能也就是临床上使用的有效性

E. 医用电气设备的安全要求,即指对使用电源驱动(交流电源或直流电源)的医疗器械

4. 以下说法正确的是

A. 医疗器械的产品注册实行分类注册制度—一类产品实行申报备案制度,由设区的市级政府药品监督管理局审查批准后发给产品注册证书

B. 医疗器械的产品注册实行分类注册制度二类、三类产品履行产品注册,程序中多为实质性审查,执行中把二类、三类产品注册分为试产品和准产品注册制度

C. 医疗器械的产品注册实行分类注册制度二类产品的产品注册由省、直辖市药品监督管理局审查批准发给产品注册证书,三类产品的产品注册由国家药品监督管理局审查批准并发给产品注册证书。进口医疗器械由国家药品监督管理局审查批准并发给进口医疗器械产品注册证书

D. 监督抽查分国家级监督抽查和省(直辖市)级监督抽查

E. 国家级监督抽查由国家药品监督管理局负责全国范围内的医疗器械监督抽查,省(直辖市)级监督抽查由省(直辖市)药品监督管理局负责本省(直辖市)范围内的医疗器械监督抽查

5. 医用纱布的选购和使用注意事项有

A. 一般出厂的医用纱布成品有两种供应方式,一种是非无菌方式,另一种是无菌方式。无菌方式包装的医用纱布可以直接使用,而以非无菌方式包装的纱布必须经高温高压蒸汽或环氧乙烷等方法消毒后方可使用

B. 购买医用纱布应注意要看成品的包装标识和产品说明书:无论是无菌还是非无菌方式出厂,厂方的产品说明书或成品包装上都应写明

C. 无菌方式包装的医用纱布,包装标志中必须写明:灭菌有效期、出厂日期或生产批号、包装破损禁用说明或标识、一次性使用说明或禁止再次使用标识,选购时核对产品有效期,发现包装破损不再选购或使用

D. 看产品的外观。产品应柔软,无臭、无味,色泽纯白,不含有其他纤维和加工物质,在紫外灯光下不应显示强蓝色的荧光

E. 一般出厂供应的成品有两种方式,一种是非无菌方式,另一种是无菌方式。无菌方式包装的医用脱脂棉可以直接使用,而以非无菌方式包装的脱脂棉必须经高温蒸汽或环氧乙烷等方法消毒后方可使用

6. 以下说法正确的是

A. 一般出厂供应的成品有两种方式,一种是非无菌方式,另一种是无菌方式。无菌方式包装的医用脱脂棉可以直接使用,而以非无菌方式包装的脱脂棉必须经高温蒸汽或环氧乙烷等方法消毒后方可使用

B. 购买医用棉花应注意:首先要看成品的包装标识和产品说明书。无论是无菌还是非无菌方式出厂,厂方的产品说明书或成品包装上都应写明。无菌方式包装的医用纱布,包装标志中必须写明:灭菌有效期、出厂日期或生产批号、包装破损禁用说明或标识、一次性使用说明或禁止再次使用标识。选购时核对产品有效期,发现包装破损不再选购或使用

C. 购买医用棉花应注意:看产品的外观。产品应是柔软而富有弹性的白色纤维,无色斑、污点及异物、无臭、无味,在紫外灯光下不应显示强蓝色的荧光

D. 医用绷带的用途主要是包扎或固定,厂方一般以非灭菌医疗产品出售。购买医用绷带应注意:使用时应与创口隔离。选购时要看产品的外观。产品应洁白、无黄斑、无污染、无严重织疵或断丝

E. 医用橡皮膏的选购和使用注意洁净不渗膏,膏布卷齐平整

7. 关于一次性使用无菌注射器和注射针以下说法正确的是

A. 生物性能:无菌、无热原、无溶血反应、无急性全身毒性

B. 注射针针管:要有良好的刚性、韧性、耐腐蚀性

C. 注射针针座与针管的连接牢固

D. 注射针针尖的锋利度:0.3~0.6规格,刺穿力$\leqslant 0.7N$

E. 生物性能:无菌、无热原

8. 关于一次性使用输液器以下说法正确的是

A. 微粒污染:200ml洗脱液中,15-25μm微粒数不超过1个/ml,>25μm微粒数不超过0.5个/ml

B. 输液流速:在1M静压头下,10分钟内输出氯化钠(9g/L)不少于1000ml

C. 酸碱度:pH值之差不超过1.0   D. 环氧乙烷残留量$\leqslant 10\mu g/g$

E. 生物性能:无菌、无热原

9. 以下说法正确的是

A. 选购一次性使用输液器时首先看产品包装,单包装上应说明内装物,包括"只能重力输液字样;应标明输液器无菌、无热原、一次性使用、失效日期的年和月;使用说明包括检查包装密封完整性和有关保护套脱落情况的警示,滴管滴出 20 滴或 60 滴蒸馏水相当于 1 ± 0.1ml(1 ± 0.1 克)的说明;若配静脉针,应注明规格。再观察输液器应清洁无微粒和异物,不得有毛边毛刺、塑流缺损等缺陷

B. 选购一次性使用无菌注射器和注射针和使用注意事项:在选购时,首先要看产品包装,单包装上应标有公称容量、无菌、无热原、一次性使用、失效日期的年和月;若附注射针,应注明规格;再观察注射器是否清洁,有无微粒和异物,不得有毛边毛刺、塑流缺损等缺陷,注射器内表面(包括橡胶活塞)不得有明显可见的润滑剂。在使用前,应检查每一单包装是否破裂,如果已经破裂,必须停止使用。用后应立即予以销毁

C. 所谓一次性使用无菌医疗器械,是指在符合规定的洁净厂房内,按一次性使用无菌器械的生产工艺流程要求组织生产、经灭菌消毒后才能销售、使用的产品。本类产品一旦启封就应立即使用,用后也必须销毁以防继续留用

D. 创可贴具有止血、护创等功能,可用于小创伤、擦伤等患处。选购和使用注意事项:看包装标识和产品说明书。包装上应有"无菌"字样或图形符号、一次性使用说明或图形符号、包装破损禁用说明或标识。启封后切忌用手接触中间复合垫

E. 医用棉花选购和使用应注意一般出厂供应的成品有两种方式,一种是非无菌方式,另一种是无菌方式。无菌方式包装的医用脱脂棉可以直接使用,而以非无菌方式包装的脱脂棉必须经高温蒸汽或环氧乙烷等方法消毒后方可使用

10. 以下说法正确的是

A. 水银体温计基本构成,水银体温计,是由感温泡(水银球)、细颈(毛细管)、真空腔组成。根据用途不同,体温计又有三角型棒式(口腔用、肛门用二种)、新生儿棒式(口腔、腋下、肛门用三种)、元宝划棒式口腔用和内标式腋下用四种。三角形棒式、元宝形棒式口腔用和内标式腋下用体温计的测量范围都是 35℃~42℃;新生儿棒式体温计的测量范围在 30℃~40℃

B. 水银体温计用途用于测量人体或动物体温用

C. 水银体温计感温泡泡内不得有明显的气泡

D. 玻璃管不得有爆裂现象

E. 体温计感温液柱不应中断,不应自流,不应难甩

11. 水银体温计基本质量要求是

A. 水银体温计感温泡泡内不得有明显的气泡

B. 示值新生儿棒式体温计示值允差 ±0.15℃,其余体温计允差 -0.15℃~$+0.10$℃

C. 玻璃管不得有爆裂现象

D. 体温计感温液柱不应中断,不应自流,不应难甩

E. 水银体温计用途用于测量人体或动物体温用

12. 选购助听器和使用注意事项有

A. 助听器是一种特殊的医疗器械产品,对患者来说不仅要注意选购,更重要的是要选配,其佩带效果不仅取决于助听器的性能和质量,更重要的是取决于有无科学、专业的验佩

B. 首次佩带助听器的人,在声音的放大量上可以设置为稍低一些。佩带时间从一天 2 小时逐步增加,从室内环境到室外嘈杂环境逐步过渡,助听器使用时要注意防潮、防水、防震、防尘、防宠物接近,不使用时要将电池取出

C. 耳背式助听器要定期清洗耳膜(患者自己操作时应用中性洗涤液洗后阴干);耳内式助听器要定期清除耳垢,梅雨季节时要经常把助听器放入盛有干燥剂的盒内进行干燥处理

D. 不同听力障碍的患者在失聪程度、听力损失类型、听力曲线性状上有很大的差异,单耳与双耳、耳背与耳内、大功率与小功率、压缩模式与压缩参数等方面的选择因人而异,需要验配师的专业知识和工作经验,听器能否对患者有良好的效果,需要为患者正确地选择合适的电声学参数的机型,并依据听力学的专业知识和技术性能,将助听器的各项技术参数和功能调试到最佳状态。这种测试,往往需要多次进行才能完成

E. 患者应选择具有专业水平的助听器验配中心或专营店,最好验配中心能为患者提供助听器的试戴服务,在调试过程中达到患者的最佳适应程度

四、答案

(一)A 型题

1.A 2.A 3.A 4.A 5.A 6.D 7.E 8.E 9.E 10.E 11.A

(二)B 型题

1.A 2.B 3.C 4.D

(三)X 型题

1.ABCD 2.ABCDE 3.ABCDE 4.ABCDE 5.ABCD 6.ABCDE 7.ABCDE 8.ABCDE 9.ABCDE 10.ABCDE 11.ABCD 12.ABCDE